GENSCHOREK

FERDINAND SAUERBRUCH

LEIPZIG

Humanisten der Tat

Hervorragende Ärzte im Dienste des Menschen

Herausgegeben von Wolfgang Genschorek und Albrecht Gläser

FERDINAND SAUERBRUCH

Ein Leben für die Chirurgie

VON DR. SC. WOLFGANG GENSCHOREK

Mit 85 Abbildungen

1987

S. HIRZEL VERLAG LEIPZIG

BSB B. G. TEUBNER VERLAGSGESELLSCHAFT

Genschorek, Wolfgang:
Ferdinand Sauerbruch : e. Leben für d. Chirurgie /
von Wolfgang Genschorek. – 7., neubearb. Aufl. –
Leipzig : Hirzel : BSB Teubner, 1987. –
234 S. : mit 85 Abb.
(Humanisten der Tat)
NE: GT

ISBN 3-322-00398-1

Humanisten der Tat
ISSN 0233-1012

7., neubearbeitete Auflage
VLN 294-375/108/87 · LSV 2008
Lektor: Dr. Hans Dietrich
Gesamtgestaltung: Egon Hunger, Leipzig
Printed in the German Democratic Republic
Lichtsatz: INTERDRUCK Graphischer Großbetrieb Leipzig –
III/18/97
Druck und buchbinderische Verarbeitung:
Grafische Werke Zwickau III/29/1
Bestell-Nr. 665 887 9
01400

Inhaltsverzeichnis

Geleitwort

Berlin; Charité, Chirurgische Klinik. Überfüllter Hörsaal, Erwartungsspannung; der Zeiger geht auf 11.15 Uhr. Da erheben sich die Assistenten: eilig schreitet ER durch ihre Reihe und betritt das Auditorium, die blutbefleckte Hose nur notdürftig von einem weißen kurzen Gehrock verdeckt. Ein perfektes Entree, die Vorstellung kann beginnen.

Als Student ging man nicht in Sauerbruchs Vorlesung, um etwas zu lernen, sondern um etwas zu erleben. Von Systematik keine Spur, aber Anregung. Manchmal, wenn Examenskandidaten coram publico geprüft wurden, bekam das alles besonders dramatische Akzente. So erlebten wir den „Geheimrat", von uns Studenten respektlos „Ferdinand" genannt. Man mußte ganz für ihn oder ganz gegen ihn sein, ein Mittelding gab es nicht.

Welch ein bedeutender Wissenschaftler Sauerbruch in Wirklichkeit war, begriffen wir alle erst viel später. Daß sich hinter seiner Barschheit ungeheurer Ideenreichtum, überragende Bildung, Begeisterung für die Medizin und insbesondere die Chirurgie, Hilfsbereitschaft, persönlicher Mut und – innere Bescheidenheit, ja Demut vor dem Phänomen Leben verbargen, wußten nur die, die zu seinem engeren Kreis gehörten und ihm ein Leben lang die Treue gehalten haben.

Einem breiten Publikum ist Sauerbruch von der Kinoleinwand und von reißerischen Büchern bekannt geworden. Es ist das Verdienst der vorliegenden Biographie, daß hier das von Anekdoten überwucherte Sauerbruch-Bild entzerrt wird. Je mehr wir heute von Sauerbruch Abstand haben, desto mehr soll für die Nachwelt der große Wissenschaftler und humanistische Mensch hervortreten, nicht die Erinnerung an menschliche Schwächen, die wir alle – der eine mehr, der andere weniger – mit uns herumtragen.

Prof. Dr. sc. med. Walter Schmitt

Kindheit und Jugend

Elternhaus und Schulzeit

Ferdinand Sauerbruch wurde am 3. Juli 1875 in Barmen geboren. Er erblickte das Licht der Welt in einer bewegten Zeit. Den Gründerjahren (1871 bis 1873) war der Katzenjammer gefolgt. Der Tanz um das „goldene Kalb" endete für zahlreiche, auf tönernen Füßen stehende neugegründete Unternehmen mit dem Bankrott. Auch Sauerbruchs Vater war vom Geschäftsfieber erfaßt worden. Als leitender Angestellter einer Tuchweberei hatte er es sich in den Kopf gesetzt, einen neuen Webstuhl zu konstruieren und dafür alle Ersparnisse geopfert. Der Tod machte den hoffnungsvollen Plänen 1877 ein jähes Ende; seine Frau und der kleine zweijährige Ferdinand blieben völlig mittellos zurück. Großvater Hammerschmidt nahm sich der Tochter und des Enkels an. Er hatte seine Schuhmacherei bereits aufgegeben und sich zur Ruhe gesetzt. Nun zogen der kleine Ferdinand Sauerbruch und seine Mutter zu ihm nach Elberfeld. Im Hause lebte noch die Schwester der Mutter, Tante Mathilde, die den Haushalt führte. Bald stellten sich noch weitere Kostgänger ein. Auch die dritte Tochter kehrte mit ihrem Sohn Fritz in das Elternhaus zurück. Während der Wirtschaftskrise war ihr Mann, eine neue Existenzgrundlage suchend, nach Australien ausgewandert.

Da die geringe, für das Alter zurückgelegte Summe keineswegs ausreichte, die auf sechs Köpfe angewachsene Familie zu ernähren, mußte der Großvater trotz hohen Alters die Schuhmacherei wieder eröffnen. Mutter und Tante Mathilde bedienten im Laden die Kunden. In einem Mansardenkämmerchen hatte Ferdinand ein kleines eigenes Reich erhalten. Er war der erklärte Liebling des gütigen Großvaters. Eine besondere Gunst war es, wenn er ihm nicht nur bei der Arbeit zusehen, sondern selbst mit zu Werke gehen durfte. Noch steckte in dem Jungen die durch den Tod des Vaters ausgelöste Furcht vor der Zukunft. Mit seiner Hilfe in der Werkstatt glaubte er dazu beitragen zu können, die Existenz der Familie zu sichern: „So merkwürdig es auch klingen mag, das Bewußtsein, diese Handfertigkeiten erlangt zu haben, stärkte mein Selbstvertrauen außerordentlich. In meinem unreifen Hirn entstand die beruhigende Vorstellung, daß ich nun davor geschützt sei, jemals zu verhungern. Ich konnte mir meinen Lebensunterhalt ja dadurch verdienen, daß ich Schuhe nähte und reparierte.“ [7, S. 16]

Mit sechs Jahren wurde Ferdinand Sauerbruch in die Volksschule Elberfeld aufgenommen, die er nach vier Jahren wieder verließ, um 1885 auf das Realgymnasium überzuwechseln. Wie bereits in der Volksschule, fiel ihm auch hier das Lernen zunächst sehr leicht. Er zählte in den ersten Gymnasialjahren zu den besten seiner Klasse und hatte nach der Schulzeit noch genügend Muße, sich seiner Lieblingsbeschäftigung, dem Lesen, zu widmen. Für ausreichenden Lesestoff sorgte der Großvater. Seinem Wunsche, das Violinspiel zu lernen und zweimal wöchentlich Übungsstunden zu absolvieren, widersetzte sich Ferdinand jedoch. Unterwegs sah er neidvoll seine spielenden Klassenkameraden. Er konnte der Versuchung nicht widerstehen und tauschte kurzerhand seine Geige gegen einen Sack voll Murmeln ein: „So wurde“, wie Sauerbruch feststellt, „eine vielversprechende Karriere als Virtuose beendet. Den Verlust des Instrumentes konnte ich lange Zeit geheimhalten. Ich weiß heute nicht mehr, wie ich mich bei meiner Mutter und meinem Großvater aus der Affäre zog, aber auf jeden Fall schenkte mir mein Großvater später eine Trompete.“ [7, S. 18]

Diese war natürlich eines Jungen viel würdiger als eine Geige, und bald entlockte er dem Instrument schallende Märsche, deren Wohlklang sich mit der Lautstärke erhöhte. Ferdinand war Gegenstand allgemeiner Bewunderung, wenn er, stolz die Trompete blasend, mit einer Kapelle durch die Stadt zog.

Doch mitten in den glücklichen Kinderjahren traf ihn ein schwerer Schlag, der Tod des Großvaters:

„Er ließ mich im wahrsten Sinne verzweifelt und allein zurück. Der Verlust des Mannes, der so viele Jahre liebevoll die Stelle des Vaters eingenommen hatte, traf mich schwer. Während ich bisher einer der besten Schüler gewesen und überzeugt war, daß mir keine Klasse des Gymnasiums je Schwierigkeiten machen würde, türmten sich jetzt in meiner Einbildung die Forderungen der Schule zu riesengroßen drohenden Bergen. Ich verlor jeden Boden unter den Füßen und fing an, die Schule zu schwänzen. Morgens verließ ich die Wohnung zur pünktlichen Stunde mit dem festen Vorsatz, dieses Mal der Versuchung nicht zu erliegen. Tapfer schritt ich bis in die Nähe der Schulpforte – und schlich mich dann kleinlaut und heimlich davon. Ich lief in den Feldern vor der Stadt herum und gab mich phantasievollen Träumereien hin." [7, S. 18–19]

Die Folgen konnten nicht ausbleiben: Ferdinand Sauerbruch wurde nicht versetzt. Die Familie fiel aus allen Wolken. Mit großer Energie und vielem Zureden vermochte es die Mutter, Sauerbruch zum weiteren Schulbesuch zu bewegen, doch noch immer war er vom Schmerz um den Verlust des Großvaters, der für ihn schlechthin die „Ordnung der Welt" bedeutet hatte, gezeichnet: „Damals durchwanderte ich das Tal, eine Depression, wie nie wieder in meinem Leben. Verbissen ging ich zur Schule, verbissen kämpfte ich mich durch. Der Elan fehlte mir. Nicht mehr hochgemut eilte ich die Berge der Schwierigkeiten hinauf. Auf mühselig sich windenden Pfaden quälte ich mich vorwärts." [7, S. 20]

Dank einer großen Energieleistung, zu der sich Sauerbruch im „Endspurt" seiner Gymnasialzeit aufraffte, bestand er, wenn auch nicht mit Glanz, mit zwanzig Jahren das Abitur. Jetzt stand er vor der Frage: was nun? Er hatte, über das Ergebnis seines Abiturs noch allzusehr im Ungewissen, seine weitere Zukunft offen gelassen. Dem Wunsche des verstorbenen Großvaters und der Mutter folgend, entschied er sich schließlich „ins Blaue hinein" für das Studium der Naturwissenschaften.

Studium in Marburg und Leipzig

Im Jahre 1895 begann Ferdinand Sauerbruch in Marburg das Studium. Allerdings vermochten ihn die Naturwissenschaften nur wenig zu begeistern, so daß er nach einem Jahr in Erwägung zog, lieber Lehrer zu werden. Die Freundschaft mit einem Medizinstudenten aber brachte schließlich die Entscheidung für die Medizin. Da die finanziellen Mittel, mit denen ihn die Mutter ausstatten konnte, nur sehr gering waren, zog er sich von dem studentischen Leben zurück. Glücklicherweise hatte er in seiner

Wirtin eine echte „Studentenmutter“ gefunden, die ihn auch an ihren Mahlzeiten beteiligte. „Sie betreute mich wahrhaft mütterlich. Sehr oft saß ich bei ihr in der Küche und speiste mit ihr Pellkartoffeln und Weißkäse“, erinnerte er sich.

Dank fleißiger Arbeit bereitete ihm das Physikum keine Schwierigkeiten. Doch da ergaben sich unvorhergesehen Probleme. In dem Industriezentrum Elberfeld hatte das Bürgertum durch Schulreformen eine praxisorientierte Ausbildung seiner Söhne an Realgymnasien durchgesetzt. Die Vermittlung naturwissenschaftlicher Kenntnisse und moderner Sprachen wurde mehr und mehr zum pädagogischen Hauptanliegen. An der Marburger Universität aber wurde von den angehenden Medizinern auch das „Graecum“ gefordert, das nur in einem humanistischen Gymnasium erworben werden konnte.

So mußte Ferdinand Sauerbruch nun zusätzlich fleißig Griechisch pauken und zog bangen Herzens, reichlich mit Spickzetteln ausgerüstet, zum Examen an das Marburger humanistische Marzellen-Gymnasium. Doch hier erlebte er eine böse Überraschung. Der Lehrer las einen griechischen Text vor, der aufzuschreiben und ins Deutsche zu übersetzen war.

„Mich traf der Schlag“, erinnert sich Sauerbruch. „Alle meine umfangreichen Vorarbeiten für dieses Examen waren falsch gewesen. Ich hatte angenommen, der Examinator würde griechische Texte verteilen, die wir ganz einfach zu übersetzen hätten. Schriftlich! Meine Gewährsmänner – wie ich sie verfluchte – hatten mich dessen versichert und mir die Klassiker genannt, die zu solchen Prüfungen herangezogen würden. Mit diesen Übersetzungen war ich gepolstert. In allen Rock- und Hosentaschen hatte ich sie verstaut. Aber ich konnte nicht ein Wort griechisch schreiben. Nur lesen konnte ich diese vertrackte Sprache, denn nur lesend hatte ich mich selbst unterrichtet. Was der Mann da vorlas, war wie chinesisch für mein Ohr.“ [7, S. 27]

Doch Not macht erfinderisch. Sauerbruch stellte sich schwerhörig, so daß ihm der Lehrer, um das Verfahren zu vereinfachen, nun doch den griechischen Text zur Übersetzung aushändigte. Frohlockend machte sich Sauerbruch ans Werk, zog aus der Hosentasche seinen „Xenophon“ und schrieb mit Feuereifer die Übersetzung ab. Er schien gerettet. Doch das Verkünden der Prüfungsresultate brachte eine arge Ernüchterung: In seiner Geschäftigkeit hatte er zwei Sätze zu viel „übersetzt“, die nicht in dem ihm ausgehändigten Text gestanden hatten und sich damit seiner Missetat selbst überführt. – Schließlich gelang es ihm als Externer einer Oberprima in Mühlheim/Ruhr doch noch, die Griechisch-Hürde zu nehmen. Nach einer kurzen Studienzeit in Marburg und Köln ließ sich Sauerbruch an der medizinischen Fakultät in Leipzig immatrikulieren. Hier übte der Anatom Wilhelm His (1831–1904) großen Einfluß auf ihn aus.

His war Schüler von Johannes von Müller (1801–1858) und Rudolf Virchow (1821–1902). Diese hatten ihn, nachdem er von spekulativen naturphilosophischen Vorlesungen wenig profitiert hatte, gelehrt, die Natur in ihrer Realität zu sehen und zu erforschen. Die anatomische Anstalt, die er 1872 in Leipzig übernommen hatte, bestand noch zu Sauerbruchs Studienjahren aus wenigen dunklen Zimmern. In den Präparierräumen, die weder einen Abfluß noch fließendes Wasser hatten, herrschte ein unerträglicher Gestank.

His las Histologie und Entwicklungsgeschichte. Sein Vortrag war sachlich klar und wurde von ihm durch viele Zeichnungen, die er mit bunter Kreide skizzierte, veranschaulicht.

Die Präparierübungen leitete His mit höchster Gewissenhaftigkeit. Er legte großen Wert darauf, daß jeder Student möglichst viele Präparate selbst anfertigte und machte sich auch über jeden Präparanden seine Notizen, die er später bei Prüfungen zu Rate zog, so daß sein „schwarzes Buch" Gegenstand allgemeiner Furcht war.

Sauerbruch brauchte sich da keine Sorgen zu machen. Die anatomischen Präparierübungen fesselten ihn besonders. Das blieb His nicht verborgen, und zur Unterstützung des fleißigen und begabten, aber mittellosen Studenten stellte er ihm ein Zimmer in einer Klinik mit freier Verpflegung zur Verfügung. Damit war Sauerbruch, der außerordentlich bescheiden lebte, der drückendsten materiellen Sorgen enthoben und konnte sich noch intensiver in seine Studien vertiefen.

His widmete sich neben Arbeiten der beschreibenden Anatomie embryologischen Studien. Sein Hauptinteresse galt der Entwicklung des Nervensystems, und er hatte sich mit Arbeiten zu diesem Thema einen wissenschaftlichen Ruf erworben. Große Popularität gewann er in Leipzig durch ein Gutachten für den Rat der Stadt zur Identifizierung der wiederaufgefundenen Gebeine Johann Sebastian Bachs.

Während der Leipziger Studienzeit besuchte Sauerbruch auch die Vorlesungen des Psychologen Wilhelm Wundt (1832–1920). Als Mitbegründer der experimentellen Psychologie hatte dieser 1879 in Leipzig das erste experimentell-psychologische Laboratorium der Welt gegründet und mathematisch-quantitative Methoden in die Psychologie eingeführt. In der philosophischen Deutung seiner verdienstvollen umfangreichen Einzelerkenntnisse strebte er nach einer Synthese der Einzelwissenschaften, verblieb aber, indem er eklektisch Ideen von Gottfried Wilhelm Leibniz (1646–1716) und Immanuel Kant (1724–1804) verband, im „verworren idealistischen" Denken.

Sauerbruch, der den philosophischen Anschauungen unkritisch gegenüberstand, wurde vor allem von der faszinierenden Form der Vorlesungen Wundts in den Bann gezogen.

Auch die vielfältigen kulturellen Möglichkeiten, die Leipzig bot, wurden von Sauerbruch, so weit es das Taschengeld erlaubte, genutzt. Vor allem besuchte er die Konzerte des Gewandhausorchesters, das unter Leitung von Arthur Nikisch (1855–1922), insbesondere durch die Erschließung der Werke von Tschaikowski und Bruckner, Weltruhm erlangt hatte.

In die Leipziger Studentenzeit fiel nach dem Tode des Großvaters ein weiterer schwerer Schlag. Sauerbruchs bester Freund Ritter starb an einer Blinddarmentzündung. Der Vater des Verstorbenen nahm sich künftig Sauerbruchs Entwicklung mit großer Fürsorge an und gab ihm vielfältige materielle Unterstützung.

Nach einem kurzen, von His geratenen Studienaufenthalt in Jena, kehrte Sauerbruch nach Leipzig zurück und legte hier am 26. Februar 1901 das Staatsexamen ab. Überglücklich fuhr der junge Arzt zu seiner Mutter.

Über die weitere berufliche Entwicklung gab es keine Zweifel. So sehr Sauerbruchs Neigung und Begabung auch zu einer wissenschaftlichen Laufbahn drängten, mußte ihm dieser Weg doch mangels finanzieller Möglichkeiten verschlossen bleiben. Wenn er das Glück gehabt hätte, auf Empfehlung eine Stelle als Volontärassistent an einer großen Klinik zu erhalten, so hätte das bedeutet, mindestens zwei Jahre ohne jede Bezahlung intensiv zu arbeiten, um dann eventuell unter den Glücklichen zu sein, die sich dank ihrer Leistungen, aber auch ihrer Beziehungen und gegebenenfalls auch unter Hilfe ihrer Ellenbogen eine bezahlte

Assistentenstelle erkämpften. Wovon aber sollte er in der Zwischenzeit leben? Der Besuch zu Hause hatte ihm deutlich gezeigt, daß er keineswegs mit einer weiteren Unterstützung rechnen durfte. Nur unter großen Entbehrungen hatten ihm Mutter und Tante das Studium ermöglicht. Sie hatten nach dem Tode des Großvaters das kleine Geschäft weiter betrieben, waren aber von der sich entwickelnden ökonomisch ungleich stärkeren Konkurrenz beiseite geschoben worden. Es waren bei dieser Sachlage nicht nur weitere finanzielle Zuwendungen ausgeschlossen, im Gegenteil, der junge Sauerbruch mußte versuchen, Mutter und Tante zu unterstützen. Die Tätigkeit als praktischer Arzt war die einzige Möglichkeit, um schnell Geld zu verdienen. Vor Aufnahme einer Praxis galt es noch, die Dissertation abzuschließen. Auf der Grundlage eines Falles in der Medizinischen Klinik zu Leipzig bearbeitete Sauerbruch das Thema „Ein Beitrag zum Stoffwechsel des Kalks und der Phosphorsäure bei infantiler Osteomalacie".

Nach gründlicher Befund- und Versuchsanalyse und kritischer Literatursicht kam er zu dem abschließenden Resumé: „Wir fanden bei unserer Arbeit nichts Neues, dagegen die praktische Erfahrung über die günstigste Wirkung des Phosphors auf den Kalkstoffwechsel bestätigt." [1, S. 48]

Beginn der ärztlichen Tätigkeit

Arzt „auf Probe"

Unweit von Erfurt übernahm Sauerbruch zunächst nur „probe- und vertretungsweise" in einem kleinen Ort eine Landarztpraxis. Die Zahl seiner Patienten wuchs schnell an. Doch so sehr ihm die Tätigkeit auch gefiel, vermochte sie doch seinem Streben, sich weiterzubilden, nicht zu entsprechen. Aufmerksam verfolgte Sauerbruch die Inserate der Fachpresse in der Hoffnung, daß sich eine günstigere Stelle mit größerer Entwicklungsmöglichkeit bieten würde. Als er ein Inserat des Hessischen Diakonissenhauses Kassel fand, zögerte er nicht, sich sofort zu bewerben und hatte Glück. Die freie Assistentenstelle wurde ihm von Dr. Rockwitz, dem leitenden Arzt, zugesprochen. So blieb Sauerbruchs Landarzttätigkeit nur ein kurzes Intermezzo.

Doch sehnte er sich bald nach seiner Landpraxis zurück, wo er frei und nur auf sich gestellt wirken konnte. Hier in Kassel führte die „Mutter Oberin" ein strenges Regiment. Daß sie den jungen Assistenzarzt sofort duzte, war noch das wenigste. Als stockreaktionäre Frömmlerin verkündete sie längst überlebte medizinische „Weisheiten" und sah noch immer in Krankheit und Schmerz „Strafen" Gottes, die es zu erdulden gelte. Keine Macht der Welt vermochte sie und die von ihr dirigierten Schwestern dazu zu bewegen, am Sonntag oder während der Stunde des Gebets einen Patienten aufzunehmen. Wer zu dieser Zeit einen Unfall hatte, erlitt ihn nach Gottes heiligem Ratschluß und hatte sich zu fügen. Wollte ein Arzt dagegen ankämpfen, beging er in den Augen der Oberin „Gotteslästerung". Da eine solche Auffassung sich mit Sauerbruchs ärztlichem Pflichtbewußtsein schwerlich in Übereinstimmung bringen ließ, konnte es nicht ausbleiben, daß es sehr bald zu einer Auseinandersetzung kam. Wer sich jedoch mit der „Mutter" überworfen hatte, dem leisteten auch die Schwestern nur höchst widerwillig Dienst, dessen Tage waren in dem Diakonissenhaus gezählt.

So kam es, daß Ferdinand Sauerbruch in Kassel wiederum nur kurze Zeit weilte. Glücklicherweise fand er bei dem leitenden Arzt für seine Auffassung volles Verständnis. Er vermittelte Sauerbruch eine Assistentenstelle am Städtischen Krankenhaus Erfurt und händigte ihm das folgende Zeugnis aus:

„Der Approb. Arzt Herr Ernst Ferdinand Sauerbruch war von Anfang April bis Anfang August 1901 dahier angestellt.

Während dieser Zeit hatte derselbe anerkennenswerten Eifer, Zuverlässigkeit und Sorgfalt bei der Behandlung der Kranken, sowie ein vorzügliches wissenschaftliches Interesse bewiesen, welches unterstützt durch tüchtige klinische und anatomisch-physiologische Kenntnisse, seine Arbeit anregend und fruchtbringend gestaltete. Besonders gewandt ist er in chemischen und bakteriologischen Untersuchungen. Auch zu selbständigen chirurgischen Eingriffen hat er Gelegenheit gehabt und dabei Geschick und Umsicht bewiesen. Er läßt sich leiten von einer durchaus idealen Auffassung der ärztlichen Berufsarbeit und hat für die Kranken ein warmes Herz.

So hat sich Herr Sauerbruch in seiner jetzigen Stellung vollkommen bewährt und sich mir persönlich als tüchtiger, schätzenswerter, liebenswürdiger Kollege erwiesen. Ich bedaure, daß er seine Stelle äußerer Umstände halber schon nach kurzer Zeit verläßt und trage keine Bedenken, ihn angelegentlichst zu empfehlen." [7, S. 41–42]

Am 1. Oktober 1901 nahm Sauerbruch seine Tätigkeit als Assistenzarzt in der chirurgischen Abteilung des Städtischen Krankenhauses Erfurt auf. Im Gegensatz zu Kassel fand er hier ein hervorragend wirkendes Kollektiv, das von Sanitätsrat Ernst Adolph Bock (1851–1928), der Sauerbruchs besondere chirurgische Begabung erkannte, geleitet wurde. Die Arbeit machte Freude, und Sauerbruch mußte sein Können durch selbständiges Operieren unter Beweis stellen. Hier bekam er vielfältige Anregungen zu wissenschaftlichen Arbeiten.

Seine erste 1902 entstandene wissenschaftliche Arbeit „Klinische Beiträge zur Diagnose der eitrigen Perityphilitis" veröffentlichte er in den „Correspondenz-Blättern des Allgemeinen ärztlichen Vereins zu Thüringen". Dabei stellte er umfangreiche Literaturkenntnisse unter Beweis, ein Faktor, der auch seine zweite, kurz darauf erschienene Arbeit im gleichen Publikationsorgan, „Experimentelles über Darmverletzungen nach Bauchkontusionen an Hand eines Falles von Rectumruptur“ kennzeichnet. Darüber hinaus ließ er seine besondere Begabung für experimentelle Arbeiten erkennen. Darmverletzungen behandelte auch seine nächste, wissenschaftlich bereits anspruchsvollere Arbeit „Die Pathogenese der subkutanen Rupturen des Magen-Darmtraktus“. Sie erschien in den renommierten, von Johannes von Mikulicz (1850–1905) redigierten „Mitteilungen aus den Grenzgebieten der Medizin und Chirurgie“.

Wie Sauerbruch 1928 in einer Rede zur Einweihung des Neubaus der Chirurgischen Klinik Erfurt feststellte, war die 15monatige Erfurter Assistenzzeit für ihn von besonderer Bedeutung: „Ich darf sagen, daß hier meine ärztlich-chirurgische Wiege gestanden hat. Was für meine ganze weitere Entwicklung entscheidend geworden ist, das ist die vorbildliche Verbindung vom ärztlichen und chirurgischen Denken und Handeln, die ich hier gelernt habe.“ [74, S. 278]

Neben Chefarzt Sanitätsrat Bock übte vor allem der „Stationsarzt der Inneren und der Irren Abteilung“, Sauerbruchs Freund Friedrich Adolph Buchholz (1866–1938), prägenden Einfluß „für die hohe Auffassung von ärztlicher Pflicht“ auf ihn aus.

Um seine wissenschaftliche Qualifikation zu vertiefen, war er daran interessiert, noch an weiteren klinischen Einrichtungen zu assistieren. Der Vermittlung und finanziellen Unterstützung seines väterlichen Freundes Ritter war es zu danken, daß Sauerbruch Anfang des Jahres 1903 an die pathologisch-anatomische Anstalt des Krankenhauses Berlin-Moabit zu Robert Langerhans (1859–1904) kam, einem Bruder von Paul Langerhans (1847–1888), des Entdeckers der nach ihm benannten Langerhansschen Inseln im Pankreas. Beide waren, wie auch Sauerbruchs Lehrer His, Schüler Virchows.

In Erfurt, wo Sauerbruch zuletzt als erster Assistenzarzt tätig war, ließ man ihn nur sehr ungern gehen. Dr. Bock gab ihm ein ausgezeichnetes Zeugnis: „Herr Sauerbruch war vom 1. Oktober 1901 bis 1. Januar 1903 1. Assistent am städt. Krankenhaus Erfurt an der chirurg. Abteilung. Neben vortrefflichen allgemeinen medizinischen Kenntnissen hat er hier große Geschicklichkeit und unermüdlichen Eifer gezeigt, ist in den Grundzügen und der Technik der Asepsis völlig zu Hause und hat wiederholt auch größere Operationen ... in meiner Vertretung zu vollster Zufriedenheit ausgeführt. Auch dem Krankenhaus als solchem (Ausbildung der Schwestern und Wärter) hat er sich mit großem Interesse und weit über das nach der Dienstordnung Notwendige hinaus gewidmet.“ [7, S. 50]

Auf Anraten von Langerhans schickte Sauerbruch einen Sonderdruck seiner Arbeit auch an Mikulicz. Ein glücklicher Umstand kam zu Hilfe. Der berühmte Chirurg wurde mit einer Fülle von Literatur überhäuft, die er nicht zu lesen vermochte. Als Sauerbruchs Artikel eintraf, bereitete Mikulicz gerade einen Besuch der berühmten Klinik der Brüder Charles Horace (geb. 1865) und William James Mayo (geb. 1861) in Rochester, im USA-Staat Minnesota, vor. Auf der langen Reise fand er Zeit zum Lesen. Sauerbruchs Arbeit ließ die Fähigkeit zum wissenschaftlichen Arbeiten, vor allem zum Experimentieren, erkennen. Einen solchen Mitarbeiter konnte Mikulicz gut gebrauchen, und er bot Sauerbruch noch während seines Aufenthalts in den USA ab Oktober 1903 eine Volontärarztstelle an der Chirurgischen Universitätsklinik Breslau (jetzt Wrocław) an.

Harte Volontärzeit

So wurde Mikulicz Wegbereiter von Sauerbruchs weiterer Entwicklung. Seit Mikulicz im Herbst 1890 die Leitung der Chirurgischen Klinik übernommen hatte, gestaltete er sie systematisch zu einem bedeutenden chirurgischen Zentrum.

Mikulicz hat auf fast allen Teilgebieten die chirurgische Entwicklung gefördert. Seine besonderen Verdienste liegen in der Magen-Darm-Chirurgie sowie in seinen Bemühungen, eine operative Behandlung der Speiseröhrenerkrankungen zu ermöglichen. Die Lage ihres größeren Teiles im Brustkorb und ihr besonderer anatomischer Bau hatten bis dahin die Speiseröhre jedem chirurgischen Zugriff verschlossen.

Zu seinen medizinischen Lehrern zählten der hervorragende pathologische Anatom Carl Rokitansky (1804–1870), der Begründer der modernen Lehre von den Hautkrankheiten, Ferdinand von Hebra (1816–1880), vor allem aber der Bahnbrecher der wissenschaftlichen Chirurgie, Theodor Billroth (1829–1894), der ihn zu selbständigem Denken und intensiver wissenschaftlicher Arbeit angeregt hatte. Zur Vervollkommnung seines Wissens hatte Mikulicz im Jahre 1879 eine Bildungsreise unternommen. Dabei hatte er in Halle bei Richard von Volkmann (1830–1889) erstmals die strikte Einhaltung der von Joseph Lister (1827–1912) begründeten antiseptischen Methode kennengelernt. Schließlich konnte er im Londoner Kings College Hospital Lister selbst bei der Arbeit erleben. Nach der Rückkehr wurde Mikulicz zum entschiedenen Mitkämpfer für die Durchsetzung der Antiseptik und vermochte es, sie entgegen der ursprünglichen Skepsis Billroths auch in dessen Klinik einzuführen.

Konsequenz, Beharrlichkeit, Fleiß, Pflichtbewußtsein und unerbittliche Härte gegen sich selbst hatten Mikulicz' Entwicklungsweg geprägt. Diese Eigenschaften erwartete er auch von seinen Mitarbeitern.

Am 1. Oktober 1903 begann Ferdinand Sauerbruch seine Tätigkeit in Breslau. Ohne Unterstützung Ritters wäre es ihm allerdings nicht möglich gewesen, nun doch die wissenschaftliche Laufbahn einzuschlagen. Als Volontärarzt arbeitete er ohne jede Vergütung, ohne klare Festlegung, ab wann er eine bezahlte Assistentenstelle in Aussicht hatte. Auch mußte er sich gewaltig umstellen. War er bisher nur kleinere Kliniken gewöhnt, so kam er nun in eine straff geleitete, hierarchisch organisierte Universitätsklinik, wo er zunächst als Arzt kaum Beachtung fand.

Der Volontär war völlig unselbständig. Einem Assistenzarzt waren in der Regel zwei Volontärärzte unterstellt. Sie hatten die Aufgabe, die Krankengeschichten zu führen und Untersuchungen vorzunehmen. Mit ihrer Arbeit entlasteten sie den Assistenzarzt, der dadurch mehr Zeit für wissenschaftliche Arbeiten fand, die Mikulicz nachdrücklich von allen Mitarbeitern forderte. Auch der Selbständigkeit der Assistenten waren enge Grenzen gesetzt. Nicht nur der Oberarzt, der täglich zweimal Visite machte, mußte über alles genau informiert werden, Mikulicz selbst kümmerte sich möglichst auch um Details.

Der Klinikdienst war außerordentlich schwer. Er dauerte vom frühen Morgen nicht selten ununterbrochen bis nachts zwei Uhr, wobei der Tag mit Operationen ausgefüllt war. Walter Kausch (1867–1928), der spätere Schwiegersohn von Mikulicz, weiß aber auch von den Vorzügen dieser harten Schule zu berichten: „Die Ärzte wurden auf der anderen Seite für ihren schweren Dienst, die Volontäre für ihre unselbständige Tätigkeit reichlich durch das entschädigt, was sie von der Klinik hatten: die Anregungen, die sie erhielten, was sie lernten, was sie operieren durften. Ich kenne keine chirurgische Klinik, wo der jüngste eintretende Volontär bereits in dem Umfange zum Operieren kommt und mit der Zunahme seiner Kenntnisse darin fortschreitet.

Die Volontäre und Assistenten wußten diese Vorzüge der Mikuliczschen Klinik aber auch zu würdigen; besonders später, wenn sie nicht mehr an der Klinik waren. Solange sie ihr angehörten, klagten sie sich – wenigstens die einander Näherstehenden – oft genug ihr Leid vor."

Mikulicz stellte an sich selbst die höchsten Anforderungen und wirkte so als Beispiel. So breit seine vielgestaltigen Interessen auch waren, hervorzuheben ist vor allem seine musikalische Begabung. In der Klinik bildeten jedoch nur medizinische Fragen den Inhalt seiner Gespräche, wobei er kurze, sachliche Informationen verlangte. Nicht selten mußten seine Mitarbeiter auch manches strenge Wort anhören. Bei den jüngeren Assistenten war namentlich die wöchentliche große Chefvisite gefürchtet, die Mikulicz sehr zum Mißfallen aller Beteiligten aus Zeitgründen in der Regel auch noch sonntagvormittags bis mindestens 14.00 Uhr durchführte.

Kausch berichtet: „M. nutzte seine Zeit in der Klinik in der denkbar vollkommensten Weise aus. Einen freien Augenblick gab es nicht. Wenn er mit seiner Schar von Schülern von einer Krankenstation zur anderen zog, wenn er sich die Hände wusch, benutzte der diese Zeit, um schwebende Fragen zu erledigen und speziell mit seinen Schülern über den Stand ihrer wissenschaftlichen Arbeiten zu reden. Nur im Operationssaale selbst und zumal während der Operation gab es kein überflüssiges Wort ..."

So wenig Mikulicz Widerspruch gegen seine Anordnungen duldete, so sehr schätzte er Assistenten, die mit ihm wissenschaftliche Streitgespräche führten. Doch eines verzieh er nie, Unaufrichtigkeit und Hochstapelei: „Feind war M. jeder Unehrlichkeit. Wehe dem, der etwas vor ihm verheimlichen wollte oder ihm gar eine unaufrichtige Antwort gab! Jeder, der einmal Assistent war, wird aus Erfahrung wissen, wie nahe es in vielen Fällen liegt, wenn man etwas auszuführen unterließ, dies zu vertuschen. Bemerkte M. die geringste Unaufrichtigkeit, so war es für immer mit seinem Vertrauen dahin; er nahm dann an, daß der Betreffende auch bei wirklich wichtigen Dingen nicht wahrhaftig sei. Hatte man etwas vergessen oder eine sogenannte Dummheit gemacht, so fuhr man stets am besten, wenn man dies ohne Beschönigung eingestand: dann hörte man selten ein hartes Wort.“

Der Anfang seiner Tätigkeit an der neuen Wirkungsstätte verlief ganz anders, als ihn sich Sauerbruch erträumt hatte. An den hohen Chef heranzukommen, erwies sich für ihn als jungen Volontär zunächst als ausgeschlossen. Er sah ihn nur bei der Chefvisite aus Distanz. Doch eines hatte Sauerbruch, nachdem die erste Enttäuschung überwunden war, bald erkannt: Zum Lernen gab es hier an Mikulicz’ Klinik unendlich viele Gelegenheiten. So stürzte er sich mit Feuereifer in die Arbeit. Sein selbstbewußtes, auch von harten materiellen Bedingungen getriebenes Streben vorwärtszukommen, wurde keineswegs durch die neue, zunächst ungewohnte Situation vermindert:

„Mein Leben spielte sich in der Klinik ab. Ich hatte mir in der Stadt ein Zimmer gemietet, das sich im wesentlichen nicht von der ‚Bude‘ eines Studenten unterschied. Dort schlief ich nur des Nachts, bis ich später in der Klinik selber ein Zimmer erhielt und überhaupt nicht mehr aus dem Haus kam ... Die Klinik war alles für mich; ich erschien am frühen Morgen und verließ sie in der späten Nacht.“ [7, S. 53–54]

Es war eine sehr harte Schule, die er durchlief. Doch wo es etwas Wichtiges zu sehen und hören gab, ob bei der Visite, im Operationssaal oder auch bei den Gesprächen im Ärztekasino, Sauerbruch nahm alles auf, das sein Wissen vermehren konnte. Besonders beeindruckt war er von Mikulicz’ hervorragendem Geschick als Operateur. Er operierte mit unglaublicher Schnelligkeit, wobei diese nie auf Kosten der Sorgfalt oder gar der Blutstillung ging. Bei Mikulicz erlernte Sauerbruch jedoch nicht nur die glänzende Technik des Operierens, die mit vollendeter Sicherheit verbunden war. Die Technik ist nur ein Teil des Chirurgischen, sie muß gepaart sein mit rascher Entschlußkraft und der Fähigkeit, auch während einer Operation entsprechend den Gegebenheiten einen vorgefaßten Plan zu ändern. Beide Eigenschaften waren vollendet in Mikulicz vereint.

So wenig Zeit die Arbeitsfülle dem bedeutenden Chirurgen auch ließ, war sein Haus in den späten Abendstunden doch eine Stätte großer Geselligkeit. Es galt als große Ehre, bei Mikulicz zu Gast zu sein. Nach einigen Wochen seines Aufenthalts in der

Klinik wurde auch Ferdinand Sauerbruch erstmals diese Auszeichnung zuteil.

Allerdings bedeutete das noch lange nicht, daß er auch mit dem Hausherrn ins Gespräch kommen konnte. Das war erst wesentlich später der Fall. Mikulicz, der scheinbar kaum auf den neuen Mitarbeiter geachtet hatte, war, wie es sich zeigte, sehr wohl über dessen Entwicklung informiert und hatte mit großem Wohlwollen Sauerbruchs Fleiß und Zielstrebigkeit erkannt.

In dem ersten, längeren persönlichen Gespräch wurde die entscheidende Richtung für Sauerbruchs weitere Entwicklung abgesteckt: Die Orientierung auf die Brustkorbchirurgie (Thorax-Chirurgie).

Wegbereiter der Chirurgie des Brustkorbes

Auf diesem chirurgischen Spezialgebiet galt es noch Pionierarbeit zu leisten. Seit Mitte des 19. Jahrhunderts hatten die Entdeckung der Narkose, der Antisepsis und Asepsis sowie die Nutzung physiologischer und pathologisch-anatomischer Kenntnisse auf der Grundlage einer soliden Operationstechnik das „goldene Zeitalter der Chirurgie" eingeleitet.

1846 benutzten die Amerikaner William Thomas Green Morton (1819–1868) und Charles Thomas Jackson (1805–1880) Äther bei einer Zahnextraktion als Narkotikum, nachdem ein Jahr vorher zunächst erfolgreiche Versuche mit Lachgas fehlgeschlagen waren. Bereits 1847 wurde zum ersten Male Chloroform zur Narkose angewandt. Die Möglichkeit der völligen Schmerzausschaltung gestattete es nun, auch größere Operationen in Ruhe auszuführen. Aber eine zweite lebensbedrohende Gefahr für jeden Operierten bestand weiter. Jede größere Wunde heilte erst nach mehr oder weniger schwerer Eiterung, verursacht durch die unvermeidliche Wundinfektion. Diese Tatsache verbot Eingriffe in Körperhöhlen.

Die Erfahrungen im Altertum, Wunden sauber zu halten, sie zum Beispiel mit Alkoholverbänden abzudecken, gingen im Mittelalter verloren. Man brachte, um die Eiterung anzuregen, sogar allerlei Schmutz in Wunden ein. Viele der Operierten oder Verletzten starben an Wundbrand. Besonders gefährdet waren die Patienten in den Krankenhäusern als Folge der Hospitalinfektion. So starben noch um 1850 bis 1860 mindestens $^2/_3$ bis $^3/_4$ aller amputierten Patienten an der Wundinfektion.

Die damaligen Ärzte nahmen als Ursache ein hypothetisches Gift in der Luft an. Der ungarische Frauenarzt Ignaz Philipp Semmelweis (1818–1865) erkannte die Kontaktinfektion als Ursache der Wundverunreinigungen. Seine Lehre wurde aber von seinen Zeitgenossen abgelehnt. Dagegen war dem englischen Chirurgen Joseph Lister Erfolg beschieden. Er ging zwar noch von der Annahme der Luftverschmutzung als Ursache der Wundinfektion aus, erkannte aber, daß durch Behandlung der Luft, der Wunde und aller Gegenstände, die mit ihr in Berührung kommen, mit Karbolsäure eine Eiterung vermieden werden kann. 1867 veröffentlichte er erstmals seine neue Methode. Das antiseptische Prinzip eroberte die chirurgische Praxis und bannte die tödliche Gefahr der Wundinfektion. Viele Wunden heilten jetzt ohne Eiterung. Aber erst mit der Entdeckung der Bakterien als Ursache der Wundinfektion durch Robert Koch (1843–1910) wurde 1878 die Voraussetzung einer primären Vermeidung der Wundinfektion geschaffen. Dies gelingt durch Keimfreimachung aller Geräte, Instrumente und der Wäsche, die mit dem Operationsfeld in Berührung kommen, durch Sterilisation, das heißt durch Abtöten der Keime. Gleichzeitig müssen die Hände des Operateurs und die Haut des Patienten desinfiziert werden. Damit war das Zeitalter der Asepsis angebrochen. Die giftigen Karbolsäuredämpfe verschwanden rasch aus den Operationssälen.

In schneller Folge wurden nun die Organe der Bauchhöhle dem chirurgischen Zugriff erschlossen: 1881 erste Magenresektion, 1882 erste Entfernung der Gallenblase, ab 1883 operative Behandlung der Wurmfortsatzentzündung.

Die Chirurgie des Brustkorbes aber war noch eine terra incognita. Ein anderes Hindernis stellte sich der operativen Behandlung der Organe im Brustkorb entgegen. Verletzungen des Thorax mit Eröffnung der Brusthöhle verursachen in Kürze einen lebensbedrohlichen Zustand. Die Lunge der verletzten Seite fällt als Folge des Druckausgleiches zusammen, und es entsteht ein offener Pneumothorax (Luft im Brustfellraum), da unter physiologischen Bedingungen im Brustkorb ein Unterdruck herrscht. Beim offenen Pneumothorax bewegt sich im Rhythmus der Atmung das Mittelfell hin und her (Mediastinalflattern), wodurch zusätzlich Störungen der Atmung und des Kreislaufes ausgelöst werden. Die Behandlung zielt deshalb darauf ab, so schnell wie möglich die Wunde im Brustkorb zu schließen und einen offenen in einen geschlossenen Pneumothorax umzuwandeln. Dabei bleibt zwar die Lunge noch kollabiert, aber das Mittelfell befindet sich, je nach den Druckverhältnissen mehr oder weniger zur gesunden Seite verdrängt, im Ruhezustand. Es kehrt in seine normale Mittelstellung zurück, sobald die Luft in der Brusthöhle durch ärztliche Maßnahmen abgesaugt wurde oder sich im Laufe von mehreren Tagen bis Wochen selbst resorbiert. Ist der normale Unterdruck im Brustkorb wieder hergestellt, dehnt sich die Lunge voll aus. Ein Pneumothorax entsteht dagegen nicht, wenn als Folge einer Entzündung das die Brusthöhle innen auskleidende und das die Lunge bedeckende Blatt des Brustfells fest miteinander verwachsen sind. Wird bei einem solchen Zustand die Lunge verletzt, tritt Luft unter die Haut, und es entwickelt sich ein Hautemphysem.

Alle in der Vergangenheit beschriebenen operativen Eingriffe im Brustkorb beruhten auf der Voraussetzung der festen Verwachsung der beiden Rippenfellblätter miteinander. Bereits im Altertum hatten die Hippokratiker und die medizinische Schule von Alexandria das Pleura-Empyem (Eiteransammlung in präformierten Höhlen des Brustkorbes) durch offene Ableitung nach außen behandelt. Aus dem Mittelalter ist diese Methode nicht mehr überliefert. In einzelnen Berichten aus dieser Zeit ist von Resektionen (Ausschneiden) des Lungengewebes die Rede, ein Eingriff, der auch in der Renaissance vorgenommen wurde. So trug Rolando (Salerno) im 13. Jahrhundert nach einer Brustwandverletzung einen brandigen Lungenteil ab. Fabricius Hildanus (1560–1634) führte eine Resektion von Lungengewebe mit dem Glüheisen aus.

Die empirische chirurgische Grundregel bei Thoraxverletzungen lautete, den offenen Pneumothorax unverzüglich in einen geschlossenen zu verwandeln, um damit die unmittelbare Lebensgefahr zu beseitigen. Solange die pathophysiologischen Verhältnisse des Brustraumes nicht geklärt waren, verlief die Entwicklung nur sehr zögernd.

Eine Pioniertat war die Anwendung der Unterwasserdrainage zur Ableitung des Empyems (1875) durch den Hamburger Internisten Gotthard Bülau (1836–1900). Er konnte damit die Gefahren der offenen Thorakotomie (operative Öffnung der Brusthöhle) vermeiden. Erste Lungenresektionen, die 1881 in Berlin durch Block und 1884 von dem Schweizer Chirurgen Rudolf Ulrich Kroenlein (1847–1910) vorgenommen wurden, führte man erst um die Jahrhundertwende vereinzelt weiter. Als Pioniere erwiesen sich dabei u. a. John Benjamin Murphy (geb. 1857), Théodore Tuffier (1857–1929), Lothar Heidenhain (1860–1940) und Heinrich Quincke (1842–1922).

In der Regel wurden jedoch noch in den siebziger Jahren Wundinfektionen des Brustraums mit Aderlässen behandelt, chirurgische Eingriffe in den Thorax trotz größter Dringlichkeit gemieden.

Im Gegensatz zu dieser konventionellen Haltung vertrat der Italiener Carlo Forlanini (1847–1918) in der Zeitschrift „Gazeta del Ospedale Agosto“ erstmals die Idee der Zweckmäßigkeit eines therapeutischen Pneumothorax mit dem Ziel, durch eingelassene Luft in die Brusthöhle tuberkulöse Kavernen der Lunge zusammenzudrücken, die erkrankte Lunge teilweise ruhig zu stellen und so die Ausheilung der Tuberkulose zu begünstigen. Diese Maßnahme setzt eine nicht durch Entzündung ausgelöste Verwachsung der Rippenfellblätter voraus.

Vorherrschend blieb die Ansicht, daß eine Weiterentwicklung der Lungenchirurgie sehr fraglich und problematisch sei. Stephan Paget (1855–1926), ein Sohn des berühmten Chirurgen Sir James Paget (1814–1899), hatte dieser Auffassung in seinem Werk „Chirurgie der Lungen“ Ausdruck verliehen. Forlanini ließ sich nicht beirren und arbeitete weiter, um seine Theorie auch experimentell zu belegen. Auf dem medizinischen Kongreß in Rom konnte er 1894 in seinem Vortrag „Die ersten Versuche eines künstlichen Pneumothorax bei der Lungentuberkulose“ über seine Erfolge berichten. Es blieb nicht nur beim Experiment. Noch im gleichen Jahr erfolgte die praktische Erprobung an einem schwer lungenkranken Kind, dem dank dieses Eingriffs das Leben gerettet wurde. Es ist erstaunlich, daß diese Pioniertat, über die Forlanini am 31. Oktober 1895 auf dem 6. Kongreß für Innere Medizin in Rom berichtete, ohne Auswirkung blieb.

Unabhängig von Forlanini hatte ein weiterer Bahnbrecher der Chirurgie den gleichen Weg beschritten: John Benjamin Murphy, der einige Jahre zuvor schon mit gelungenen Blinddarmoperationen auf sich aufmerksam gemacht hatte, hielt auf dem 49. Kongreß der Amerikanischen Medizinischen Gesellschaft 1898 einen Vortrag, in dem er neue Wege der chirurgischen Heilung von Lungenkrankheiten andeutete. Angeregt wurde er zu der therapeutischen Anwendung des Pneumothorax bei der Autopsie einer Leiche. Von sieben tuberkulösen Kavernen im rechten Lungenflügel waren vier geschrumpft, vernarbt und schließlich ausgeheilt. Offensichtlich hatte die Ruhigstellung der Lunge zu dem Heilungsprozeß geführt. Sollte es nicht möglich sein, diesen in der Natur vollzogenen Prozeß der Therapie nutzbar zu machen, indem man durch künstlichen Eingriff eine Kompression kranker Lungenteile herbeiführte, sie gewissermaßen in den Ruhezustand versetzte und damit die Voraussetzung für eine Selbstheilung schaffte?

Im Gegensatz zu den unbeachtet gebliebenen Arbeiten Forlaninis wurden die Theorien Murphys eine Sensation. Allerdings zeigten sich zugleich die negativen Begleitumstände: Es ereignete sich im Prinzip das Gleiche, was Robert Koch wenige Jahre vorher nach seiner Rede auf dem 10. Internationalen Medizinischen Kongreß 1890 in Berlin widerfuhr, als er von therapeutischen Möglichkeiten der bakteriologischen Wissenschaft für die Heilung der Tuberkulose sprach. Die nach Effekten jagende Sensationspresse stürzte sich auch auf Murphy, bauschte in Ermangelung jedweder Sachkenntnis die chirurgischen Heilungsmöglichkeiten der Tuberkulose auf und erweckte erneut bei Tausenden und Abertausenden von Schwerkranken unberechtigte Hoffnungen. Murphy wurde, ähnlich wie Robert Koch, von verzweifelten Briefen aus aller Welt geradezu überschüttet.

Für eine wirksame breite Anwendung des therapeutischen Pneumothorax fehlten jedoch noch die wissenschaftlichen und praktischen Voraussetzungen. In aller Welt arbeiteten Forscher an den Möglichkeiten der chirurgischen Heilung von Lungenkrankheiten. So versuchten Themistocles Gluck (geb. 1853), Hans Hermann Schmid (geb. 1884) und Block im Tierexperiment festzustellen, ob es ohne Gefährdung möglich sei, operativ erkrankte Lungenteile oder gar ganze Lungenflügel zu entfernen. Nachdem große Säugetiere solche Versuche offensichtlich gut überstanden hatten, entschloß sich Block zum Eingriff bei einer schwer lungenkranken Frau, die jedoch bei der Operation verstarb. Getrieben von seinem ärztlichen Gewissen beging Block Selbstmord.

Die Fragen des therapeutischen Pneumothorax waren mit einer Vielzahl medizinischer Probleme verbunden. So beschäftigte sich bereits Mitte des 19. Jahrhunderts James Carson mit der Elastizität der Lungen und versuchte im Tierexperiment einen langsamen Zusammenfall der Lungen zu erreichen, ein Ziel, das sich auch Murphy durch vorsichtige Lungenkompression stellte. Ein weiteres Problem stellte die Rippenresektion dar, mit der der operative Eingriff in den Brustraum gebahnt werden sollte. Die experimentellen Ergebnisse von Edouard Cérenville (1843–1915), Heinrich Quincke und Carl Spengler (geb. 1860) blieben jedoch weitgehend unbeachtet. Schließlich stellte auch Murphy seine Versuche, den künstlichen Pneumothorax durch Stickstoff-Insufflation und Rippenresektion zu erreichen, resignierend ein. So war im wesentlichen die Situation der Thoraxchirurgie, als Ferdinand Sauerbruch seine Tätigkeit bei Mikulicz begann.

Eine bahnbrechende Entdeckung

Der entscheidende Auftrag

Mikulicz war seit Jahren bestrebt, die Voraussetzungen für den operativen Eingriff bei thorakalem Oesophaguscarzinom (Speiseröhrenkrebs im Bereich des Brustraums) zu schaffen. Das Vermeiden des Lungenkollaps nach Eröffnung des Brustkorbs war dafür die erste, bisher ungelöste Bedingung.

In der Speiseröhrenchirurgie war das Entfernen eingedrungener Fremdkörper sowie das Einführen von Sonden zur Nahrungszufuhr seit langem bekannt. Operative Eingriffe erfolgten jedoch erst seit kurzem, sie beschränkten sich aber auf den Halsbereich der Speiseröhre. 1885 lagen Berichte über neun Resektionen wegen Karzinoms vor. Zu den Wegbereitern gehörten Vinzenz Czerny (1842–1916), Bernhard von Langenbeck (1810–1887), Ernst von Bergmann (1836–1907) und Mikuliczs Lehrer Theodor Billroth, der Begründer einer hervorragenden Chirurgenschule. Auch Mikulicz selbst hatte eine bedeutende Pioniertat geleistet. 1886 war es ihm gelungen, ein Karzinom im Halsteil der Speiseröhre nicht nur zu resezieren, sondern auch einen plastischen Ersatz für den entfernten Speiseröhrenteil einzufügen. Ausgangspunkt für Sauerbruchs Wirken war Mikulicz' Auftrag zur Schaffung der technischen Voraussetzungen für die transthorakale Operation des Speiseröhrenkrebses.

Die Größe der Aufgabe ließ Ferdinand Sauerbruch anfangs fast resignieren. Doch bald erwachte sein Ehrgeiz. Je größer die Aufgabe, umso höher war auch die Chance, durch Leistung Anerkennung und damit eine gesicherte Zukunft zu finden. Auf eigenen Füßen zu stehen, hatte er bitter nötig, denn er konnte nicht ewig von der Unterstützung seines väterlichen Freundes Ritter leben.

So begann er das Problem zunächst systematisch zu durchdenken. Wie waren die physiologischen Verhältnisse des offenen Pneumothorax, was bewirkte den Kollaps, das Zusammenfallen der Lunge? – Das zu erforschen war die Voraussetzung, um Wege zu finden, dagegen einzuschreiten. Neben der theoretischen Analyse des Problems begann er zugleich mit der experimentellen Arbeit. Hierzu stand ihm durch Vermittlung von Mikulicz bei Geheimrat Filehne, dem Direktor des Pharmakologischen Instituts, das notwendige Material zur Verfügung.

Zum systematischen Erforschen des Problems gehörte auch die Auswertung der bereits vorliegenden Literatur. Hierbei stieß Sauerbruch auf die Schriften von Forlanini und Murphy, die ihm wertvolle Anregungen boten. Ebenso nutzte er die Arbeiten Quinckes, der bereits eine spezielle Technik der Lungenoperation entwickelt hatte. Im wesentlichen beschränkten sich die bisherigen Eingriffe jedoch auf Pleuraerkrankungen. Sauerbruch stellte fest: „Bei diesen wenigen bisher möglichen operativen Eingriffen ist es trotz Asepsis und der verbesserten diagnostischen Hilfsmittel geblieben. An dem Stillstande auf diesem Gebiete ist eben ein anderer Faktor schuld: die Pneumothoraxgefahr, die man nicht zuverlässig ausschließen konnte.“ [22, S. 401]

Er war bereits den physiko-physiologischen Ursachen des Pneumothorax auf der Spur: „Den Hauptgrund für die Reserve der Chirurgen den Erkrankungen der Brustorgane gegenüber bilden aber die besonderen physikalischen Verhältnisse des Brustraumes. Die physiologische Druckdifferenz zwischen Lungen und Brustfellraum wird durch das Eindringen der atmosphärischen Luft in den letzteren gestört; die Lunge kollabiert, ihrer Elastizität folgend; ein Pneumothorax mit seinen Gefahren entsteht.“ [22, S. 400]

Die erste Unterdruckkammer

Sauerbruch hatte sich das Ziel gestellt, die Voraussetzungen dafür zu schaffen, die in der Entwicklung zurückgebliebene Thoraxchirurgie auf den Stand der Bauchchirurgie zu bringen, um eine Vielzahl bisher operativ unbehandelt gebliebener Erkrankungen heilen zu können. Den theoretischen und physiologischen Vorstudien schlossen sich zunächst Versuche an Kaninchen und Hunden über Blutdruckverhältnisse sowie Art und Tiefe der Atmung an.

„Die Hauptschwierigkeit intrathorakaler Operationen ... liegt jedenfalls in der Verhütung bzw. Beseitigung des Pneumothorax und der schädlichen Wirkung der künstlichen Atmung“ [20, S. 147] stellte er fest. Eine Methode zum Beseitigen dieser Übelstände zu finden, war sein Ziel.

Sauerbruch gab eine kurze präzise Erklärung des Pneumothorax: „Der Pneumothorax wird dadurch bewirkt, daß die physiologisch unter negativem Druck stehende Pleuraoberfläche der Lunge plötzlich unter atmosphärischen Druck gesetzt wird.“

Um diesen bei Öffnung des Thorax auszuschalten, beabsichtigte er, einen Glaszylinder als Unterdruckkammer zu konstruieren. Beim Bau der Glastrommel, deren Maße von Sauerbruch selbst berechnet wurden, halfen ihm zwei Laboranten. Das erste Versuchsgerät war sehr einfach. Der Glaszylinder war gerade groß genug, um den Brustkorb eines Hundes aufzunehmen, Kopf sowie Unterleib und Hinterbeine sollten außerhalb der Trommel bleiben. Die Öffnungen, durch die auch die Arme und Hände Sauerbruchs in die Trommel gelangten, wurden mit Guttaperchapapier, Gummibinden und Klebstoffen abgedichtet. Diese technischen Voraussetzungen waren dank der Hilfe der Laboranten, die Sauerbruch für seine Aufgabe zu begeistern verstand, bald geschaffen. Empfindlich war allerdings der Schwund im Geldbeutel, denn Sauerbruch mußte alle Materialkosten selbst bestreiten.

Schwieriger als der Bau der Glastrommel erwies sich die Installation einer Einrichtung zum Absaugen der Luft und der Apparatur zum Messen des Luftdrucks.

Mit Ungeduld sah Sauerbruch der Fertigstellung des Unterdruckzylinders entgegen, um mit dem ersten Experiment die Richtigkeit seiner Überlegungen bestätigen zu können.

Endlich war der große Tag gekommen. Sauerbruchs Gehilfen hatten seiner Bitte entsprochen und mit niemandem über das Vorhaben gesprochen, so daß der erste Versuch ungestört in aller Ruhe in einer Werkstatt im Keller der Klinik durchgeführt werden konnte.

Nachdem alle Öffnungen luftdicht abgeschlossen waren und ein Laborant mit Hilfe eines Gummischlauchs Luft aus dem Gehäuse bis zu einem Unterdruck von ca. 10 mm Hg abgesaugt hatte, öffnete Sauerbruch den Brustkorb des Versuchstieres. Alles entsprach seinen Erwartungen. Die Lungen kollabierten nicht, der Hund atmete unverändert weiter. Doch nach etwa drei Minuten riß die Verschlußmembran ein. Die Atembewegungen beschleunigten sich, die Lungen fielen zusammen, das Versuchstier starb.

So fand das erste Experiment zwar einen negativen Ausgang, doch hatte es, und das war das Entscheidende, die Richtigkeit des Prinzips bestätigt. Doch mit der primitiven selbstgebauten Ausstattung konnte Sauerbruch nicht weiter arbeiten. Es hieß, noch mehr zu sparen, um ein neues, besseres Gerät zu beschaffen. Ein Mechaniker stellte einen Zylinder her, in dem die Öffnungen mit flexiblen Gummipaletten luftdicht abgeschlossen wurden. Sauerbruch unternahm neue Versuche der Thoraxöffnung, sie gelangen ausnahmslos.

Ein Fiasko

Nun endlich hielt er den Zeitpunkt für gekommen, Mikulicz von dem großen Erfolg zu berichten. Voller Skepsis nahm dieser die Mitteilung zur Kenntnis, war aber bereit, einem Versuch im Keller beizuwohnen. Sauerbruch sah der glücklichsten Stunde seiner bisherigen Laufbahn entgegen:

„Ich begann zu agieren. Das Tierchen wurde betäubt, die Luft aus der Trommel abgesaugt, der Druck am Manometer gemessen, dann schnitt ich ein. Das arme Tier wandte den Kopf zur Seite und – war auf der Stelle tot.“ [7, S. 60]

Lähmendes Entsetzen packte den Pechvogel. Wie war dieses Versagen nach vielen gelungenen Eingriffen jetzt, im entscheidenden Moment, vor den kritischen Augen des Chefs möglich? Ehe Sauerbruch jedoch dazu kam, etwas zu erklären, machte Mikulicz seiner maßlosen Empörung Luft, nannte Sauerbruch einen Hochstapler und verbot ihm, diesen „verbrecherischen Unsinn“ weiterzuführen. Das war für Sauerbruch im Gefühl des Rechts zu viel. Was Mikulicz in seiner Klinik wohl noch nie passiert war, der junge Volontärarzt brüllte zurück. Das war das vorläufige Ende der so hoffnungsvoll begonnenen Entwicklung Sauerbruchs. Er fiel nicht nur abgrundtief in Ungnade, sondern wurde auch aus der Klinik gewiesen.

In seinem kleinen möblierten Zimmer, in das ihm die beiden Laboranten die wenigen privaten Habseligkeiten gebracht hatten, hatte er nun reichlich Muße, über seinen weiteren Weg nachzudenken. Der anfänglichen Resignation folgte bald der felsenfeste Entschluß, den als richtig erkannten Weg, der Millionen Menschen das Leben retten könnte, mit Konsequenz weiter zu gehen. Aber wie? Er hatte weder Mittel noch Beziehungen. – Da erinnerte er sich an den Inhaber einer kleinen Privatklinik, bei dem er einige Male zum Assistieren „ausgeborgt" worden war, vielleicht konnte er helfen?

Sauerbruch hatte Glück im Unglück, mit spontaner Hilfsbereitschaft erhielt er in der Privatklinik einen Raum zum Weiterführen der Experimente zur Verfügung gestellt. Das war für ihn so wesentlich, daß er dabei seine eigene, nun noch weiter verschlechterte materielle Lage vergaß. Doch sie wurde ihm nur allzu bald wieder bewußt: Neue Versuche kosteten Geld. Sauerbruch war klar geworden, daß sein bisheriger kleiner, primitiver Apparat kein exaktes Ausführen von Operationen zuließ. Es war notwendig, an Stelle der Trommel eine größere Unterdruckkammer zu verwenden. Auf dem Papier war die Zeichnung, waren die vielfältigen Berechnungen bald ausgeführt, doch wer sollte die hohen Kosten tragen? Vater Ritter, der ihn in Breslau besuchte, war die Rettung. Er sorgte nicht nur weiterhin für einen ausreichenden Lebensunterhalt, sondern lieh ihm darüber hinaus auch das Geld für neue Versuche.

Sauerbruch ließ sich dafür eine Operationskammer bauen mit einer Länge von 1,5 m, einer Breite von 1 m und einer Höhe von 1,30 m. Die Wände bestanden aus festen, 2 cm dicken Brettern, die innen mit Blech ausgeschlagen und an den Übergangsstellen verlötet wurden. Oben war die Kammer mit einer dicken Glasplatte verschlossen. In die Kammer führte eine durch Gummieinlagen luftdicht verschließbare Tür. Dieser gegenüber befand sich in Sitzhöhe ein kreisrundes Fenster, durch das der Kopf des Versuchstieres, der von einer Gummimanschette luftdicht umschlossen wurde, herausragte. In der Kammer war Platz für einen kleinen Operationstisch, auf dem der Rumpf des Tieres festgebunden wurde, sowie für zwei Sitzplätze. Mit Hilfe einer Saugpumpe wurde ein konstanter regulierbarer Unterdruck hergestellt.

Alle neuen Eingriffe verliefen erfolgreich. Nun war der Zeitpunkt gekommen, die Ergebnisse der Arbeit auch zu publizieren, um deren eigentliches Ziel, ihren Nutzen dem Menschen zu erschließen, realisieren zu können. Da Sauerbruch als völlig unbekannter junger Arzt, der nicht einmal eine feste Anstellung besaß, kaum Aussicht haben konnte, Gehör zu finden, benötigte er einen namhaften Verfechter seiner Resultate, der dem Neuen zum Durchbruch verhalf.

Der Zufall kam zu Hilfe. Willy Anschütz (geb. 1870), der Schwiegersohn von Mikulicz, besuchte ihn und konnte sich von den bahnbrechenden Resultaten seiner Arbeit überzeugen. Ohne zu zögern teilte er seinem Schwiegervater das Gesehene mit, und dank seiner intensiven Vermittlungsversuche und dem Sauerbruch abgerungenen Versprechen, sich zu entschuldigen, erklärte sich Mikulicz bereit, nochmals Sauerbruchs Experimenten beizuwohnen. Das war der Ausweg. Konnte Mikulicz für das Verfahren gewonnen werden, stand kraft seiner Persönlichkeit, seinem wissenschaftlichen Ansehen, nicht zuletzt aber auch dank seiner Mittel und Möglichkeiten, der Durchsetzung des Verfahrens in der Praxis nichts mehr im Wege.

Das Druckdifferenzverfahren

Voll banger Hoffnung begann Sauerbruch, sich an sein Mißgeschick erinnernd, den Versuch. Mikulicz beobachtete, ohne die Miene zu verziehen, alle Bewegungen. Sauerbruch atmete auf, der Eingriff in den Thorax war erfolgt, das Tier atmete unbeeinträchtigt weiter. Mikulicz forderte zu einem zweiten Versuch auf, ließ sich mit allen Details dessen Verlauf erläutern und kam selbst in die Kammer, um alles besser verfolgen zu können. Als auch dieses erneute Experiment glückte, waren alle persönlichen Ressentiments vergessen. Mikulicz erkannte die bahnbrechende Bedeutung des soeben Erlebten und forderte Sauerbruch spontan auf, die Arbeit in seiner Klinik wieder aufzunehmen.

Zum nicht geringen Erstaunen der Mitarbeiter hielt Sauerbruch an der Seite des Chefs seinen Einzug und zählte künftig zu dessen engsten Assistenten. Tag und Nacht wurde, unterstützt von Anschütz, am Ausbau des Verfahrens gearbeitet.

Sauerbruch publizierte, angeregt von Mikulicz, in den von diesem herausgegebenen „Mitteilungen aus Grenzgebieten der Medizin und Chirurgie“ erste Ergebnisse.

Hierin heißt es:

„Meine Untersuchungen über den Pneumothorax gingen aus dem praktischen Bedürfnis hervor, ein Verfahren zu finden, das die bekannten lebensbedrohlichen Erscheinungen, die mit dem Kollabieren der Lunge fast immer eintreten ... beseitigt. Der für den Chirurgen bei seinen Operationen in Frage kommende Pneumothorax ist stets ein offener; und zwar handelt es sich um große Öffnungen, die gestatten, mit Instrumenten, ja sogar mit der Hand, im Inneren der Brusthöhle zu arbeiten. Meine Versuche beziehen sich infolgedessen ausschließlich auf den Pneumothorax mit breiter Öffnung der Brustwand." [22, S. 407–408]

Sauerbruch verwies nachdrücklich auf den Ausgangspunkt seiner Versuche, die Anregungen von Mikulicz:

„Diese ganzen Studien über den Pneumothorax und seine Beseitigung durch die künstliche Atmung machte ich im Auftrage meines Chefs, Herrn Geheimrat v. Mikulicz. Er hatte bei seinen Versuchen, die Speiseröhre auf transpleuralem Wege zu resezieren, die Schattenseiten der künstlichen Atmung zur Genüge kennen gelernt ...

Die Vorbedingung für erfolgreiche Brustoperationen sah er in einer zuverlässigeren Methode des Atmungsersatzes. Ihm verdanke ich die Anregung zu der Arbeit, und zwar speziell in dem Sinne, auf die künstliche Atmung ganz zu verzichten und auf anderem Wege zum Ziele zu gelangen." [22, S. 450]

Zum Sachverhalt führte er aus:

„Alle Schädlichkeiten des Pneumothorax gehen in der Hauptsache aus dem Lungenkollaps hervor, und zwar sind sie weniger auf den funktionellen Fortfall der Lunge zurückzuführen, als auf die Veränderung, die mit ihrer Volumenabnahme unmittelbar zusammenhängt (Hyperämie, Vagusreflex) ...

Wenn es also gelang – das ist die direkte Folge meiner Versuche – beim Öffnen der Brusthöhle den Kollaps der Lunge zu vermeiden, so war anzunehmen, daß die Pneumothoraxgefahr wesentlich verringert wurde. Damit war die Fragestellung meiner Aufgabe genauer geworden: Wie verhindere ich beim Öffnen der Brusthöhle den Kollaps der Lunge?" [22, S. 450]

In der weiteren Darstellung beschränkte sich Sauerbruch auf einige physikalische und physiologische Grundlagen seines Verfahrens und beendete seinen Aufsatz mit der Aufforderung:

„Ich schließe mit dem Wunsche, daß meine Untersuchungen von möglichst vielen anderen nachgeprüft bzw. erweitert werden. Es war im Anfang meine Absicht, alle sich ergebenden Fragen experimentell zu untersuchen und möglichst vollständig dieses neue Gebiet zu behandeln. Darauf habe ich verzichten müssen, einmal weil ich damit die vorhergehende Abhandlung noch weiter hätte herausschieben müssen, hauptsächlich aber deshalb, weil einer allein wohl kaum dieser Arbeit gewachsen ist, andererseits man auch wünschen muß, daß möglichst von verschiedenen Seiten die Untersuchungen vorgenommen werden." [22, S. 488]

Über einige praktische Fragen referierte er in dem „Zentralblatt für Chirurgie". Dabei informierte er über einige operative Möglichkeiten, die dank seiner Unterdruckkammer durchgeführt wurden: „Bei einem chloroformierten Hunde habe ich beiderseits eine große Lappenresektion beider Thoraxhälften ausgeführt, eine Ösophagotomie gemacht, das Perikardium und Mediastinum eröffnet ... Man kann bei einem Tiere beiderseits die Lunge bis zu $^2/_3$ expektorieren; sie fallen nicht zusammen, sondern behalten ihren normalen Umfang, und die Atmung bleibt ausreichend." [20, S. 149]

Sein Artikel schließt mit einer optimistischen Perspektive: „Die bisher in meiner Kammer an Tieren ausgeführten Operationen lassen, wie ich glaube, die Möglichkeit der Ausführung dieser Operationen auch beim Menschen ... bei intrathorakalen Eingriffen erhoffen."

Mit Sauerbruchs Veröffentlichungen sollte auf Anraten von Mikulicz ihr gemeinsames Auftreten auf dem bevorstehenden Chirurgenkongreß vorbereitet werden. Hier wollten sie Gelegenheit nehmen, der Fachwelt die neuen Erkenntnisse vorzuführen. Für den jungen Sauerbruch war es eine hohe Ehre, seinen berühmten Chef zu begleiten. Doch kurz vor der Teilnahme an dem Kongreß, die von beiden gewissenhaft vorbereitet wurde, gab es noch einen Zwischenfall.

Petersen hatte mit großem Interesse von Sauerbruchs Arbeiten gehört und ließ sich in Breslau die Experimente vorführen. Gemeinsam mit Ludolph Brauer (geb. 1865), dem er über das Gesehene berichtete, arbeitete er an der Weiterentwicklung und Modifizierung des Sauerbruchschen Verfahrens, insbesondere hinsichtlich dessen Anwendungsmöglichkeit in der operativen

Praxis. In der „Zeitschrift für physikalische Chemie“ informierten beide noch vor dem Chirurgenkongreß über erste Ergebnisse ihrer Arbeit: „Über eine wesentliche Vereinfachung der künstlichen Atmung durch Sauerbruch“. Sauerbruch nahm unverzüglich dazu Stellung: „Im Zentralblatt für Chirurgie 1904 Nr. 6, habe ich in einer kurzen vorläufigen Mitteilung über ein neues Verfahren berichtet, intra-thorakale Operationen ohne künstliche Atmung vorzunehmen. Es kam mir bei dieser kurzen vorläufigen Mitteilung nur darauf an, das Prinzip der Methode festzulegen.“

Die von Brauer/Petersen vorgenommene Veränderung beruhe auf dem gleichen Prinzip der Druckdifferenz wie das von ihm bereits beschriebene Verfahren; es sei gewissermaßen deren Umkehrung. Auch in Breslau habe man dieses Verfahren erprobt. „Wir können mit Über- und Unterdruck operieren“, stellte Sauerbruch fest. „Es liegt uns heut nur daran, zu konstatieren, daß das Verfahren von uns längst geübt und an unserer Klinik bekannt war, noch lange bevor die obige Publikation erschien.“

Für das Prinzip machte Sauerbruch den uneingeschränkten Prioritätsanspruch geltend, räumte aber seinen vermeintlichen Kontrahenten in Detailfragen eine begrenzte Originalität ein. So hätten diese den Überdruck nicht wie er mit einer Pumpe, sondern mit einer Sauerstoffbombe erzeugt. Inwieweit diese Modifikation von Nutzen sei, war er noch nicht in der Lage festzustellen. Brauers „Entgegnung“ ließ nicht auf sich warten. Er unterstrich darin das Neue seines Verfahrens, das in der Form der Druckanwendung bei Umgehung der pneumatischen Kammer läge. Es sei die „einzige Möglichkeit den Sauerbruchschen Gedanken praktisch zu verwenden“.

Um Prioritätsansprüche ginge es ihm keinesfalls:

„Ich stehe daher auch nicht an, ihm (Sauerbruch – W. G.) die Priorität in diesen Dingen zuzuerkennen ... Ich muß aber darauf bestehen, daß ich vollkommen unabhängig auf den Gedanken des Überdruckverfahrens gekommen bin, und daß ich nach Lage der Dinge durchaus berechtigt war, dasselbe zu publizieren. Dadurch, daß ich dasselbe dann in zielbewußter Weise zu einer Umgehung der pneumatischen Kammer verwandte, schuf ich Grundlagen, welche der praktischen Anwendung der Sauerbruchschen Idee sehr wesentlich förderlich sein werden und der

Modifikation des Überdruckverfahrens besondere Ziele setzen."

Die „Entgegnung" von Petersen umfaßte ganze 7 Zeilen, in denen er auf seine beabsichtigten Ausführungen auf dem bevorstehenden Chirurgenkongreß verweist, die er unter dem Thema „Über Operationen in der Brusthöhle" halten werde. Dem wolle er nicht vorgreifen.

Es war also damit zu rechnen, daß es während des Chirurgenkongresses zu einer Kontroverse kam. Mikulicz und Sauerbruch betrieben ihre gemeinsamen Vorbereitungen umso intensiver.

Mit einiger Unruhe sah der achtundzwanzigjährige Sauerbruch seinem „großen Tag" entgegen. Begleitet von zwei Laboranten, welche die Unterdruckkammer in ihre Obhut nahmen, wurde die Reise nach Berlin angetreten. Lange vor dem Vortrag überprüfte Sauerbruch nochmals eingehend die Funktionstüchtigkeit der Kammer. Der Seitenblick auf das schwarze Brett, auf dem er lesen konnte: Dr. Sauerbruch, Breslau, „Über die physiologischen und physikalischen Grundlagen bei intrathorakalen Eingriffen in meiner pneumatischen Operationskammer", bereitete ihm einiges Unbehagen.

Bereits am ersten Sitzungstag, am 6. April 1904, schlug für ihn die große Stunde. Angesichts der zahlreichen internationalen Kapazitäten, die gekommen waren, um zu erleben, wie man Eingriffe in der Brusthöhle von Versuchstieren vornehme, ohne sie zu töten, übermannte ihn fast die Aufregung:

„Ich habe völlig die Erinnerung daran verloren, wie ich eigentlich in den Saal kam. Präzise aber weiß ich, wie es war, als ich auf dem Podium stand. Für den Raum hatte ich kein Gefühl, ich sah nur Gesichter, junge und alte. Mehr alte als junge. Ich sah Augen. Scharfe Augen hinter Brillengläsern und unbewehrte. Ich fühlte Erwartungen und Skepsis, erblickte in der ersten Reihe den Geheimrat (Mikulicz – W. G.), wandte mich halb um, sah die Unterdruckkammer und die Laboranten. Meine Bewegungen und meine Blicke deutete von Mikulicz wohl falsch. Er nahm sie als Verlegenheitspause, lächelte leicht, hob die linke Hand, so, als ob er sagen wollte: ‚Mut junger Mann!', da begann ich zu reden." [7, S. 67]

Nach einer kurzen erläuternden Einführung beschrieb Sauerbruch die Konstruktion der 2 m^3 großen Operationskammer und führte anschließend gemeinsam mit seinem Chef die Experimente vor:

„Wir demonstrierten. Geheimrat von Mikulicz ließ es sich nicht nehmen, selbst das Hündchen zu operieren, das wir bereitgehalten hatten. Ich saß in der Kammer und regulierte den Luftdruck. Um uns herum an den Glaswänden sah ich die Gesichter aus dem Auditorium, die mich schon vorher beeindruckt hatten. Die medizinische Welt sah zu, im wahren Sinne des Wortes. Mir war sehr wohl bei dem Gedanken, daß von Mikulicz mit dem ganzen Gewicht seines Namens und seiner Persönlichkeit für meine Sache eintrat. Wie hätte ich sonst vor solch einem Gremium bestehen sollen ..." [7, S. 70]

Nach gelungenem Experiment trat Mikulicz wieder zur Seite, und Ferdinand Sauerbruch stellte sich der Fülle der Anfragen. Furcht und Unsicherheit waren gewichen. Mit eindrucksvoller Souveränität bestand er die „Prüfung" und schloß sein erfolgreiches Debüt mit großer Bescheidenheit:

„Wir sind uns wohl bewußt, daß es da noch allerlei Hindernisse zu überwinden gibt, und daß man speciell für die Lungenchirurgie nicht allzuviel erhoffen darf. Dagegen sind die Verletzungen des Herzens, die Tumoren des Mediastinums und die Erkrankungen der Speiseröhre und der Wirbelsäule vielleicht für die Zukunft chirurgisch leichter zu behandeln als früher." [23, S. 987]

Die erwartete Auseinandersetzung blieb aus. Der Sauerbruch-Mikuliczsche Erfolg war zu eindrucksvoll.

Vom Experiment zur Tat

Nach Hause zurückgekehrt, wurde die Arbeit intensiv weitergeführt, um ihre Ergebnisse so bald wie möglich in die operative Praxis übernehmen zu können. Dafür ließ Mikulicz eine wesentliche größere Operationskammer bauen: 14 m^3 groß, mit Beleuchtung und telephonischer Verbindung nach außen. Besondere Sorgfalt galt dem Ventil, der Pumpapparatur und der luftdichten Gummimanschette am Hals des Patienten.

Die internationale Fachwelt war aufmerksam geworden und verfolgte mit größtem Interesse die weitere Entwicklung. Viele Anfragen zu praktischen Details, insbesondere hinsichtlich der Operationskammer, erreichten die Breslauer Klinik. Sauerbruch konnte die vielen Fragen nicht unbeantwortet lassen und gab in weiteren Publikationen bereitwillig Auskunft. Hatten sich seine bisherigen Veröffentlichungen hauptsächlich auf die physiologischen Grundlagen des Druckdifferenzverfahrens bezogen und dessen praktische Anwendung noch weitgehend außer Betracht gelassen, so konnte er jetzt einen Schritt weiter gehen, auch wenn noch keine praktischen Erfahrungen am Menschen vorlagen. Er führt dazu aus:

„Dabei bedaure ich allerdings, daß die Methoden am Menschen noch nicht praktisch erprobt sind, und die Arbeit daher insofern lückenhaft bleibt. Andererseits kann man aber annehmen, daß diese Methoden die Grundlage für die Weiterentwicklung der Brustchirurgie am Menschen bilden." [25, S. 406]

Der Zielstellung seines Chefs folgend, hatte man sich hinsichtlich der Anwendung des Verfahrens vornehmlich auf die Chirurgie der Speiseröhre orientiert. Sauerbruch charakterisierte die bestehende Situation:

„Die Chirurgie des Oesophagus hat sich bisher, abgesehen von Fremdkörperextraktionen und Strikturendehnung, auf den Halsteil beschränkt ... Anders ist es mit dem Brustteil. Schon allein die versteckte Lage im Innern des starren Brustkorbes erschwert von vornherein jeden Eingriff ... Schließlich bedeutete die Eröffnung des Brustkorbes auch eine große Gefahr durch den entstehenden Pneumothorax und durch die Empfindlichkeit der Pleura gegen Infektion." [25, S. 406–407]

Die häufigsten Erkrankungen der Speiseröhre, vor allem der Krebs, aber liegen im Bereich des Brustteils, so daß man hier machtlos blieb:

„Während wir sonst fast überall das Carcinom in Angriff nehmen, sind wir bisher dem Krebs der Speiseröhre gegenüber machtlos gewesen, und resigniert greifen wir zur Sondenbehandlung, um schließlich durch die Gastrostomie den beklagenswerten Kranken wenigstens vor dem Hungertode zu retten und sein Leben um eine kurze Spanne zu verlängern."

Sauerbruch war wie sein großer Lehrer von dem Streben erfüllt, diese schreckliche Lage zu beherrschen, endlich die chirurgische Ohnmacht zu überwinden. In der Diagnostik war man bereits weit fortgeschritten, und auch die operative Technik, der sich sein Beitrag in erster Linie widmete, war in ihren Grundsätzen ausgearbeitet. Zur Frage, ob Über- oder Unterdruckverfahren, sagte Sauerbruch: „Nach wie vor halte ich aber das Unterdruckverfahren für das Ideal ...“ [25, S. 438]

Auch auf dem 34. Kongreß der Deutschen Gesellschaft für Chirurgie referierte Sauerbruch am 28. April 1905 über „Experimentelle Beiträge zur Oesophaguschirurgie“, wobei er sich vornehmlich, illustriert durch eine Vielzahl farbiger Bilder, auf „diejenigen Operationen, die voraussichtlich practisches Interesse haben werden“, konzentrierte.

Angesichts des erreichten Entwicklungsstandes entschloß man sich, die erste Operation am Menschen auszuführen. Dazu sah Mikulicz eine Patientin mit einem tief unten in der Speiseröhre sitzenden Krebs vor. Nur eine radikale Entfernung der Geschwulst vermochte die Todgeweihte noch zu retten.

Die Operationsvorbereitungen verliefen einwandfrei. Die narkotisierte Patientin wurde in die Operationskammer gebracht, Mikulicz begann mit dem Eingriff, der Unterdruck funktionierte normal. Da geschah das Entsetzliche: Der Unterdruck entwich, die Operationskammer füllte sich mit atmosphärischem Druck, die Lunge kollabierte, die Patientin verstarb. –

„Der Schlag war so schwer für uns, daß niemand sich entschließen konnte, die Kammer zu verlassen. Schließlich ging der Geheimrat als erster ... Ich ging auf mein Zimmer, sah niemanden auf Gang und Treppe an. Aufs Bett warf ich mich und hing trübseligen Gedanken und Selbstvorwürfen nach.“ [7, S. 75]

Doch durfte man angesichts dieses Mißerfolges aufstecken, so kurz vor dem Triumph über den Tod resignieren?

Es galt zunächst festzustellen, warum die Kammer versagt hatte. Stundenlang dauerte die Prüfung, an der sich der Konstrukteur der Kammer beteiligte. Man probierte immer und immer wieder die Anlage aus. Der Unterdruck blieb konstant. Der Fehler war nicht auffindbar. Um einem erneuten Mißerfolg vorzubeugen, wurden nochmals alle Teile, welche die Fehlerquelle sein konnten, umkonstruiert.

Es läßt sich nicht wiedergeben, wie groß die Erregung aller Beteiligten war, als schließlich Anfang Juli die nächste Operation in der Unterdruckkammer vorgenommen werden sollte. Größer noch als die Aufregung über die Funktionstüchtigkeit der Kammer war bei den Eingeweihten die Tatsache, daß mit dem vorgesehenen Eingriff völliges chirurgisches Neuland betreten werden sollte. Ein unter dem Brustbein einer Patientin wuchernder Tumor sollte entfernt werden. Um das zu ermöglichen, galt es, den Brustkorb weit zu öffnen. Die Operation wurde durch Mikulicz ausgeführt. Nach breitem Lappenschnitt und Rippenresektion schälte er den Tumor heraus. Atmung und Herztätigkeit der Patientin blieben unbeeinträchtigt. Auch nach der Operation stellten sich keinerlei Komplikationen ein, und bereits zehn Tage nach dem Eingriff konnte sie die Klinik als geheilt entlassen.

Ein neues Gebiet, das des Brustkorbes, war für die Chirurgie erschlossen worden. Es galt, die Operationsmethoden weiterzuentwickeln und zu vervollkommnen. Das konnte vor allem durch Erfahrungen bei weiteren Operationen erzielt werden. Gewissenhaft wählten Mikulicz und Sauerbruch weitere Fälle aus, und in wenigen Wochen wurden sechzehn Eingriffe, vor allem an Speiseröhre und Lunge vorgenommen.

Während dieser Operationen, die fast alle Mikulicz, assistiert von Sauerbruch und Anschütz, selbst ausführte, zeigte sich mehr und mehr, daß Mikulicz von einer schweren Krankheit gezeichnet war. Im November 1904 hatte er eine etwa kinderfaustgroße Geschwulst im Oberbauch festgestellt, über deren Diagnose keine Zweifel bestanden. – Die dringend notwendige Operation wurde von seinem Freund, dem hervorragenden Operateur Anton von Eiselsberg (1860–1939), am 7. Januar 1905 vorgenommen. Das Karzinom erwies sich als inoperabel, so daß ohne die geringste Aussicht auf Erfolg die Bauchhöhle wieder verschlossen wurde. Kausch berichtet: „Nach außen hin wurde auf M.s ausdrücklichen Wunsch hin gesagt, es habe sich um eine irreponible Nabelhernie gehandelt. Ihm selbst gegenüber versuchten wir die ungünstige Prognose dadurch zu verschleiern, daß wir den Befund als eine chronische Pankreatitis darstellten. Ob er uns wohl je geglaubt hat?“

Mikulicz erholte sich zunächst schnell von der Operation. Schon nach zwei Wochen konnte er entlassen werden. Er übernahm Mitte Februar wieder die Leitung der Klinik und setzte auch seine Vorlesungen fort. Die letzte Operation führte er am 23. März aus. Bald folgte eine rapide Verschlechterung des Zustands. Noch auf dem Krankenlager arbeitete er intensiv, korrigierte Arbeiten für seine Zeitschrift und fertigte selbst noch eine Anzahl von wissenschaftlichen Aufzeichnungen an. Am 14. Juni 1905 verstarb der bedeutende Chirurg.

In einem wenige Tage vor seinem Tode an Eiselsberg gerichteten Brief heißt es: „Ich scheide ohne Groll und mit Befriedigung aus dem Leben. Ich habe gearbeitet, was ich konnte, und dabei viel Anerkennung gefunden und war glücklich.“

Mikulicz' Tod war auch für Sauerbruch, der sich am 8. Juni 1905 auf der Grundlage der experimentellen Bearbeitung der Operationsmethoden der Brustraumchirurgie mit dem Thema „Experimentelles zur Chirurgie des Brustteils der Speiseröhre“ zum Privatdozenten für Chirurgie habilitiert hatte, ein schwerer Verlust.

In den vergangenen Monaten hatte beide über die intensive Arbeit hinaus auch ein enges freundschaftliches Verhältnis verbunden.

Mikulicz' Tod ließ für die Breslauer Klinik große Veränderungen vermuten. Zu seinem Nachfolger wurde Carl Garrè (1857–1928) vorgesehen, dessen Hauptarbeitsgebiet nicht die Brustraumchirurgie war, und der wie üblich auch seine engsten Mitarbeiter mitbringen würde. Eine Reihe von Ärzten richtete sich deshalb auf einen Wechsel ihrer Arbeitsstelle ein, und auch Sauerbruch entschloß sich schweren Herzens, die Klinik zu verlassen.

Bei seinem Ausscheiden zog er über die bisherigen Erfahrungen der Arbeit mit dem Druckdifferenzverfahren ein erstes Resumé. Eineinhalb Jahre waren seit seiner ersten Mitteilung über die Grundlagen dieser Methode vergangen. Eine endgültige Aussage über deren Verwendbarkeit beim Menschen schien noch immer verfrüht:

„Unsere Erfahrungen darüber, wie sich das Operieren in der pneumatischen Kammer am Menschen bewährt, sind noch sehr gering. Die Schwierigkeiten, die sich bei der Bearbeitung eines neuen Gebietes immer dem Praktiker entgegenstellen, sind genugsam bekannt. Dazu kam in diesem besonderen Falle noch ein mißgünstiges Moment dadurch, daß die schwere Erkrankung meines hochverehrten Chefs, weiland Herrn Geheimrat v. Mikulicz, der ein Hauptfaktor des Ganzen war, den weiteren Ausbau der Methodik ins Stocken brachte.“ [26, S. 2]

Noch immer ist in Sauerbruchs Darstellung ein polemischer Grundton gegen die von Brauer empfohlene Verwendung des Überdrucks nicht zu übersehen. Dieser sei zwar handlicher, doch könne er „infolge seiner physiologischen Minderwertigkeit für größere Operationen am Menschen zunächst nicht in Frage" kommen. Neben den physiologischen hatte er auch noch praktische Bedenken, die von Tiegel, einem Assistenten der Breslauer Klinik, geteilt wurden. Seine Beschreibung von bisher 16 Operationen zusammenfassend, stellte Sauerbruch voller Bescheidenheit, doch mit Optimismus hinsichtlich der weiteren Durchsetzung des Verfahrens fest: „Das sind in großen Zügen die Resultate unserer Kammeroperationen seit März 1904. Eine kleine Zahl von Operationen, aus der wir nur vorsichtig Schlüsse ziehen dürfen! Immerhin aber lassen die Resultate so viel erkennen, daß ein Teil der Hoffnungen, die wir nach dem günstigen Ausfall der Tierexperimente hegen durften, sich im Laufe der Zeit sicherlich erfüllen werden."[26, S. 4] Doch würde auch er künftig, nach Verlassen seiner Wirkungsstätte, dem Geburtsort des neuen bahnbrechenden Verfahrens, an seiner Weiterentwicklung mitwirken können?

Ferdinand Sauerbruch hatte in Erfahrung gebracht, daß in Greifswald bei Paul Leopold Friedrich (1864–1916), einem seiner ehemaligen Leipziger Lehrer, eine Stelle als zweiter Oberarzt frei war. Seiner Bewerbung wurde sofort entsprochen, und so verließ Sauerbruch, noch ehe der neue Chef eintraf, Breslau. Von Walter Kausch, dem amtierenden Leiter der Klinik, wurde ihm am 25. Juli 1905 eine hervorragende Beurteilung gegeben:

„Herr Dr. F. Sauerbruch ist seit dem 1. Oktober 1903 an der Königl. Chirurg. Klinik zu Breslau (Director weiland Geheimrat von Mikulicz) angestellt, nachdem er zuvor zwei Jahre Assistent an der chirurg. Abteilung des Diakonissen-Hauses zu Cassel, dann am städtischen Krankenhaus in Erfurt, alsdann 3/4 Jahre Volontärassistent an der pathologisch-anatomischen Abteilung des Krankenhauses Moabit zu Berlin gewesen war. Dr. Sauerbruch trat auf der Klinik als Volontärarzt ein, wurde Ende Januar 1904 klinischer Assistenzarzt. Pfingsten 1905 habilitierte er sich in der medic. Fakultät als Privatdozent für Chirurgie. Herr Dr. Sauerbruch ist somit insgesamt vier Jahre Chirurg. Er hat in dieser Zeit Gelegenheit gehabt, sich in allen Gebieten der modernen Chirurgie auszubilden, speziell in der Diagnostik und Therapie. Insbesondere konnte er die chirurgischen Kenntnisse, die er sich während seiner Tätigkeit in den Krankenhäusern in Cassel und Erfurt erwarb, durch seine Beschäftigung an einer auf voller Höhe stehenden Universitätsklinik vertiefen und vervollständigen. Herr Dr. S. hat in der Chirurgischen Klinik eine große Anzahl von Operationen, anfangs unter Leitung der Assistenzärzte, dann als Assistent, selbständig ausgeführt, und zwar Operationen, welche sämtliche Gebiete der Chirurgie umfassen, die compliciertesten Magen- und Darmoperationen eingeschlossen. Hierbei hat Herr Dr. S. eine ungewöhnliche technische Geschicklichkeit an den Tag gelegt; doch nicht allein diese, sondern auch alle die anderen Eigenschaften, welche der Chirurg nötig hat: Geistesgegenwart in allen sich darbietenden Situationen, sorgsamste Abwägung, wieweit bei einer Operation zu gehen ist, und was dem Patienten zugemutet werden kann.

Über Dr. S.s wissenschaftliche Leistungen zu sprechen, erübrigt sich, nachdem derselbe durch die Aufsehen erregende und Epoche machende Erfindung der pneumatischen Kammer sich selbst in der ganzen medic. Welt einen Namen geschaffen hat. Es ist dies ein Verfahren, welches erlaubt, bei eröffneten Brustfellhöhlen Operationen auszuführen, ohne daß das Individuum an der Atmungsstörung zu Grunde geht; eine Erfindung, die beweist, daß der Urheber in gleich hohem Maße über medic. Scharfsinn, über physiologische Kenntnisse und über chirurgisches Geschick verfügt, und nicht minder über eine außerordentliche Energie, die zur Bekämpfung aller sich entgegenstellenden Schwierigkeiten erforderlich war.

Ich füge hinzu, daß Herr Dr. S. für seine Patienten stets ein warmes Herz zeigte, daß er sich seinen Kollegen gegenüber durch ein angenehmes Wesen auszeichnete, daß er es dem Personal gegenüber nicht an der nötigen Energie fehlen ließ.

Herr Dr. S. ist als Chirurg weit reifer als seiner Ausbildung von vier Jahren entspricht, als äußeres Zeichen hierfür möchte ich nur anführen, daß Herr Geheimrat von Mikulicz ihm bereits nach einjähriger Tätigkeit an der Klinik eine Assistentenstelle verlieh, während dies sonst erst in der Regel nach zwei bis drei Jahren geschieht. Ferner ließ ihn die medic. Fakultät der Universität Breslau bereits nach einem weiteren halben Jahre zur Privatdocentur zu. Während dies sonst erst nach vieljähriger Assistenztätigkeit üblich ist.

Herr Dr. S. hat eben, infolge seiner unzweifelhaft hervorragenden Beanlagung zur Chirurgie in außerordentlich kurzer Zeit praktisch und theoretisch mehr erreicht, als andere tüchtige Chirurgen in weit längerer. Herr Dr. S. ist bereits in hohem

Maße geeignet, einem großen chirurgischen Betriebe vorzustehen.“ [7, S. 99–100]

Sauerbruch war keinesfalls begeistert, als er im Herbst 1905 nach Greifswald ging. Er mußte die Großstadt und eine große chirurgische Klinik verlassen, was würde ihm die Zukunft bringen? Der verregnete Einzug in die nächtliche Kleinstadt bestätigte zunächst nur seine trübe Stimmung. Am folgenden Tag begab er sich in die am Stadtrand gelegene Klinik. Auch hier herrschte eine gewisse Gemächlichkeit, die so ganz im Gegensatz zu seinen Breslauer Erfahrungen stand. Doch das Schlimmste für ihn war, daß er befürchtete, hier „weit ab vom Brennpunkt der wissenschaftlichen Ereignisse“ nicht an der Vervollkommnung seines Verfahrens weiterarbeiten zu können, war dieses Ziel doch bereits zu seiner Lebensaufgabe geworden, an deren Weiterarbeit ihn äußere Umstände zwar behindern konnten, nie aber resignieren ließen.

„Ich ließ mir also die Kammer, in der die ersten Tierversuche angestellt worden waren, verpacken und nach Greifswald schicken“, berichtet Sauerbruch in seinen Erinnerungen. Langsam vermochte ihn auch die Schönheit der Landschaft zu fesseln.

In Greifswald vermißte Sauerbruch unter anderem das pulsierende Leben der Großstadt. Häufig nutzte er die Möglichkeit, die arbeitsfreien Wochenenden in Berlin zu verbringen. Das änderte sich jedoch bald. Bei seinen Besuchen bei dem Pharmakologen Hugo Scholz hatte Sauerbruch dessen zwanzigjährige Tochter Ada kennengelernt, und nach wenigen Monaten fand die Verlobung statt.

Ohne wissenschaftliche Bereicherung sollte auch die Greifswalder Zeit nicht bleiben. Friedrich hatte Sauerbruch auf ein neues Forschungsgebiet, die Parabiose gelenkt. Wenn er auch leider nicht an der Weiterentwicklung der Brustkorbchirurgie, seinem Hauptanliegen, in dem gewünschten Umfang arbeiten konnte, galt der Erforschung weiterer Anwendungsmöglichkeiten des Druckdifferenzverfahrens auch weiterhin seine größte Aufmerksamkeit.

Bereits in seinem Vortrag auf dem Chirurgenkongreß 1904 hatte er darauf hingewiesen, daß es vielleicht gelingen werde, das Prinzip der Druckdifferenz bei intrathorakalen Operationen auch auf anderen Gebieten der Chirurgie anzuwenden. In weiteren

Versuchen hatte er den Gedanken verfolgt, durch Wirkung komprimierter Luft auf einen begrenzten Bezirk des Körpers eine Gefäßkompression zu erzielen, um bei chirurgischen Eingriffen die Blutungen zu verringern. Über Sauerbruchs erste Überdruckversuche am Schädel hatte bereits Felix Lejars (geb. 1863), der 1904 die Breslauer Klinik aufsuchte, in einem Reisebericht informiert.

Als erstes Ergebnis dieser Experimente hielt Sauerbruch auf dem 35. Kongreß der Gesellschaft für Chirurgie Anfang April 1906 den Vortrag „Blutleere Operationen am Schädel unter Überdruck und Beiträge zur Hirndrucklehre". Darin führte er aus: „Die Versuche in der pneumatischen Kammer über intrathoracale Operationen führten mich zu der Annahme, daß es möglich sein müsse, durch Wirkung von verdichteter Luft auf begrenzte Theile unseres Körpers die Gefäße so zu comprimieren, daß man blutleer, oder wenigstens mit nur geringer Blutung operieren könne." [27, S. 53]

Tierversuche hatten seine Auffassung im Prinzip bestätigt; ob es allerdings möglich sein werde, die Methode auch auf den Menschen anzuwenden, erschien noch fraglich:

„So zweifelhaft die practische Verwendbarkeit dieses Operationsverfahrens vorläufig noch ist, in anderer Beziehung erscheinen mir die Versuche mittheilenswerth, da sie nämlich eine Perspective eröffnen, in anderer Weise, als es bisher möglich war, den Hirndruck zu studieren." [27, S. 56]

Zwei Wochen später hatte Sauerbruch während des 15. Internationalen medizinischen Kongresses in Lissabon die Ehre, als Sprecher der chirurgischen Sektion zu wirken. Auch hier hatte er einige Operationen in seiner pneumatischen Kammer demonstriert und dabei die Kompression der Gefäße bei Schädeloperationen unter Überdruck vorgeführt. Die Berichterstatter schrieben seinen Versuchen jedoch nur theoretisches Interesse zu.

Sauerbruch begann sich in seiner Arbeit, wie seine Vorträge und Experimente zeigen, zunehmend von der zu einseitigen Propagierung des Unterdrucks zu lösen. Offensichtlich verfehlten die Arbeiten Brauers, deren Erfolge nicht zu übersehen waren, nicht ihre Wirkung, und ohne Zweifel hat der wissenschaftliche Meinungsstreit der „Kontrahenten" zur Entwicklung der Erkenntnisse beigetragen. Unter kritischer Stellungnahme zu der noch vor kurzem von Sauerbruch vertretenen Auffassung einer „physiologischen Minderwertigkeit" des Überdruckverfahrens entgegnete Brauer:

„Das Überdruckverfahren, dessen praktische Überlegenheit wohl kaum noch ernsthaft in Zweifel gezogen werden kann, begegnet aber in theoretischer Hinsicht bei einigen deutschen Autoren einer abweisenden Beurteilung ... Die Denkfehler, die zu der irrigen Überschätzung des Unterdruckverfahrens führten, sind somit klar. Sie bestehen darin, daß verkannt wurde, daß für die physikalischen und physiologischen Verhältnisse überall nur die Druckdifferenzen, nicht aber der absolute Druckwert maßgebend ist ..."

Als praktisches Ergebnis seines Verfahrens empfahl Brauer den „Therapeutischen Pneumothorax", dessen Anwendung es ermögliche, Tuberkulosekranken auch im fortgeschrittenen Stadium zu helfen.

Es fehlte in der Vergangenheit nicht an Versuchen, der Gefahr des offenen Pneumothorax zu begegnen. Bereits Andreas Vesalius (1514–1564) hatte 1555 im Experiment über eine Tracheotomie (Luftröhrenschnitt) mit Hilfe eines Schilfrohres eine künstliche Belüftung der Lunge versucht. John Hunter (1728–1793) konstruierte 1776 einen Blasebalg, um durch rhythmischen Wechsel zwischen Über- und Unterdruck die Atmung am Tier zu unterstützen. Im 19. Jahrhundert führte man dünne Katheder oder Rohre in die Luftröhre ein und blies Sauerstoff oder Luft unter Überdruck in den Bronchialbaum ein. Diese durften nicht zu dick sein, um ein Rückströmen der Ausatmungsluft zu ermöglichen. Diesen Kathedern haftete ebenso wie einer Mund und Nase fest umschließenden Maske zur Überdruckbeatmung die Gefahr der Aspiration von Schleim oder Erbrochenem an mit der Konsequenz des Erstickungstodes. Der Franzose Théodore Tuffier erfand gemeinsam mit Louis Hallion (geb. 1862) eine wesentliche Verbesserung in Form einer Intubationskanüle, die durch den Mund in die Trachea eingeführt wurde und diese luftdicht abschloß. 1896 beschrieb Kuhn einen mit Gummi umschlossenen Metallspiralschlauch, der 1905 zum Vorläufer der heute üblichen Trachealtuben verbessert wurde, die eine feste Abblockung des Tubus gegen die Luftröhrenschleimhaut ermöglichen und so die genannten Gefahren ausschließen. Es war noch ein weiter Weg bis zur modernen intratrachealen Intubationsnarkose mit Lähmung des Patienten und künstlicher Beatmung, obwohl die Blockade der Muskulatur mit Curare im Tierversuch bereits 1912 durch Läwen (1876–1956) ausgeführt wurde. Die Intubationsnarkose setzte sich erst nach dem 2. Weltkrieg mit der Entwicklung eines neuen Fachgebietes, der Anästhesie, dann allerdings in wenigen Jahren, durch.

Das Druckdifferenzverfahren Sauerbruchs erlaubte entweder durch Überdruck im Bronchialraum oder durch Unterdruck im Operationsfeld, die Gefahren des offenen Pneumothorax zu vermeiden. Sauerbruch bevorzugte zunächst die Unterdruckvariante in Form seiner pneumatischen Kammer. Die weitere Wissenschaftsentwicklung hat diese Methode verlassen. Die Leistung Sauerbruchs wird von zwei Zeitgenossen, den berühmten Chirurgen Carl Garrè und Heinrich Quincke gewürdigt: „Trotz dieser wichtigen instrumentellen Behelfe hat die praktische Lungenchirurgie keinen nennenswerten Nutzen daraus gezogen (gemeint sind die Versuche, durch intratracheale Intubation eine Beatmung der Lunge zu erzielen – W. G.). Erst Sauerbruch ist es gelungen, dem Druckdifferenzverfahren in brauchbarer und physiologisch einwandfreier Form Geltung zu verschaffen durch die Konstruktion einer pneumatischen Kammer."

Zur Durchführung der 2. Variante des Druckdifferenzverfahrens, der Anwendung von Überdruck, standen verschiedene Apparate zur Verfügung. In den Kastenapparaten (zum Beispiel nach Engelken oder Brauer) wurde der Kopf des Patienten luftdicht eingeschlossen. Bei den Maskenapparaten umschließt eine Maske Nase und Mund luftdicht (zum Beispiel nach Shoemaker, Roth-Dräger, Tiegel-Henle) und mittels Pumpen, Wasser- oder Gasdruck wird, geregelt durch Ventile, der Überdruck erzeugt. In späteren Jahren hat Sauerbruch zum Beispiel den Tiegelschen Apparat selbst oft angewandt.

Nachdem er in Greifswald einigermaßen Fuß gefaßt hatte, beteiligte sich Sauerbruch aktiv am wissenschaftlichen Leben des örtlichen Medizinischen Vereins. Auch hier waren es vornehmlich Themen der Thoraxchirurgie, die von ihm behandelt wurden. Er war bestrebt, die Methode des Druckdifferenzverfahrens auch auf andere Gebiete der Chirurgie anzuwenden. Dazu zählte bereits die Herzchirurgie. Dieses chirurgische Neuland hatte erstmals Ludwig Rehn (1849–1930) 1896 mit der ersten erfolgreichen Herznaht betreten. Auf dem 36. Kongreß der Deutschen Gesellschaft für Chirurgie hatte er am 3. April 1907 einen klinischen Vortrag „Die Chirurgie des Herzens resp. des Herzbeutels“ gehalten. Daran anschließend setzte Sauerbruch die Problematik mit den Ausführungen „Die Verwendbarkeit des Unterdruckverfahrens in der Herzchirurgie“ fort. Er wollte dabei „lediglich über experimentelle Studien berichten, die aus praktischer Fragestellung hervorgegangen sind und deshalb mehr als theoretisches Interesse haben“.

Es beschäftigten ihn vornehmlich die Fragen, „welchen Einfluß hat der Pneumothorax auf die Herzverletzungen und welche Rolle spielt er bei der operativen Freilegung des Herzens“ und „welche Vortheile gewährt uns die Verwendung der pneumatischen Kammer bei Herzoperationen“? Es ist verständlich, daß in dem derzeitigen Entwicklungsstadium, in dem sich die Herzchirurgie befand, zu diesen Problemen noch sehr unterschiedliche Auffassungen bestanden. Zweifellos aber zählte Ferdinand Sauerbruch zu den Wegbereitern des Neuen.

Auch in Greifswald beschäftigen Sauerbruch weite Problemkreise der Chirurgie. Nach wie vor galt sein Hauptinteresse der Brustraumchirurgie, doch wandte er sich jetzt darüber hinaus einem neuen Arbeitsgebiet, der Einführung der Parabiose in die experimentelle Medizin zu, eine Aufgabe, die ihn in den Folgejahren noch intensiv beschäftigen sollte. Weiterhin widmete er sich der Problematik der Bruchoperation. Auch hierbei wies er mit seiner Empfehlung einer Radikaloperation bei übergroßen Leistenhernien neue Wege.

Im Sommer 1907 erhielt Paul Leopold Friedrich die Berufung zum Direktor der Universitätsklinik Marburg. Seinem Angebot, Sauerbruch als ersten Oberarzt mitzunehmen, kam dieser gern entgegen. Durch die ihm hier angebotene Stellung als Leiter der Poliklinik verbesserte Sauerbruch sein Jahreseinkommen auf 1 500 Mark, so daß er, nun endlich wirtschaftlich einigermaßen gesichert, am 3. Januar 1908 heiratete. Mit der ersten eigenen und schönen geräumigen Wohnung wäre eine weitere wesentliche Voraussetzung für eine glückliche Ehe gegeben gewesen. Doch bereits nach wenigen Monaten traf das junge Paar ein schweres Schicksal. Das erste Kind, ein kleines Mädchen, verstarb an Kinderlähmung, einer Krankheit, gegenüber der man zu damaliger Zeit noch weitgehend machtlos war. Der Gynäkologe Walter

Stoeckel (1871–1961), mit dem Sauerbruch in Marburg Freundschaft geschlossen hatte, berichtet, daß dessen Ehe bereits zu dieser Zeit in eine Krise geraten war:

„Sauerbruchs Ehe mit Frau Ada ... schien schon nach einjähriger Dauer nicht mehr glücklich. Natürlich war es seine Schuld, denn er dachte nicht daran, die geringste Rücksicht auf seine Frau zu nehmen; aber leider hatte auch sie nicht die Fähigkeit, sich auf ihn einzustellen ...“ Auch in seiner beruflichen Sphäre verlief nicht alles wunschgemäß. In Marburg traf er nicht nur auf seinen Kontrahenten Ludolph Brauer, der hier als Direktor der Medizinischen Klinik wirkte, und mit dem er manche Debatte auszufechten hatte, es vertieften sich auch die Widersprüche zu seinem Chef, Professor Friedrich. Walter Stoeckel, der Schwager Brauers, hat wiederholt schlichtend eingegriffen. Er erinnert sich: „Ich bin überzeugt, ihn (Sauerbruch – W. G.) damals für die Wissenschaft gerettet zu haben. Er verkrachte sich so oft und so intensiv mit seinem Chef, Professor Friedrich, daß er mehrere Male darauf und daran war, sein Amt hinzuwerfen und sich als Arzt selbständig zu machen. Ich redete ihm dann immer gut zu und versöhnte die temperamentvollen Kampfhähne.“

Wegbereiter der plastischen Chirurgie und Organtransplantation

In Marburg führte Sauerbruch die Arbeiten über Blutleere im Gehirn weiter und setzte auch seine aufsehenerregenden Parabioseversuche fort. Mit diesen Experimenten leistete er einen gewichtigen Beitrag zur Entwicklung der plastischen Chirurgie und Transplantation. Ausgangspunkt der theoretischen Überlegungen war das Bestreben, vom Körper abgetrennte Teile wieder anheilen oder ersetzen zu können. Dieser Zielstellung galten bereits vielfältige Experimente.

Die ersten bekannten Versuche unternahm der Italiener Gasparo Tagliacozzi (1545–1599). Auf ältere Überlieferungen gestützt, korrigierte er eine verstümmelte Nase unter Verwendung eines Oberarmhautlappens. Eine weitere Methode, die Stirnhautnasenplastik, wurde von Joseph Constantin Carpue (1764–1846) übernommen und später durch Carl Ferdinand von Graefe (1787–1840) und Johann Friedrich Dieffenbach

(1792–1847) auch in Deutschland praktiziert. 1818 war Bünger eine Nasenplastik aus der Haut des Oberschenkels gelungen. Zu den Begründern der plastischen Chirurgie zählte auch Bernhard von Langenbeck, auf dessen weltbekannten Operationsmethoden für Resektion (Entfernungen) und Plastiken auf dem Gebiet der Kopf- und Gesichtschirurgie die Fortschritte der Spaltchirurgie fußten. Die tierexperimentelle Forschung hatte sich ebenfalls dem Problem der Transplantation zugewandt. Im Jahre 1793 verpflanzte Aldovani den Sporn eines Hahnes auf dessen Kopf. Ähnliche Versuche unternahmen 1804 Hunter und Baronio.

Von großer Bedeutung war ein Experiment P. Berts, in dem er festzustellen versuchte, ob eine organische Verbindung der Haut zweier Tiere möglich sei. Er verband die Körper zweier weißer Ratten durch eine mehrere Zentimeter lange Hautbrücke. Ähnliche Transplantationsstudien führte auch Anton von Eiselsberg aus. Neue Wege beschritt J. L. Reverdin (1842–1929) durch Verpflanzung kleiner, völlig abgelöster Hautläppchen. Karl Thiersch (1822–1895) erweiterte das Gebiet der Transplantation. In gleicher Richtung wirkten Fedor Krause (1857–1937), Ludwig Rehn und Martin Kirschner (geb. 1879). Im Ergebnis ihrer Arbeiten wurde die Transplantation zunächst auf die Schleimhaut, dann auf Knorpel und Knochen und später auch auf die Schilddrüse ausgedehnt. Hierbei erzielte von Eiselsberg große Erfolge.

Zu Beginn des 20. Jahrhunderts zeigten Versuche von Alexis Carrell (geb. 1873) die Möglichkeit, durch technisch perfekte Gefäßnähte Stücke von Arterien und Venen zur Einheilung zu bringen.

An der Entwicklung der Organtransplantation waren auch viele Zoologen aktiv beteiligt. So verband man Kopf- und Rumpfstücke verschiedener Regenwürmer und schuf daraus lebensfähige Tiere. Sauerbruch äußerte sich zu dieser Problematik:

„Die Frage, ob es bei höher organisierten Wirbeltieren gelingen würde, eine derartige körperliche, dauernde Vereinigung durch organisches Zusammenwachsen zu erzielen, hatte zweifellos allgemeines Interesse. Gelang die Verbindung zweier Warmblüter miteinander, so konnte es dadurch möglich werden, die gegenseitige Einwirkung der Organismen aufeinander in prinzipiell anderer Weise als bisher zu untersuchen.“ [30, S. 153]

Sauerbruch charakterisierte seine Experimente folgendermaßen: „Die Versuche, um die es sich dabei handelt, gingen von der Fragestellung aus, ob es möglich sein würde, Warmblüter so miteinander zur Verheilung zu bringen, daß sie quasi als einziger Organismus zusammen lebten.“ [30, S. 154]

In Fortsetzung eines bereits in Greifswald ausgeführten erfolgreichen Versuches mit Ratten vereinigte er nun zwei Kaninchen durch Vernähen der gegenüberliegenden Bauchmuskeln und Hautränder. Da alle Versuche mit einem Mißerfolg endeten, brach er sie zunächst ab. Nach einigen Monaten führte er seine Experimente mit 33 Tiervereinigungen unter veränderten Voraussetzungen fort. Nach Möglichkeit wählte er zu seinem Versuch jeweils vier bis sechs Wochen alte gleichgeschlechtliche Tiere des gleichen Wurfes aus. Bei der Verbindung stellte er auch eine Kommunikation der Leibeshöhlen her und festigte die Brücke zwischen den Tieren durch einen Gipsverband. Wider Erwarten gewöhnten sich die Versuchstiere relativ schnell an den unnatürlichen Zustand und wichen in ihrem Verhalten kaum von dem normaler Tiere ab. Teilweise begannen sie sogar, ihre Bewegungen zu koordinieren. Die Heilung der Wundränder vollzog sich wie bei einem normalen Heilungsprozeß. „Quer durch das Wundgebiet ziehen kleinere neu gebildete Gefäße, die durch die roten Blutkörperchen wie natürlich injiziert erscheinen“ vermerkt Sauerbruch in seinem Versuchsbericht. Doch die Versuche gelangen nicht immer. Wo lagen die Ursachen für die unterschiedlichen Ergebnisse? Es zeigte sich, daß in dem Maße, wie der Verwandtschaftsgrad der Versuchstiere stieg, sich auch der Heilungsprozeß verbesserte. Nahezu ausnahmslos gelang er bei den gleichgeschlechtlichen Tieren gleichen Wurfes. Wichtiger noch als die anatomischen Belange war ihm das physiologische Verhalten der in Parabiose lebenden Tiere. Er stellte dazu fest: „Nach erfolgter Zusammenheilung ist aus den Tieren ein Organismus geworden, dessen Existenz neuen Gesetzen unterworfen ist, trotz der fortbestehenden Selbständigkeit der Einzelkörper in Bezug auf wichtige somatische Funktionen.“ Beim Tode eines Tieres erfolgte durch Resorption von Leichentoxinen auch der Tod des anderen. Wurde die Trennung innerhalb einer halben Stunde vorgenommen, blieb das noch lebende Tier am Leben.

Im Rahmen seiner Experimente war Sauerbruch auch um den

Nachweis des Austausches löslicher Substanzen auf dem Blut- oder Lymphwege bemüht. Die Bestätigung konnte durch Urinanalyse nach Jodeinimpfung gebracht werden. Weitere Experimente galten der Frage, ob auch korpuskuläre Elemente, z. B. Bakterien überwechseln. Der Nachweis wurde durch subkutan verabfolgte Milzbrandkulturen geführt. Offen blieb die Frage, „inwieweit kann der Organismus des einen Tieres funktionell für den anderen eintreten?“ Sauerbruch entfernte eine Niere. Bei dem Tierpaar trat keine Urämie auf. Erst nach Stunden zeigten sich Krampferscheinungen, die schließlich zum Tode führten. Mit seinem Nierenversuch stand Ferdinand Sauerbruch am Anfang einer neuen Etappe auf dem Wege zur Organtransplantation.

„Dieser Nierenversuch“, so stellte er fest, „leitet direkt zu einer Reihe anderer Fragestellungen hin, deren experimentelle Lösung bereits in Angriff genommen ist. Sie beziehen sich in erster Linie auf den Ablauf des Stoffwechsels bei Ausschaltung lebenswichtiger Organe.“ [30, S. 156]

Auf der 80. Versammlung Deutscher Naturforscher und Ärzte berichtete Sauerbruch Ende September 1908 in Köln über sein Nierenexperiment. Es ist erstaunlich, daß diese wegweisende Tat nur am Rande des Geschäftsberichts der Versammlung kurze Erwähnung fand.

Auch auf der Versammlung der Chirurgischen Gesellschaft war Sauerbruch 1908 vertreten und hielt einen Beitrag zu Fragen der Lungenchirurgie.

Unbestritten galt Ferdinand Sauerbruch auf diesem Gebiet bereits als Spezialist mit internationalem Ruf. Ebenso sah man in ihm einen Fortführer der von Mikulicz begründeten Chirurgie der Speiseröhre. So verfaßte Sauerbruch in dem 1908 von Wullstein und Wilms herausgegebenen dreibändigen Lehrbuch der Chirurgie das umfangreiche Kapitel „Pharynx und Ösophagus“. Das Kapitel „Thorax und Brustdrüse“ hatte Georg Perthes (1869–1927) übernommen und darin eine ausführliche Würdigung sowohl der Sauerbruchschen Methode des Unterdrucks als auch der Überdruckmethode Brauers gegeben.

Der Weihnachtsabend 1908 brachte eine große Überraschung: In Anerkennung seiner wissenschaftlichen Leistungen wurde Ferdinand Sauerbruch das Prädikat „Professor“ verliehen.

Ausdruck der internationalen Wertschätzung der wissenschaftlichen Verdienste Sauerbruchs war eine Einladung zu einer Vortragsreise, die er von der Amerikanischen Gesellschaft für Chirurgie erhielt. So angenehm das Angebot auch war, bereitete es dem jungen Ehepaar doch großes Kopfzerbrechen. Die Kosten des Amerikaaufenthalts wurden von der einladenden Gesellschaft getragen, doch die Reisekosten mußte Sauerbruch selbst übernehmen. Die Hilfe des Schwiegervaters machte das Schiffsticket erschwinglich. Nach schwerer Seekrankheit betrat Sauerbruch in New York glücklich festen Boden. Auch die Unterdruckkammer hatte die Reise überstanden.

Der erste Vortrag fand in New York statt. Die von nah und fern herbeigeeilten Chirurgen zollten Sauerbruch, der seine Ausführungen in englischer Sprache machte, großen Beifall. Seine Sprachkenntnisse hatte er mit Hilfe einer Sprachlehrerin aufgefrischt. Um New York kennenzulernen, blieb wenig Zeit. Für einige Wochen sah der Terminkalender eine Vielzahl Veranstaltungen quer durch die Staaten vor. Endstation der anstrengenden Vortragsreise war Rochester im Staate Minnesota. Hier war Sauerbruch Gast der berühmten Mayo-Klinik, in der vor Jahren auch Mikulicz geweilt hatte.

So erlebnisreich die Reise auch war, blieb sie in ihrem wissenschaftlichen Wert für Sauerbruch insgesamt gesehen unbefriedigend. Im wesentlichen konzentrierte sich das Neue, was von ihm übernommen wurde, auf die Behandlung der Angiome (Geschwülste ausgehend von Blutgefäßen) mit gefrorener Kohlensäure. Er hatte diese gleichermaßen einfache wie wirksame Methode im Augustanahospital in Chicago kennengelernt und gleich in seine poliklinische Praxis eingeführt.

Trotz der wenigen Zeit, die Sauerbruch bisher in Marburg für Forschungsarbeiten zur Verfügung stand, hatte er auch seine Experimente zur Gefäßkompression fortgesetzt und dabei festgestellt, „daß nur ein solcher Körperbezirk für diese Blutstillung durch komprimierte Luft geeignet sei, bei dem ihre Wirkung schärfer lokalisiert werden kann ... Hierfür ist am ersten der knöcherne Schädel geeignet." [27, S. 941]

Die ersten Versuche waren mißlungen. Die erwartete Kompression der Gefäße trat zwar ein, Haut und Muskulatur konnten ohne wesentliche Blutungen durchschnitten und die Trepanation des Schädels unblutig vollzogen werden. Plötzlich aber wurde die Atmung stark erschwert und versagte nach zwei bis drei Minuten völlig. Es zeigte sich bei den Sektionen der Versuchstiere, daß das ausfließende Blut stark mit Luftblasen durchsetzt war. Das Herz fühlte sich wie ein gespannter Gummiballon an, die Blutfarbe war auffällig blaß. Die Erklärung für den plötzlichen Tod war eine Luftembolie.

Die Technik seiner Versuche hatte Sauerbruch 1907 in einem Gedenkband für seinen unvergessenen Lehrer und Förderer Mikulicz beschrieben. Inzwischen konnte er die Methode weiter vervollkommnen. Es gelang ihm, durch „lokale Wirkung eines genügenden Überdrucks auf den eröffneten Schädel, die kapilläre und venöse Blutung aus Knochen und Gehirn vollständig auszuschalten, die arterielle in ihrer Stärke wesentlich herabzusetzen". [32, S. 1602]

Doch noch immer ließ die Gefahr einer Luftembolie diese Methode für den Menschen als ungeeignet erscheinen. Sauerbruch kannte kein Resignieren und wandte ein anderes Verfahren an: „Den sehr naheliegenden Gedanken, Venen und Kapillaren des Schädels nicht durch Überdruck zusammenzupressen, sondern gewissermaßen durch Unterdruck blutleer zu saugen, habe ich im Laufe dieses Jahres experimentell ausgearbeitet ... Es ergab sich, daß es durch geeignete Anwendung des Unterdruckes gelingt, einfach und ohne Gefahr die Blutung bei Schädeloperationen auszuschalten oder wenigstens sehr stark herabzusetzen."

Eine schädliche Auswirkung der Druckverminderung auf das Gehirn konnte er nicht feststellen. Die Frage, ob sich diese Methode jedoch in der operativen Praxis bewähren würde, konnte noch nicht beantwortet werden.

Eine Berufung in Aussicht?

Von Arbeit ausgefüllt war die Zeit vergangen, und das für Sauerbruchs Leben bedeutungsvolle Jahr 1910 hatte begonnen. Im Januar wurde der Sohn Hans Sauerbruch geboren, und der junge Vater, dessen ganzes Streben bisher nahezu ausschließlich der Wissenschaft gegolten hatte, fühlte sich verpflichtet, nun etwas stärker auch der „häuslichen Ökonomie" seine Aufmerksamkeit zuzuwenden. Die finanzielle Lage der Sauerbruchs war noch immer alles andere als rosig. Im Jahre 1907 hatte die vorübergehende wirtschaftliche Hochkonjunktur in Deutschland ein jähes Ende gefunden. Die kapitalistische Weltwirtschaft wurde von einer schweren Krise erfaßt, und die Folge war die Verschlechterung der Lebenslage der werktätigen Bevölkerung.

Es ist nur allzu verständlich, welche Aufregung ein Telegramm in der Familie auslöste, in dem Sauerbruch zu einem Gespräch mit dem Regierungsrat des Kantons Zürich eingeladen wurde. Es war bekannt, daß Rudolf Ulrich Kroenlein, der Direktor der Chirurgischen Klinik des Kantonspitals und Ordinarius für Chirurgie an der Universität Zürich, schwer erkrankt war und offensichtlich beabsichtigte, sich in den Ruhestand zu begeben. War Sauerbruch als Nachfolger vorgesehen? Diese Möglichkeit lag nahe, da in der Schweiz, dem internationalen Zentrum der Lungenheilstätten, seine Arbeiten zur Brustraumchirurgie mit besonderem Interesse verfolgt worden waren. Eine Berufung würde nicht nur für die weitere wissenschaftliche Entwicklung eine große Chance sein, sondern auch der Familie eine gesicherte Existenzgrundlage bieten. In Zürich angekommen, wurden die Erwartungen im Gespräch mit dem Pharmakologen Cloetta und dem Anatomen Georg Ruge (1852–1919) bestärkt.

So groß die Freude über die in Aussicht gestellte neue große Aufgabe auch war, befielen Sauerbruch doch gewisse Zweifel, ob er, noch relativ jung und ohne Leitungserfahrungen, imstande sei, dieses verantwortungsvolle Amt zu übernehmen. Die Ergebnisse seiner wissenschaftlichen Forschungen aber waren die besten Fürsprecher. Auf dem 39. Kongreß der Deutschen Gesellschaft für Chirurgie hatte er über die Weiterführung seiner Experimente zur Schädelchirurgie berichtet: „Mir kam es zunächst darauf an, durch Versuche festzustellen, ob das Verfahren für die Schädelchirurgie ein technisches Hilfsmittel darstellt. Der Cardinalpunkt bei dieser Frage ist, ob sich durch die Herabsetzung des Blutgehaltes des Schädels und im besonderen des Gehirns irgendwelche Schädigungen einstellen können.“ Er habe festgestellt, „daß die Absaugung des Blutes aus dem Schädel keine Gefahren mit sich bringt“.

Seine Experimente ausbauend, prüfte er – teilweise im Selbstversuch – die Möglichkeit einer Änderung der Blutverteilung unter Einfluß des Unterdrucks auch in anderen begrenzten Körperbereichen. Dem Problem der Lungenexstirpation unter vergleichender Anwendung beider Formen des Druckdifferenzverfahrens hatten weitere Experimente gegolten, ebenso der Parabiose.

Von besonderer Bedeutung war eine Veröffentlichung Sauerbruchs zum Stand des Druckdifferenzverfahrens, in der er erstmals eine objektive Wertung des Unterdruckverfahrens gab und damit einen jahrelangen Streit zum Nutzen der Sache beendete. Der Beitrag war in einem Sammelband enthalten, der als „Kristallisationszentrum“ neuester Ergebnisse der Chirurgie und Orthopädie gedacht war und zwölf Themengruppen umfaßte (zu denen auch Gefäß- und Organtransplantationen zählten). Da das Verfahren noch keineswegs Allgemeingut geworden war, erläuterte Sauerbruch einleitend Prinzip und Technik. Nach dem Unterdruckverfahren wandte er sich dem „heißen Eisen“, dem Überdruckverfahren zu: „Die naheliegende Umkehr dieser Methode, bei der nicht mehr eine Luftverdünnung über dem Thorax, sondern eine Luftverdichtung in den zuführenden Abschnitten der Lunge erzeugt wird, war das sogenannte Überdruckverfahren. Es wurde damals in der Breslauer Klinik nicht weiter ausgearbeitet, da unsere ersten Versuche es fraglich erscheinen ließen, ob diese Form der Druckdifferenz der ursprünglichen gleichwertig sei.“ [9, S. 359]

Zu seinen bisherigen „Kontrahenten“ vermerkte er: „Brauer und Petersen haben dagegen im Anschluß an meine erste Mitteilung über die Kammer das Überdruckverfahren ausgearbeitet ... Beide Verfahren sind im weiteren Verlauf technisch verbessert und vervollkommnet worden, so daß man jetzt von zwei Typen der Druckdifferenz sprechen kann: von der Über- und Unterdruckmethode.“

Nun, sechs Jahre nach der Einführung des Druckdifferenzverfahrens, sei seine praktische Bedeutung als „wirksames technisches Hilfsmittel für die operative Thoraxchirurgie“ anerkannt, und jeder weitere Streit um die Vor- oder Nachteile beider Verfahren behindere nur die Durchsetzung in der praktischen Chirurgie. Nach der Feststellung „Das Druckdifferenzverfahren ist also imstande, die schädlichen Folgen des Pneumothorax zu beseitigen, und zwar so, daß durch seine Anwendung keine neuen Gefahren entstehen“, analysierte Sauerbruch nochmals beide Verfahren hinsichtlich ihrer Unterschiede. Er vermerkte dazu: „Allerdings habe ich die bestehenden Unterschiede in der Wirkungsweise überschätzt und lege ihnen heute keine praktische Bedeutung mehr bei.“ Ihre physiologische Wirkung sei zwar nicht gleichartig, doch seien „diese Unterschiede ... gering und haben nur theoretisches Interesse“. Primär sei ohnehin nicht die Frage der Gleichartigkeit in der Wirkung, sondern der Gleichwertigkeit in der Leistung. Sein bisheriges Hauptgegenargument nahm er eindeutig mit der Bemerkung zurück: „Physiologische Bedenken gegen die Anwendung des Überdruckverfahrens bestehen jedenfalls nicht.“ Die Praxis soll entscheiden, welchem Verfahren der Vorzug zu geben sei.

Im Zusammenhang mit einer Analyse der technischen Leistungen der vorhandenen Apparaturen hob er erneut die Verdienste Brauers hervor: „Brauer hat durch Einführung seines technisch sehr vervollkommneten Überdruckapparates die praktische Entwicklung des Druckdifferenzgedankens besonders gefördert und ihm zur allgemeinen Anerkennung verholfen“, kommt aber doch zu dem Ergebnis: „Für mich ist die Unterdruckkammer in ihrer letzten Ausführung die beste Einrichtung.“ [9, S. 391]

Später (3. Auflage der Chirurgie der Brustorgane, Berlin 1928) schreibt Sauerbruch: „Im Allgemeinen darf man sagen, daß die Überdruckapparate praktisch dasselbe leisten wie die Unterdruckkammer. Leichtere Transportierbarkeit und Einfachheit bieten dieser gegenüber erhebliche Vorzüge. Auch wir haben in den letzten Jahren ausschließlich Überdruck angewandt.“ Nach einer Darstellung der „Technik der Brustoperationen unter Druckdifferenz“ wertete Sauerbruch die bisher gewonnenen praktischen Erfahrungen aus.

Neben den hervorragenden wissenschaftlichen Leistungen, die seine besten Empfehlungen waren, zählten zu den Befürwortern seiner Berufung so bedeutende Spezialisten wie Lucius Spengler aus Davos und der weltbekannte spätere Nobelpreisträger Theodor Kocher (1841–1917) aus Bern. Von Sauerbruch erhoffte man sich in der Schweiz Erfolge in der chirurgischen Behandlung von Lungenkrankheiten und damit eine Hebung des internationalen Ansehens des sich hier konzentrierenden Heilstättenwesens.

Das Gespräch mit dem Regierungsrat bestätigte die Vermutungen: Ferdinand Sauerbruch war als Nachfolger Kroenleins vorgesehen. Die endgültige Entscheidung aber war noch nicht getroffen.

Am 8. Oktober 1910 wurde die Ungewißheit endlich beendet. Mit Wirkung des 15. Oktober erhielt Sauerbruch die Berufung zum ordentlichen Professor der Chirurgie an der Hochschule Zürich und zum Direktor der Chirurgischen Klinik und Poliklinik des Kantonsspitals Zürich. Damit wurde ein neuer entscheidender Abschnitt im Leben und Schaffen Ferdinand Sauerbruchs eingeleitet.

Sein Freund Walter Stoeckel, der in Sauerbruch einen „charmanten, lebenssprühenden" Partner gefunden hatte, mit dem er „manche gute Flasche leerte", ließ ihn nur ungern scheiden und widmete ihm zum Abschied ein kleines Scherzgedicht:

„Die beiden ersten Silben zeichnen aus den Wein,
der westwärts wächst vom schönen Rhein.
Zur dritten kommt man leicht beim Falle,
doch auch beim Zank durch zuviel Galle.
Das ganze ist ein Messerheld,
der mir besonders gut gefällt.
Bisher war er ein Dütscher,
doch jetzt wird er ein Schwyzer."

Als Direktor der Chirurgischen Universitätsklinik Zürich

Die Technik der Brustkorbchirurgie

Mit seiner Berufung nach Zürich übernahm Sauerbruch erstmals die Leitung einer großen Klinik, und er wollte durch intensive, erfolgreiche Arbeit den in ihn gesetzten Erwartungen genügen. Sauerbruch weilte Tag und Nacht auf der Station: „In dieser Zeit gab es keinen Fall in der Klinik, den ich nicht selbst unter die Lupe nahm. Ich habe jede einigermaßen belangvolle Operation selbst gemacht. Wurde des Nachts ein Mensch, der einen Unfall erlitten, in die Klinik aufgenommen, so erschien ich im Kantonspital." [7, S. 137]

Als erstes ließ er einen Operationssaal für die Brustkorbchirurgie umbauen und führte bald mit Erfolg die ersten Eingriffe aus: „Auf diesen Augenblick hatten, wie es sich dann herausstellte, die großen Lungenspezialisten in Davos und den übrigen Schweizer Tuberkulosezentren gewartet. So fanden sich alle bei mir ein, sie baten, bei den Operationen zusehen zu dürfen."

Sauerbruch, der nun frei schalten und walten konnte, entfaltete im Dienste seiner Patienten und der Wissenschaft, unterstützt von hervorragenden Mitarbeitern, wie seinem ersten Oberarzt E. D. Schumacher, seine ganze Persönlichkeit. Er operierte, forschte und entwickelte eine Vielzahl neuer Operationsmethoden und die entsprechenden chirurgischen Instrumente, wie Lungenspatel und Lungenfaßzange.

Sein Wirken in Zürich ließ auch neue publizistische Vorhaben reifen, dabei half ihm Schumacher in wertvoller Weise. In der Einleitung zu seinem Buch „Technik der Thoraxchirurgie" stellte Sauerbruch fest: „Die Versuche, Lungenkrankheiten operativ zu behandeln, sind für die Entwicklung der Thoraxchirurgie von grundlegender Bedeutung geworden." Nachdem in den letzten Jahren eine Reihe von Arbeiten verschiedener Autoren die Einführung des Druckdifferenzverfahrens und die

Art des operativen Vorgehens beeinflußt hatten, erschien es notwendig, „die Technik der wichtigsten Operationen unter Berücksichtigung dieser neuen Gesichtspunkte zusammenfassend darzustellen". In seinem Vorwort stellte er fest: „Das Buch ist aus meiner persönlichen Erfahrung heraus geschrieben. Es enthält die Ergebnisse achtjähriger eigener Arbeit auf dem Gebiete der Thoraxchirurgie. Mit Absicht ist nur das berücksichtigt, was ich selbst als gut erkannt und erprobt habe. Die Darstellung mußte infolgedessen subjektiv werden."

In knapper, klarer Darstellung beschrieb Sauerbruch die Technik der Thoraxchirurgie. Diagnostik und pathologische Anatomie wurden nur behandelt, so weit es „zum Verständnis der Indikationsstellung und des chirurgischen Vorgehens notwendig erschien". Sauerbruch legte in der eigenen Praxis größten Wert darauf, ein persönliches vertrauensvolles Verhältnis zu den Patienten als unabdingbare Erfolgsvoraussetzung vor allem für große Operationen zu haben, und er versuchte in dem allgemeinen Teil des Buches, seinen Berufskollegen diese Haltung nahezulegen. Nach der nötigen präoperativen Vorbereitung der Patienten werden im speziellen Teil operative Eingriffe an der Lunge, dem Herzen, dem Mediastinum und dem Brustabschnitt der Speiseröhre beschrieben. Besonders beeindruckend an seinem Buch war die ungewöhnlich anschauliche Topographie in Wort und Bild.

Mit Sauerbruchs wachsenden Erfolgen bei der chirurgischen Behandlung der Lungentuberkulose wurde die Züricher Klinik zum Mekka nicht nur der Mediziner aus aller Welt, sondern auch zum Ort der Hoffnung vieler Patienten, die – so weit sie es sich finanziell leisten konnten – ebenfalls aus allen Teilen der Welt kommend, bei Sauerbruch Hilfe suchten.

Es vergrößerte sich auch die Zahl der Privatpatienten, die zu seinem Leidwesen zunächst noch ausgeblieben waren, so daß er schon befürchtet hatte, die Anschaffung der teuren Instrumente und der Umbau des alten Patrizierhauses, das unweit der Klinik gelegen war, sei eine Fehlinvestition gewesen. Bald wurde er der materiellen Sorgen, die seine erste Zürcher Zeit noch trübten, weitgehend behoben. Die Privatpraxis im Erdgeschoß florierte. Im oberen Teil des Hauses wohnte die inzwischen angewachsene Familie. Zu dem kleinen Hans kamen in rascher Folge zwei Brüder: Am 31. August 1911 Friedrich, am 5. Juni 1913 Peter

Sauerbruch. Der ständige Begleiter des Hausherrn war der Hund Lux. Häufig weilten auch seine Mitarbeiter in dem komfortablen, gastlichen Hause. Allerdings waren sie meist nicht zu Geselligkeiten geladen, sondern um an dem großen neuen Werk „Chirurgie der Brustorgane" mitzuarbeiten.

„Die glücklichste Zeit meines Lebens verlebte ich in Zürich", erinnert sich Sauerbruch. „Es waren Jahre, die nur der Arbeit gewidmet waren. Meine häuslichen Verhältnisse wurden ganz auf meine Arbeit eingestellt, so daß mir alle häuslichen Mißhelligkeiten vom Leibe gehalten wurden." So waren die Erfolge seiner beruflichen und wissenschaftlichen Entwicklung zu einem Gutteil auch das Verdienst seiner Frau Ada. Daß Sauerbruch ein so großes Arbeitspensum bewältigen konnte, ist ohne ihre selbstlose Unterstützung nicht vorstellbar. Am frühen Morgen ging Sauerbruch zur Klinik, führte Visiten durch und nahm Operationen vor, um nach dem Mittagessen zahlreiche Privatpatienten zu Hause zu versorgen. Danach ging er wieder zur Klinik. Wenn er am späten Abend zurückkehrte, war sein Arbeitstag keineswegs beendet, denn nun widmete er sich bis in die Nachtstunden der wissenschaftlichen und publizistischen Tätigkeit.

In zunehmendem Maße wurde der berühmte Chirurg auch zum Starreferenten auf medizinischen Kongressen im In- und Ausland. Dabei bildeten die Fragen der Lungenchirurgie seit 1912 ein wesentliches Thema, speziell die operative Behandlung der Lungentuberkulose. Er erklärt dazu: „Die Übernahme der Chirurgischen Klinik in Zürich im Oktober 1910 setzte mich in die Lage, den Ausbau zweckmäßiger Methoden für die chirurgische Behandlung der Lungentuberkulose systematisch in Angriff zu nehmen. Die bisherigen Erfahrungen hatten gezeigt, daß zunächst alles darauf ankam, die Schwere des Eingriffs herabzusetzen." [33, S. 233]

Erste Versuche der operativen Behandlung der Lungentuberkulose gehen auf Mosler (1875) zurück. Nach seinen erfolglosen Bemühungen gelang es schließlich 1881 Gluck, im Tierexperiment künstlich erzeugte Tuberkuloseherde aus der Lunge zu exstirpieren, ohne daß die Versuchstiere verendeten. Gestützt auf diesen Erfolg nahmen der Amerikaner Bloch und der Italiener Giuseppe Ruggi (1844–1925) die erste, allerdings tödlich endende Resektion einer erkrankten Lungenspitze am

Menschen vor. Erfolgreicher war Théodore Tuffier, der einen nußgroßen tuberkulösen Herd der rechten Lungenspitze entfernte.

Nachdem die Entwicklung einige Zeit stagniert hatte, gaben unabhängig voneinander Heinrich Quincke und Carl Spengler der chirurgischen Lungentuberkulosetherapie neue Impulse. Mit dem Ziel einer Spontanheilung schlugen sie vor, über den Lungenkavernen die starre Brustwand durch Wegnahme einiger Rippen zu mobilisieren.

Während sich bisher die Versuche chirurgischer Behandlung auf Fälle fortgeschrittener Tuberkulose orientiert hatten, widmete sich Leopold Freund (geb. 1868) in seiner „Lehre von der lokalen Disposition der Lungentuberkulose" mit der chirurgischen Therapie auch der beginnenden, in der Lungenspitze lokalisierten Tuberkulose.

Neue Wege hatte auch, wie bereits erwähnt, die von Forlanini und Murphy initiierte Pneumothoraxtherapie gebahnt, der durch Brauer zur allgemeinen Anerkennung verholfen wurde. Ihre Anwendung hat jedoch einen freien Pleuraspalt zur Voraussetzung. Im Falle von Verwachsungen der beiden Brustfellblätter erwies sie sich als nicht durchführbar. Sollte trotzdem ein therapeutischer Lungenkollaps herbeigeführt werden, war ein anderes Verfahren, die Thorakoplastik (Resektion von Teilen der knöchernen Brustwand zur Einengung der Brusthöhle, angewandt zur Behandlung der Tuberkulose) notwendig. Auch hierbei war Brauer Wegbereiter. Er schlug vor, die Rippen über der erkrankten Lunge zu entfernen, „um so einen gleich großen Kollaps der Lunge zu erzielen, wie es sonst durch die Anlegung des Pneumothorax geschieht".

Brauers Vorschläge setzte der ehemalige Chef Sauerbruchs, Friedrich, als erster in die Praxis um. Dieser schwere Eingriff bedeutete jedoch, wie es Sauerbruch erkannt hatte, für den Patienten eine zu große Gefahr. Er führte dazu auf dem 41. Kongreß der Deutschen Gesellschaft für Chirurgie im April 1912 aus: „Was zunächst die Frage der operativen Behandlung der Lungentuberkulose angeht, so dürfen wir, glaube ich, nach den bisher vorliegenden Erfahrungen das Eine sagen: Es gibt Fälle von chronischer Lungentuberkulose, die durch eine mehr oder weniger ausgedehnte Entknochung der Brustwand wesentlich gebessert, vielleicht sogar geheilt werden können. Es hat sich

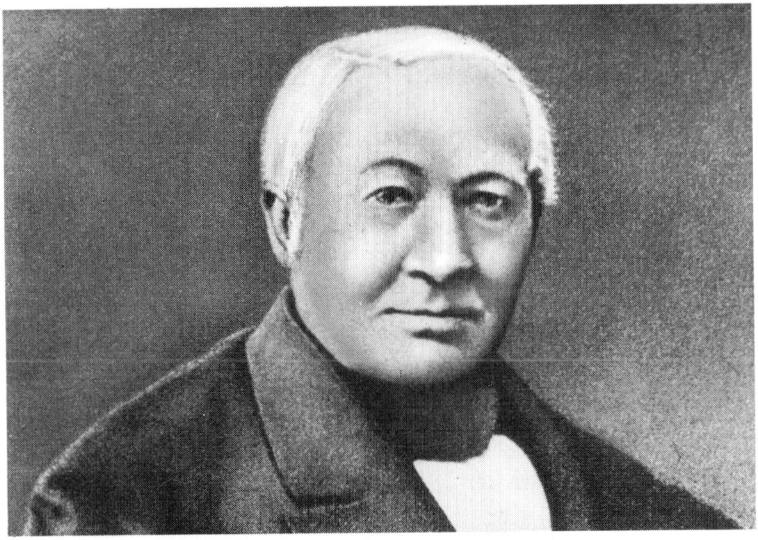

Bild 1. Großvater Hammerschmidt

Bild 2. Vater Sauerbruchs

Bild 3. Mutter Sauerbruchs

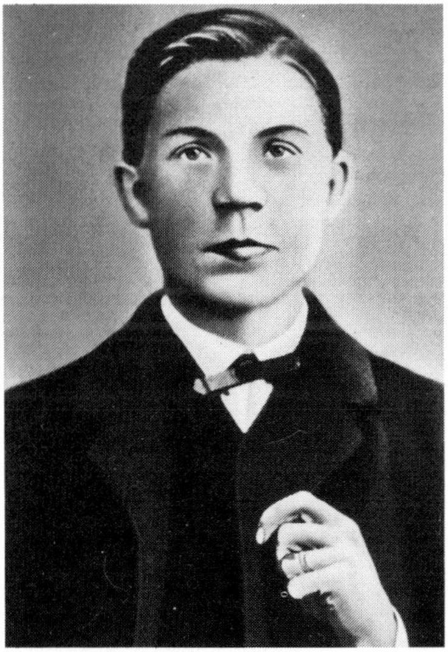

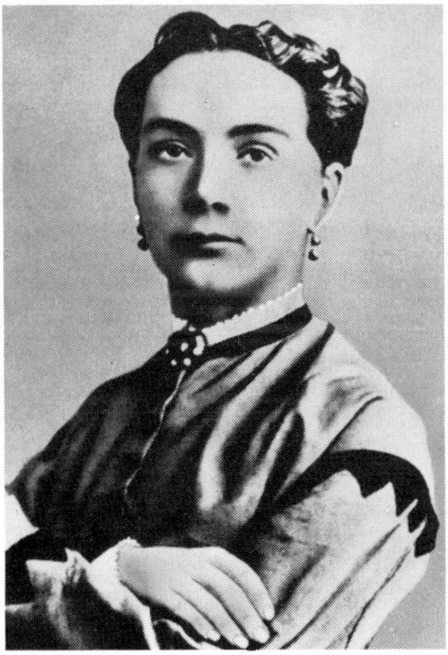

Realgymnasium zu Elberfeld.

Zeugnis

für den Schüler der U III a Sauerbruch Ferdinand

über den Zeitraum von Herbst bis Weihnachten 1885.

Betragen: gut.

Fleiss und Aufmerksamkeit: a) nicht überall ausreichend; b) genügend.

Leistungen:

Religionslehre:	genügend.
Deutsch:	mangelhaft, [illegible] besser.
Lateinisch:	mangelhaft.
Französisch:	mangelhaft.
Englisch:	mangelhaft.
Geschichte:	genügend; [illegible] geringer.
Geographie:	mangelhaft, [illegible] besser.
Physik:	—
Chemie:	—
Naturbeschreibung:	mangelhaft.
Geometrie:	mangelhaft.
Arithmetik ~~(Rechnen)~~:	mangelhaft.
Zeichnen:	genügend; [illegible] geringer.
Schreiben:	—
Singen:	genügend.
Turnen:	genügend.

Reihenfolge der Prädikate: sehr gut, gut, genügend, mangelhaft, ungenügend.

Klassenplatz: Nr. 50 unter 57 Schülern als Gesamtergebnis seines Verhaltens und seiner Leistungen; früherer Klassenplatz Nr. 35 unter 57 Schülern.

Schulbesuch: Er hat 16 Lehrstunden versäumt: wegen Krankheit 16, aus anderen Gründen —, ohne Entschuldigung —; er hat sich 1 mal verspätet.

Besondere Bemerkungen: Er erhielt — Stunden Arrest, und 2 Strafzettel.
Wenn die bedeutenden Lücken bis Ostern nicht ausgefüllt sind, so wird voraussichtlich eine Versetzung nicht möglich sein.

Elberfeld, den 22. Dezember 1885.

Der Direktor: Börner

Der Ordinarius: [illegible]

Dieses Zeugnis, von dem Vater oder von dessen Stellvertreter unterschrieben, ist am 7. Januar 1886 dem Ordinarius vorzulegen.

Kenntnisnahme bezeugt: Wm. Ferd. Sauerbruch

Bild 4. Schulzeugnis des Realgymnasiums zu Elberfeld

Bild 5. Als Student mit Mutter (rechts) und Tante Mathilde

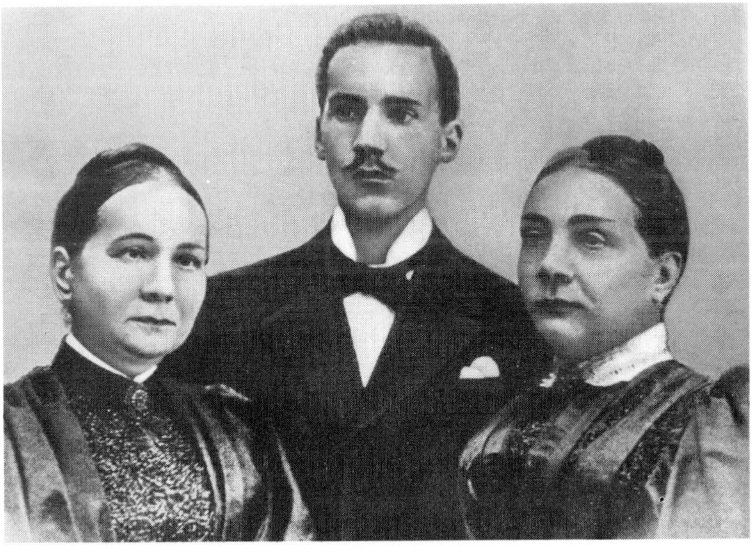

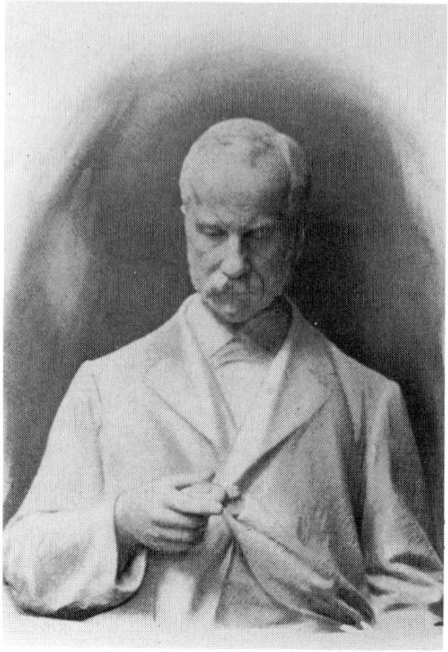

Bild 6. Sauerbruchs Lehrer und Förderer Wilhelm His (1831 bis 1904)

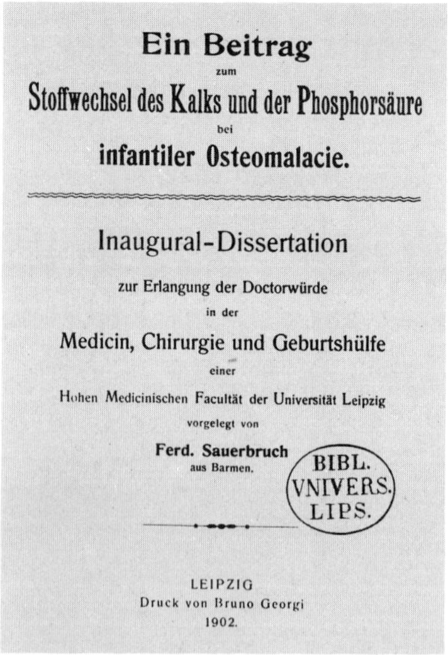

Ein Beitrag

zum

Stoffwechsel des Kalks und der Phosphorsäure

bei

infantiler Osteomalacie.

Inaugural-Dissertation

zur Erlangung der Doctorwürde

in der

Medicin, Chirurgie und Geburtshülfe

einer

Hohen Medicinischen Facultät der Universität Leipzig

vorgelegt von

Ferd. Sauerbruch

aus Barmen.

LEIPZIG

Druck von Bruno Georgi

1902.

Bild 7. Dissertationsschrift 1902

Bild 8–10. Erste Publikationen

No. 7. Juli 1902. XXXI. Jahrg.

Correspondenz-Blätter

des

Allgemeinen ärztlichen Vereins von Thüringen

unter Redaktion von

Dr. O. **Binswanger**, Professor in Jena. Dr. L. **Pfeiffer**, Geh. Hofrath in Weimar.

Aus dem städtischen Krankenhause zu Erfurt.
Oberarzt Sanitätsrath Dr. Bock.

Klinische Beiträge zur Diagnose der eitrigen Perityphlitis.

Von Dr. Sauerbruch, Assistenzarzt des Krankenhauses.

Curschmann (Leipzig) veröffentlichte vor einiger Zeit (Münch. med. Wochenschrift No. 48 und 49. 1901) einen Beitrag zur Perityphlitisdiagnose. Ausgehend von der Thatsache, daß bei einer Reihe von Krankheiten der Körper mehr oder weniger durch Leukocytose des Blutes reagirt, ließ er in seiner Klinik bei allen Appendicitisfällen der letzten zwei Jahre regelmäßige Zählungen der weißen Blutkörperchen vornehmen. Aus seinen Befunden konnte er eine diagnostische Werthung der Zahlen ableiten, die bezüglich der Indikationsstellung für die chirurgische Behandlung von Bedeutung zu sein scheint.

Curschmann formulirt seinen Standpunkt folgendermaßen:

„In der überwiegenden Zahl aller Fälle sind durch die Leukocytenzählung die Appendicitisfälle einfacher sogenannter fibrinöser Exsudation von den zur Absceßbildung kommenden sicher zu unterscheiden, auch

III.

Die Pathogenese der subkutanen Rupturen des Magen-Darmtraktus.

Von

Dr. **Sauerbruch.**

(Hierzu 3 Abbildungen im Texte.)

Im Jahre 1875 erschien im Bull. soc. anat. ein Aufsatz von Longuet über Darmrupturen nach Kontusionen des Abdomens, der die Ansichten über das Zustandekommen dieser Verletzungen erheblich änderte. Bis zum Erscheinen dieser Arbeit glaubten die Aerzte unter Berücksichtigung der Integrität der Bauchwandungen allgemein, daß die stumpfe Gewalt den durch Gase oder Fäkalmassen aufgetriebenen Darm sprenge, wie wir es jetzt noch bei der gefüllten Blase annehmen. L. wies damals experimentell nach, daß bei Bauchkontusionen die Quetschung des Darmes eine große Rolle spiele und viel häufiger als der „Druck von innen" zu Rupturen führe, daß es aber auf den Füllungszustand dabei nur wenig ankomme. Schon 1879 bestätigte dann Beck durch klinische Erfahrungen, daß bei stumpfen Bauchverletzungen in der Tat Quetschungen des Darmes vorkommen, daß aber gelegentlich die Darmwand auch von innen heraus zerrissen werde. Curtis und Ferrier-Adam erzielten experimentell ähnliche Resultate wie Longuet.

Moty unterschied zum ersten Male drei Formen der Darmverletzungen bei Kontusionen des Leibes. Erstens das Ecrasement — er verstand darunter die Durchquetschung, Zermalmung des Darmes zwischen Wirbelsäule und der pressenden Gewalt, wie schon Longuet und Beck; zweitens das Eclatement, hier sollte die Darmwand durch Erhöhung

No. 2. Februar 1903. XXXII. Jahrg.

Correspondenz-Blätter

des

Allgemeinen ärztlichen Vereins von Thüringen

unter Redaktion von

Dr. O. Binswanger, Professor in Jena. Dr. L. Pfeiffer, Geh. Hofrath in Weimar.

Aus dem städtischen Krankenhaus zu Erfurt.
(Oberarzt Dr. Bock.)

Experimentelles über Darmverletzungen nach Bauchkontusionen an der Hand eines Falles von Rectumruptur.

Von Dr. Sauerbruch (früherem Assistenten der chirurg. Abtheilung).

Darmverletzungen nach Kontusionen des Unterleibes gehören nicht zu den seltenen Verletzungen. Die Verletzung kann eine Quetschung, eine wirkliche Zerreißung und ein Einriß des Darmes sein. Die Quetschung vollzieht sich zwischen der pressenden Gewalt einerseits und der Wirbelsäule und dem Becken andererseits. Reißt nach Einwirkung einer stumpfen Gewalt, wie Stoß, Fußtritt, Hufschlag u. s. w. der Darm, so ist meist der Dünndarm, und dieser besonders gern wieder an der Flex. duodenojejunalis, und der untere Theil des Ileum betroffen. Der Dickdarm reißt selten und dann meist am Coecum, Col. ascenden und Col. descend. Dieses Gesetz bezüglich der Häufigkeit gilt auch für die Quetschungen. Nach Petris[1]) Casuistik waren unter 290 Verletzungen des Darmes, 172 des Dünndarmes und 22 des Dickdarmes. Zerreißungen des Mastdarms sind nicht erwähnt. Auch andere Referate über Mastdarmzerreißungen bei reinen Bauchkontusionen habe ich in der Litteratur nicht finden können.

Diese Zerreißungen werden von Poland[2]) dadurch erklärt, daß der bewegliche Darm von einem fixirten abreißt. — Beispiel: der bewegliche Dünndarm von dem fixirten Zwölffingerdarm. — Die Intensität der Darmverletzungen hängt neben dem Füllungsgrad des Darmes von der Stärke der Gewaltwirkung ab. Es sind Fälle beobachtet, wo nur die Serosa eingerissen war bei starker Gewalt und leerem Darm, als auch solche, bei denen eine geringere Gewalt eine totale Ruptur der Wand des gefüllten Darmes bewirkte. Dazwischen giebt es natürlich alle Grade der Zerreißungen. Im allgemeinen kann man

[1]) Ueber die subkutanen Rupturen und Kontusionen des Magen-Darmkanals. Beitrag zur klin. Chir. Bd. XVI. Heft 3.

[2]) Poland, Kontusionen des Unterleibs verbunden mit Verletzungen des Magens und der Därme. Guys Hospitals Reports 3. Ser. Vol. 4 ref. bei Schmidts Jahrbücher Nr. 105.

Bild 11. Sauerbruchs Lehrer Johannes von Mikulicz-Radecki (1850–1905)

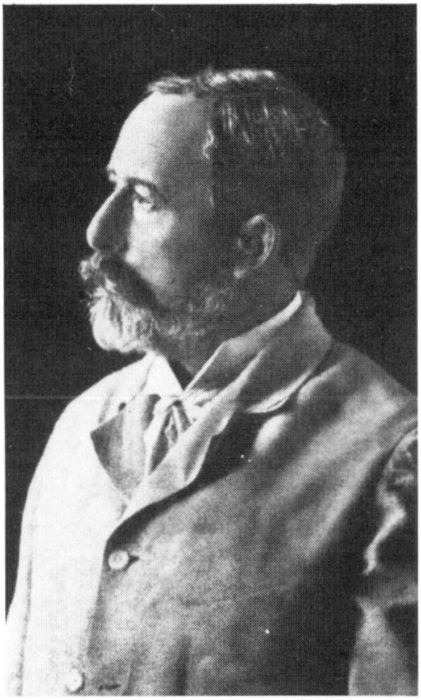

Bild 12. Sauerbruchs Wirkungsstätte, in der er die Unterdruckkammer erprobte (Chirurgische Klinik in Breslau)

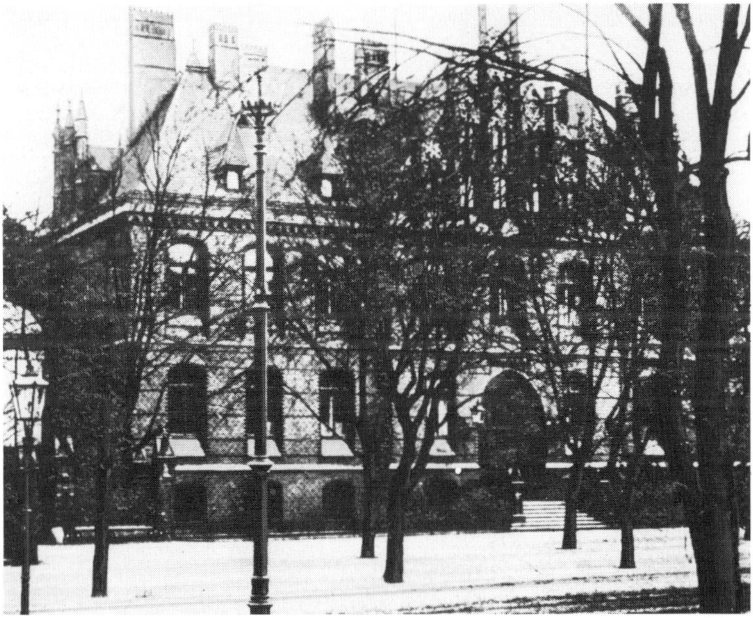

Nachdruck verboten.

XVII.

Zur Pathologie des offenen Pneumothorax und die Grundlagen meines Verfahrens zu seiner Ausschaltung.

Von

Dr. **Sauerbruch,**

wissenschaftlichem Assistenten der Klinik.

(Hierzu 9 Abbildungen und 12 Kurven im Texte, und 2 Kurvenbeilagen.)

I. Einleitung.

Der gewaltige Fortschritt, den die allgemeine Anerkennung der Asepsis in der Medizin bedeutet, beruhte in erster Linie darauf, daß unter ihrem Schutze neue Gebiete des Körpers, speziell die Körperhöhlen, dem Messer des Chirurgen zugänglich wurden. Ganz besonders gilt dies von der Bauchhöhle. Die Scheu vor ihrer Eröffnung schwand, und heute gibt es wohl kaum ein Organ des Abdomens, das nicht gelegentlich operativ behandelt würde.

Die meisten Erkrankungen der Brustorgane haben noch bis heute dem Chirurgen getrotzt. Wir haben keine Thoraxchirurgie, die sich der abdominalen ebenbürtig an die Seite stellen könnte. Zum Teil liegt es in der Art der Erkrankung, von der die Brustorgane befallen werden — Emphysem, vitium cordis —, daß hier die innere Therapie allein zu Worte kommt; aber auch Tumoren und Verletzungen, ja selbst diejenigen mit gefährlichen Blutungen, die bei allen anderen Organen eo ipso dem Chirurgen gehören, sind ihm hier nur unter besonders günstigen topographischen Verhältnissen erreichbar. Daneben spielen

(Aus der kgl. chirurgischen Klinik und dem pharmazeutischen Institut zu Breslau, Prof. v. Mikulicz und Prof. Filehne.)

Über die Ausschaltung der schädlichen Wirkung des Pneumothorax bei intrathorakalen Operationen.

Von

Dr. **Ferdinand Sauerbruch,**

wissenschaftlicher Assistent der Klinik.

Im Oktober vorigen Jahres gab mir Herr Geh.-Rat v. Mikulicz die Anregung zu einer experimentellen Arbeit über die Möglichkeit, bei intrathorakischen Operationen die schädliche Wirkung des Pneumothorax auszuschalten. Er hatte dabei in erster Linie die transpleurale Ösophagusresektion im Auge, welche bisher sowohl am Menschen als auch im Tierexperiment die traurigsten Resultate ergeben hat. Eine der Hauptursachen der Mißerfolge war der mit der Operation verbundene Pneumothorax und die funktionelle Ausschaltung der unter dem atmosphärischen Druck kollabierten Lunge. Da bei Hunden die Resektion des unteren Ösophagusabschnittes fast immer zur Eröffnung der zweiten Pleurahöhle führt, so verendet ein großer Teil der so operierten Tiere noch auf dem Operationstische. Die Physiologen helfen sich bei intrathorakalen Operationen, so z. B. bei der Vagotomie, schon seit langem in der Weise, daß sie die kollabierten Lungen durch künstliches, rhythmisches Einpumpen von Luft (durch eine luftdicht abschließende Trachealkanüle) in Tätigkeit versetzen. Herr Geh.-Rat v. Mikulicz hat im vorigen Jahre auf diese Weise eine Reihe von Ösophagusresektionen am Hunde vorgenommen; die Resultate waren jedoch nicht befriedigend, so daß er diesen Weg als wenig aussichtsvoll ansehen mußte. Es lag nahe, die schädliche Wirkung des atmosphärischen Druckes auf andere Weise auszuschalten, und zwar durch Herstellung eines entsprechenden negativen

XIII.

AUS DER

BRESLAUER CHIRURGISCHEN KLINIK

DES PROF. DR. v. MIKULICZ.

Die Chirurgie des Brustteils der Speiseröhre.

Eine experimentelle Studie.

Von

Dr. **F. Sauerbruch,**

Privatdocent und Assistenzarzt der Klinik.

(Mit 39 Abbildungen.)

Die bisherigen Publikationen über mein Verfahren zur Ausschaltung des Pneumothorax beziehen sich hauptsächlich auf die physiologischen Grundlagen der Methode und haben ihre praktische Verwendbarkeit gänzlich ausser Acht gelassen oder höchstens gestreift. Ueber die praktische Bedeutung ist auch von anderer Seite wenig geschrieben worden, und es macht den Eindruck, als ob im Allgemeinen die Chirurgen eine abwartende Haltung einnähmen. Das ist verständlich bei der Schwierigkeit der Materie und den noch geringen Erfahrungen am Menschen. Einige sind deshalb vielleicht mutlos geworden, bei anderen scheint aber das Interesse durchaus nicht erloschen. Das beweisen die vielfachen Anfragen, die an unsere Klinik bezüglich praktischer Details gerichtet werden, sowie die Einrichtung pneumatischer Kammern zum Operieren am Menschen, welche anderwärts nach unserem Muster durchgeführt sind (Leipzig, Köln, Berlin, Paris, Buffalo).

Unsere Zurückhaltung in Bezug auf Mitteilungen praktischer Erfahrungen ist leicht zu verstehen. Das neue Gebiet musste aus-

Bild 13–15. Erste Berichte über die Unterdruckkammer und deren praktische Verwendung

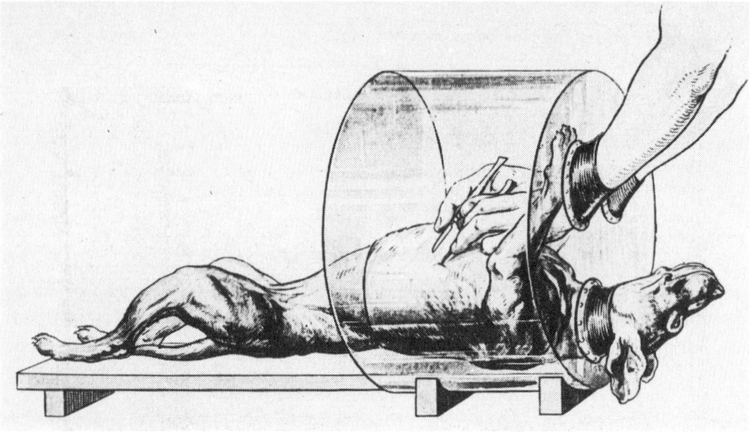

Bild 16. Erster Unterdruckzylinder

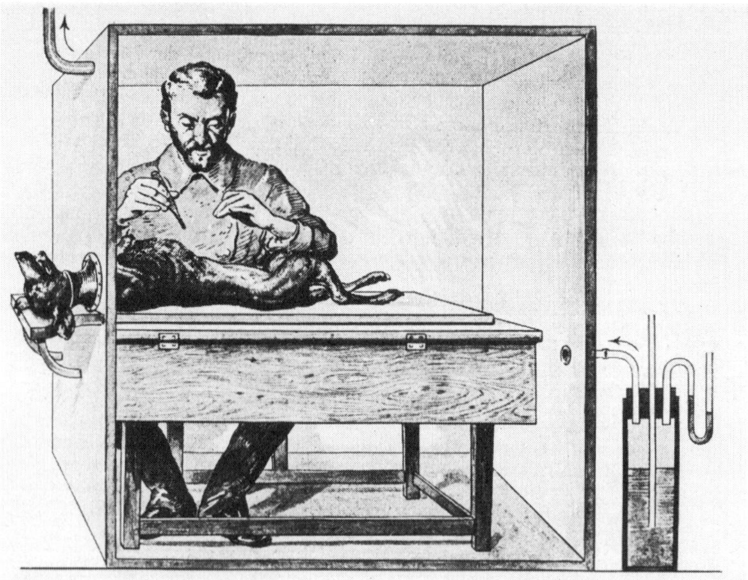

Bild 17. Weiterentwicklung zur Kabine

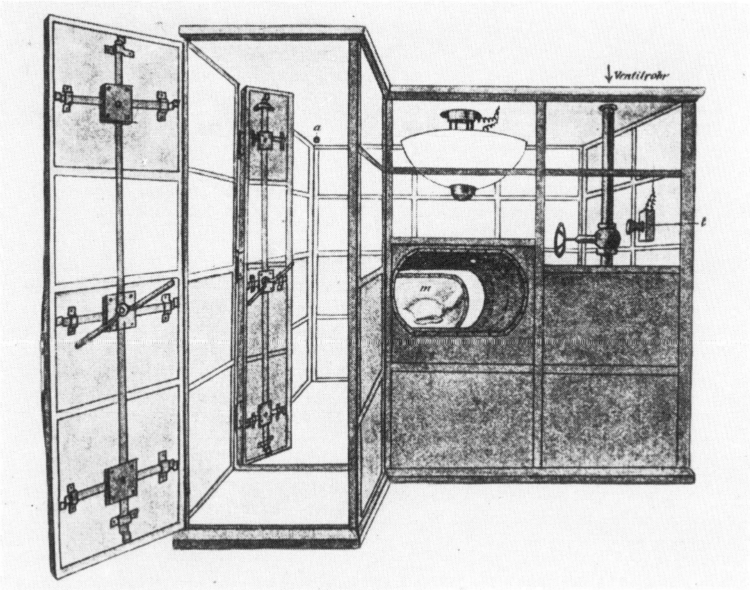

Bild 18. Unterdruckkammer

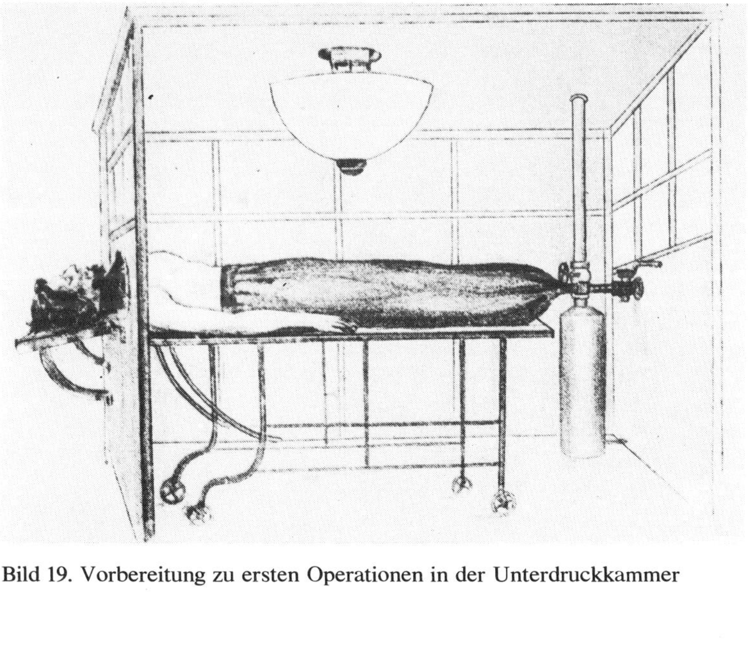

Bild 19. Vorbereitung zu ersten Operationen in der Unterdruckkammer

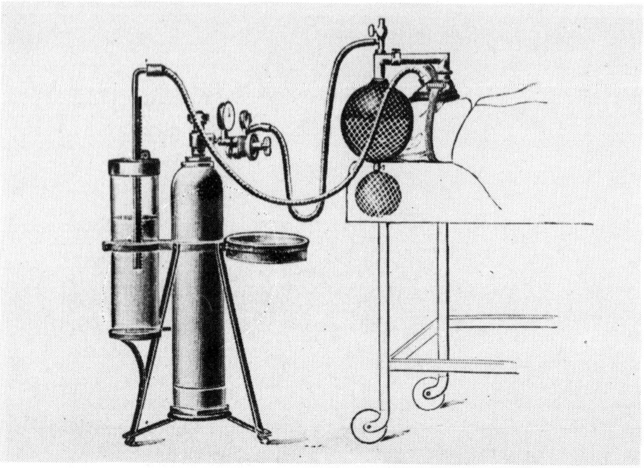

Experimentelles zur Chirurgie des Brustteils der Speiseröhre.

Der Hohen Medizinischen Fakultät der Königlichen Universität zu Breslau

behufs seiner

Habilitation als Privatdozent

für Chirurgie

vorgelegt und nebst den beigefügten Thesen am

Donnerstag, den 8. Juni 1905, 11¼ Uhr vormittags

in der

Aula Leopoldina der Universität

öffentlich verteidigt von

Dr. med. Ferdinand Sauerbruch

aus Elberfeld.

Opponenten: Herr Dr. **Bucholz.**

„ Dr. **Hugbert Bardenheuer.**

Bild 20. Überdruckapparat nach Tiegel

Bild 21. Habilitationsschrift 1905

Bild 22. Walter Stoeckel (1871–1961) zur Zeit der gemeinsamen Tätigkeit mit Sauerbruch in Marburg

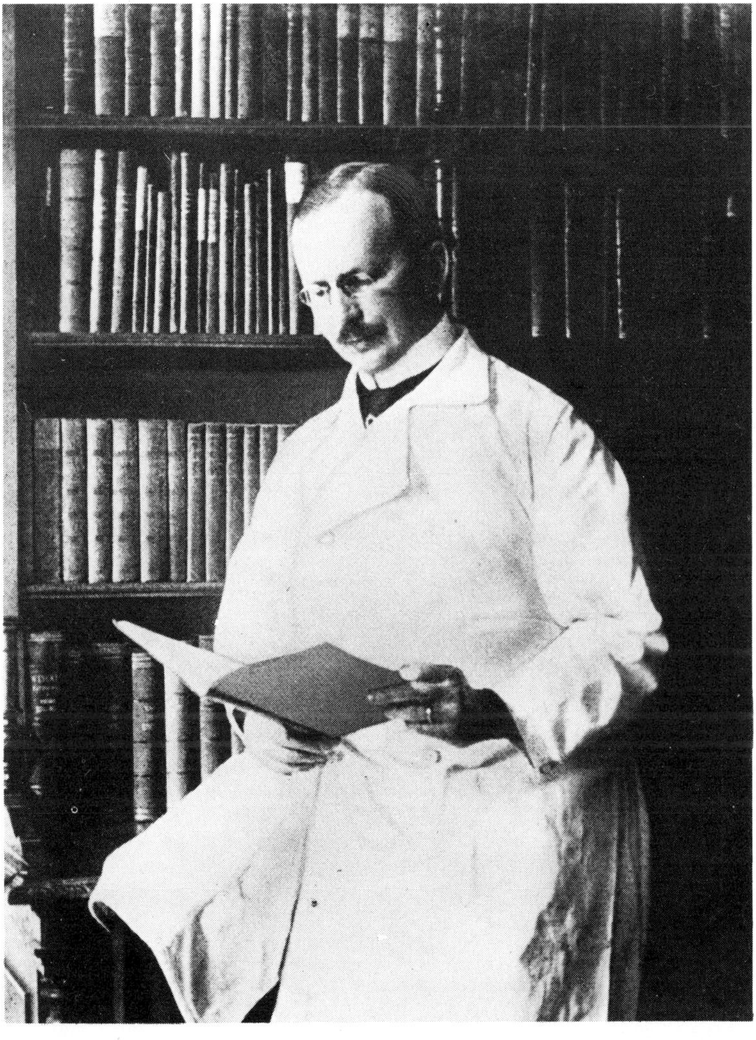

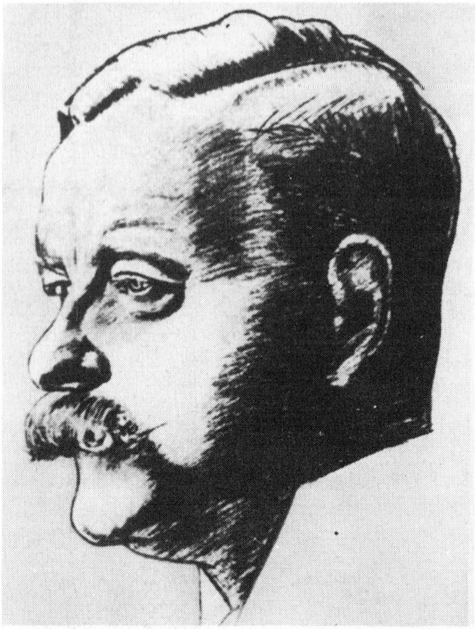

Bild 23. Paul Leopold Friedrich (1864–1916)

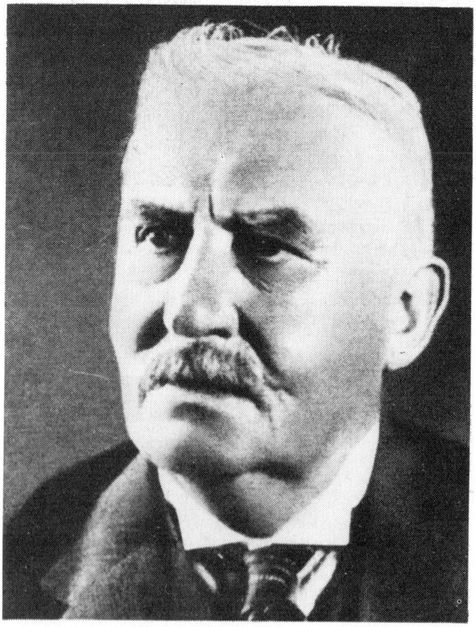

Bild 24. Wissenschaftlicher „Kontrahent" Ludolph Brauer (1865 bis 1951)

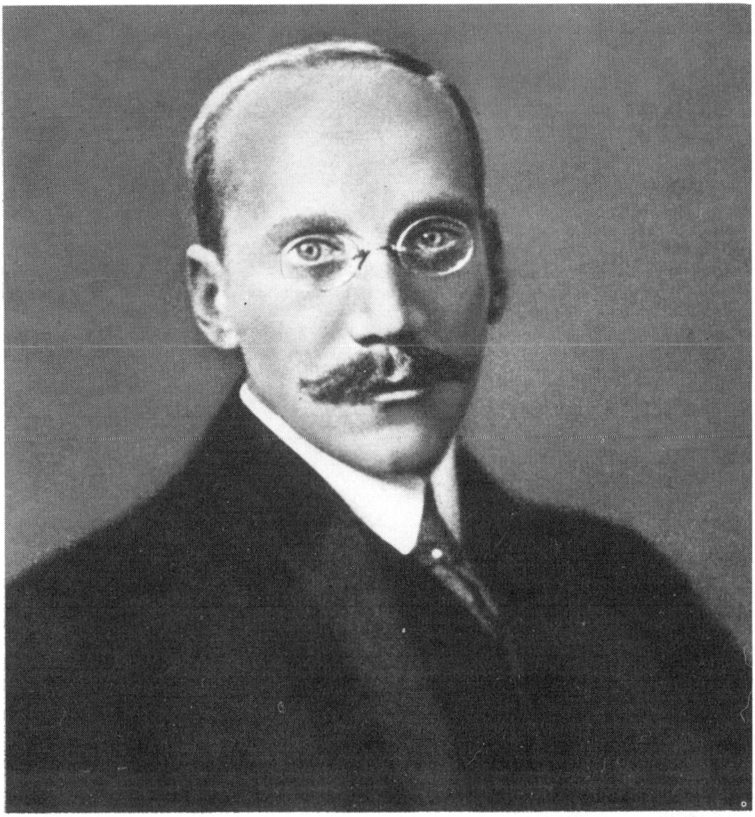

Bild 25. Sauerbruch zur Zeit seiner Münchener Tätigkeit

Sonderblatt.

München, 15. Mai 1919.

№. 53.

Bayerisches Polizeiblatt.

Herausgegeben von der Polizeidirektion München.

3040.

10000 Mark Belohnung.

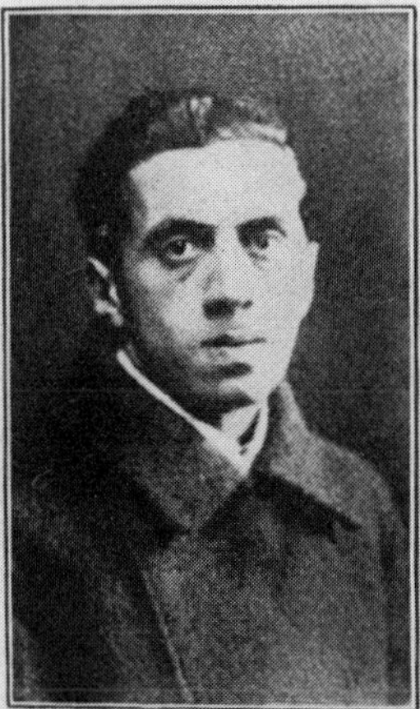

Wegen Hochverrats

nach § 81 Ziff. 2 des RStGB. ist Haftbefehl erlassen gegen den hier abgebildeten Studenten der Rechte und der Philosophie

Ernst Toller.

Er ist geboren am 1. Dezember 1893 in Samotschin in Posen, Reg.-Bez. Bromberg, Kreis Kolmar, Amtsger. Margonin, als Sohn der Kaufmannseheleute Max u. Ida Toller, geb. Kohn.

Toller ist von schmächtiger Statur und lungenkrank; er ist etwa 1,65—1,68 m groß, hat mageres, blasses Gesicht, trägt keinen Bart, hat große braune Augen, scharfen Blick, schließt beim Nachdenken die Augen, hat dunkle, beinahe schwarze wellige Haare, spricht schriftdeutsch.

Für seine Ergreifung und für Mitteilungen, die zu seiner Ergreifung führen, ist eine Belohnung von

zehntausend Mark

ausgesetzt.

Wenden!

Bild 26. Steckbrief der Konterrevolution

gezeigt, daß die vollständige Entknochung der Brustwand, wie sie Friedrich ausgeführt hat, einen sehr großen Eingriff darstellt und infolgedessen mit einer großen Mortalität verbunden ist. Die Annahme, daß in dieser ausgedehnten Weise in einer Sitzung operiert werden müsse, ist irrig."

Sauerbruch empfahl das von ihm als richtig erkannte therapeutische Prinzip beizubehalten, jedoch die Methode der Ausführung weniger gefährlich zu gestalten. Er zeigte, daß die erwünschte Entspannung der Lunge auch erzielt werden kann, wenn man paravertebral (neben dem Wirbel liegend), im Bereich der größten Krümmung der Rippen kleinere Stücke aus ihnen entfernt. Nach seiner Erfahrung hatte sich ein etappenweises Vorgehen bewährt. Es war ihm bis zum Jahre 1912 gelungen, die Letalitätsrate entscheidend zu senken. Im Jahre 1914 konnte er auf dem 43. Kongreß der Deutschen Gesellschaft für Chirurgie über noch größere Erfolge berichten. Von inzwischen durchgeführten 172 Operationen waren im Anschluß an die Operationen nur zwei Patienten verstorben.

Sauerbruchs Erfolge der Thorakoplastik erregten in aller Welt großes Aufsehen. Das war umso verständlicher, da seine Operationsmethode Kranke betraf, denen auf konservativem Wege nicht mehr geholfen werden konnte, die jedoch als Ansteckungsgefahr für ihre Umwelt ein großes Risiko darstellten. Von ihnen konnten nun bei richtiger Auswahl mit Hilfe der Thorakoplastik mindestens 40% dauernd geheilt und bei mindestens 30% der Zustand erheblich gebessert werden. Sauerbruch hatte mit seiner Operationsmethode nicht nur eine medizinische, sondern auch eine soziale Großtat vollbracht. Seine nun in aller Welt praktizierte paravertebrale Thorakoplastik wurde zu einer klassischen Operation. Sie erfuhr von ihm und anderen mancherlei Verbesserungen. Auf Grund anatomischer und physiologischer Studien und guter klinischer Ergebnisse empfahl Sauerbruch als Neuerung die Ausschaltung der Zwerchfellnerven. Das dadurch gelähmte Zwerchfell hob sich und stand still. Es diente damit auch dem Prinzip der Einengung und Ruhigstellung der erkrankten Lunge. Auch die von Gustav Bär angegebene Paraffinplombierung wurde von Sauerbruch zum ersten Male angewandt und als Verfahren vervollkommnet, um mit ihrer Hilfe einzelne Kavernen oder ein System von Hohlraumbildungen in der Lungenspitze zum Kollaps zu bringen.

Weitere von ihm erprobte Varianten waren die Spitzenplastik und der extrapleurale Pneumothorax (Einbringen von Luft, später auch von Flüssigkeit oder Kunststoffen zwischen Thoraxwand und das von ihr gelöste Rippenfell zum Zwecke der Lungenkompression).

Auf der Grundlage der Einführung des Druckdifferenzverfahrens, der Verbesserung von Röntgendiagnostik und operativer Technik konnte der chirurgische Kampf gegen die Tuberkulose immer erfolgreicher geführt werden. Sauerbruch berichtet über die Erfolge seines Züricher Wirkens: „Jedes Jahr verschaffte mir neue Erkenntnisse in der operativen Behandlung der Brustorgane. Ich lernte Krankheitsbilder richtig erkennen und werten, und ich lehrte sie erkennen und werten. Meine Mitarbeiter und ich brachten es so weit, daß wir einseitige schwere Tuberkulosen, die auf konservativem Wege nicht mehr heilbar waren, ohne allzu große Gefahr für den Kranken durch chirurgische Behandlung bessern konnten. In vielen Fällen führten wir völlige Gesundung herbei. Das machte uns sehr glücklich, denn diese Menschen wären sonst gestorben ... Und diese Menschen warteten jetzt nicht mehr in den Sanatorien auf den Tod. Sie konnten geheilt wieder ihre Arbeit aufnehmen und so ihr Geschick in eigenen Händen halten." [7, S. 171]

Neben dem Kampf der Chirurgie gegen die Tuberkulose als Geißel der Menschheit hatte die Bakteriologie bereits einen entscheidenden Sieg errungen. Die Entdeckung der Tuberkelbakterien durch Robert Koch im Jahre 1882 hatte den langen Streit der Befürworter und Gegner des parasitären Charakters der Tuberkulose zugunsten der ersteren entschieden. Die Ansicht, die Tuberkulose sei eine Ernährungsstörung oder eine durch allgemeine Körperbeschaffenheit bedingte vererbbare Krankheit, war überwunden worden.

Doch waren mit Kochs bakteriologischen Erkenntnissen und Sauerbruchs chirurgischen Methoden jeweils nur die medizinischen Voraussetzungen zur Bekämpfung der schrecklichen Volkskrankheit gegeben. Um einen Erfolg zu garantieren, galt es, die sozialen Belange zu analysieren und zu verändern. So lange die Lebensbedingungen der Masse des Volkes nicht verbessert wurden, konnte gegen die weitere Ausbreitung der Tuberkulose als Folgeerscheinung der Verelendung der Arbeiterklasse kein Damm errichtet werden. Wie die Tuberkulose in der

Arbeiterklasse noch zu Beginn des 20. Jahrhunderts wütete, zeigt eine Statistik der Schwindsuchtssterblichkeit in einigen Berufsgruppen. Sie betrug bei den

Maurern	35%
Zimmerleuten	41%
Buchdruckern	45%
Sattlern	47%
Goldschmieden	50%
Posamentierern	50%
Drechslern	54%
Buchbindern	64%
Tapezierern	65%
Vergoldern	85%

Wie hoch mag der Anteil dieser Berufsgruppen in den Luxus-Sanatorien gewesen sein? –

Thomas Mann hat mit seinem Roman „Der Zauberberg“ wie in einem Brennspiegel dieses weltentrückte Leben der parasitären bourgeoisen und aristokratischen Oberschicht in einem Luxussanatorium von Davos dargestellt. Die Aufnahme des Romans war in den ärztlichen Kreisen sehr unterschiedlich. Thomas Mann nahm dazu in einem Offenen Brief an den Herausgeber der „Deutschen Medizinischen Wochenschrift“ Stellung: „Der Roman ‚Der Zauberberg‘ hat einen sozialkritischen Vordergrund, und da der Vordergrund dieses Vordergrundes medizinische Region ist, die Welt des Hochgebirgs-Luxus-Sanatoriums, in der die kapitalistische Gesellschaft Vorkriegs-Europas sich spiegelt, so konnte es wohl nicht fehlen, daß eine gewisse Fachkritik, hypnotisiert vom vordersten Vordergrund, in dem Buche nichts eben als den Sanatoriums-, den Tuberkuloseroman erblickte ...“

Im Gegensatz zu denen, die das Werk als einen Angriff auf die Ärzte mißverstanden, stellte die Berliner Ärztin Margarethe Levy fest: „Die Kritik, die der Roman an der Realität des Lungen-Luxus-Sanatoriums übe, sei nach ihrer Erfahrung als Patientin und Ärztin nur allzu gelungen und berechtigt, und das Buch bedeute einen sehr ernsthaften Appell an das Gewissen der Ärzte, ihre Kranken vor dem psychisch schädigenden Einfluß dieses Milieus zu bewahren.“ Die Tuberkulose als Volkskrankheit zu beseitigen, oder zumindest ihre schrecklichen Auswirkungen zu mildern, hieß jedoch weniger, negative psychische

Einflüsse auf Patienten der Oberschicht zu vermeiden, als vielmehr die furchtbare soziale Notlage der Masse des Volkes – den Nährboden der Tuberkulose zu beseitigen.

Erste Einrichtungen zur Bekämpfung der Tuberkulose für das werktätige Volk waren ausgangs des 19. Jahrhunderts auf Initiative einzelner Personen, häufig Ärzten, die den Kranken und Notleidenden helfen wollten, entstanden. Da der Staat seine Hilfe versagte, versuchte man durch Vereinsbildungen die Kräfte im Dienste der guten Sache zu vereinen und zu stärken. Doch konnte das humanitäre Anliegen auf der Grundlage einer Individualalmosenfürsorge nicht gelöst werden. Der Staat sah sich auch zur Zeit von Sauerbruchs Erfolgen nicht veranlaßt, planmäßig finanzielle Mittel zur Bekämpfung und Vorbeugung der Tuberkulose zur Verfügung zu stellen.

Schrecken des ersten Weltkrieges

Während der Humanist Ferdinand Sauerbruch mit all seinen Kräften den Kampf gegen den Tod führte, hatte die aggressive Politik der imperialistischen Staaten die internationale politische Situation zugespitzt. Die wachsenden imperialistischen Gegensätze führten schließlich zur Entfesselung des ersten Weltkrieges. Das Völkermorden, das über zehn Millionen Opfer forderte, stand im krassen Gegensatz zu Sauerbruchs humanitärem Wirken. Er hatte sich bisher, nur seiner fachlichen Arbeit lebend, wenig mit Politik beschäftigt. Dabei hatte er die ständige Intensivierung der Kriegsvorbereitungen ebensowenig erkannt wie den wachsenden Kampf der internationalen Arbeiterklasse und bürgerlicher Humanisten gegen die drohende Kriegsgefahr.

Ferdinand Sauerbruch befand sich bei Kriegsausbruch in der neutralen Schweiz. Damit hätte er die einzigartige Möglichkeit gehabt, sich ein einigermaßen objektives Bild von der Situation in Europa während der ersten verwirrenden Kriegstage zu machen. In gleicher Situation befand sich Romain Rolland (1866–1944), der die Tatsache, sich auf neutralem Boden zu befinden, nutzte, um seine Aktivitäten gegen das Völkermorden in alle Welt auszustrahlen, und aus aller Welt Antworten erhielt. So aus Deutschland von Albert Einstein (1879–1955). Doch wurde die Stimme der Vernunft von chauvinistischen Haßgesängen übertönt.

Auch die deutschen Ärzte der Züricher Chirurgischen Universitätsklinik hörten den „Ruf des Vaterlandes" und stellten sich als Reserveoffiziere unverzüglich der deutschen Armee zur Verfügung. Ferdinand Sauerbruch, der nie Soldat gewesen war, hatte keine Mobilmachungsorder erhalten, doch wurde auch er über die Grenzen hinweg von dem Hurrapatriotismus angesteckt und meldete sich, nachdem er sich bei den Schweizer Behörden auf unbestimmte Zeit beurlauben ließ, bei der deutschen Gesandtschaft in Bern als Kriegsfreiwilliger. Er wurde zum Beratenden Chirurgen des XV. Armeekorps ernannt und sollte sich in Straßburg melden. Als er nach beschwerlichen Umwegen hier ankam, wurde sein Eintreffen mit Erstaunen quittiert. Das Generalkommando wußte zunächst nichts mit dem „Zivilisten Sauerbruch" anzufangen. Aber man behielt ihn doch. Nach der „Einkleidung" erfolgte Sauerbruchs erster Einsatz in den Vogesen, dann nördlich von Lille. Hier wurde er mit den Schrecken des Kriegs konfrontiert. Es hielt ihn, in seinem Streben zu helfen, nicht in den Lazaretten, er besuchte Verbandsplätze unmittelbar an der Front. Das unsagbar Grauenvolle, das er hier sah, begann sein Bewußtsein zu verändern. Es bahnte sich zwar keine gesellschaftliche Erkenntnis über die Ursachen des Elends an, doch zog er die Schlußfolgerung, den Grausamkeiten des Kriegs mit erhöhter Einsatzbereitschaft im Dienste der Menschlichkeit zu begegnen. Zunächst überwog das Mitleid: „Der Arzt ist gewohnt zu helfen, eine Gewohnheit, die sich bei guten Ärzten zu einem Instinkt entwickelt hat. Es ist schmerzlich zu sehen, wenn vielfältiger Jammer und endloses Elend von der Front heranfluten, und man alle Hände voll zu tun hat – und doch noch ein Dutzend Hände mehr brauchte. Es ist schmerzlich, jungen Leuten Gliedmaßen wegnehmen zu müssen, ohne ihnen einen einigermaßen ausgleichenden Ersatz geben zu können. Es ist schmerzlich, so viele sterben zu sehen, ohne daß ihnen die Kunst anders zu helfen vermag, als ihnen das Sterben zu erleichtern." [7, S. 178]

Die Züricher Universität forderte die Rückkehr Sauerbruchs. An Kontakten mit der neutralen Schweiz interessiert, stimmte die deutsche Regierung seiner Beurlaubung vom Armeedienst zu, so daß er Anfang 1915 seine Vorlesungstätigkeit und die Leitung der Chirurgischen Klinik wieder aufnehmen konnte.

Das politische Geschehen war jedoch nicht ohne Einfluß an seinen Wirkungsstätten vorbeigegangen. Als ein für die Schweizer Neutralitätspolitik erschwerender Umstand erwies sich bei Ausbruch des Weltkrieges ein politischer Gegensatz der bürgerlichen Bevölkerungskreise der deutschsprechenden und französischsprechenden Landesteile, die jeweils zu den Mittelmächten unter Führung Deutschlands oder zu der Entente tendierten. Angesichts der drohenden Kriegsgefahr wurden im Interesse der Erhaltung der Neutralität die nationalistischen Gegensätze jedoch weitgehend überbrückt und dem nationalen Unabhängigkeitswillen Ausdruck verliehen.

Wie groß die Gefahr auch für ein neutrales Land war, hatte der Einmarsch deutscher Truppen in Belgien gezeigt. Dieser Überfall macht die wachsenden Bedenken breiter Kreise der Schweizer Bevölkerung gegen einflußreiche Positionen von Deutschen in der Schweiz verständlich. Angesichts der integren humanistischen Haltung Sauerbruchs und seiner großen Leistungen konnten sie in bezug auf seine Person jedoch zerstreut werden. Doch war man in der Schweiz gegenüber jeder Erscheinung des preußischen Kasernengeistes allergisch. So erhob eine Reihe von Assistenzärzten gegen die „preußischen Befehls- und Unterordnungsverhältnisse", denen Sauerbruch in der Klinik Vorschub leistete, energisch Einspruch, und sie unterstrichen diesen Protest mit Arbeitsniederlegungen. Nach gründlicher Prüfung des Sachverhalts bestätigte ein Schweizer Regierungsrat zwar die Notwendigkeit einer straffen Organisation und Leitung einer Chirurgischen Klinik, sprach aber Sauerbruch sein Mißfallen über das autokratische Verhalten aus:

„Anders liegen die Dinge mit Bezug auf den Ton, welchen Prof. Sauerbruch gegenüber seinen Untergebenen hier und da angeschlagen haben soll... Der Regierungsrat hat deshalb Prof. Sauerbruch wissen lassen, daß er dieses Verhalten mißbilligen muß."

Der Sauerbrucharm

Für den Arzt und Humanisten Sauerbruch waren die unmenschlichen Schrecken des Krieges, mit denen er in den Lazaretten konfrontiert worden war, unerträglich. So suchte er fieberhaft nach Möglichkeiten, das harte Schicksal der Verwundeten zu verbessern.

Im Sommer 1915 hatte er ein folgenreiches Gespräch mit dem Turbinenspezialisten Stodola, einem Professor an der Technischen Hochschule Zürich, geführt, der ein konsequenter Gegner des Völkermordens war. Sauerbruch erinnert sich an diese Aussprache:

„Ich beschrieb ihm den Jammer, der mich erfaßte, und schilderte ihm das niederschmetternde Gefühl, das einen Chirurgen packt, wenn er sich gezwungen sieht, jungen, sonst gesunden Menschen Arme und Beine abzuschneiden. Ich sagte ihm auch, daß mich schon lange der Gedanke verfolgt habe, wie man für diese hoffnungsvollen jungen Menschen, die der Krieg zu Krüppeln machte, mehr tun könne als bisher. Er antwortete mir auf meine Fragen, daß es dann eben die Aufgabe der Ärzte sei, künstliche Glieder zu konstruieren. Er könne sich als Techniker und was die technische Seite des Problems beträfe, durchaus vorstellen, daß es möglich wäre. Jedoch müsse der Arzt die Muskeln des verletzten Gliedes als Kraftquelle für eine ‚willkürlich bewegliche Hand' wieder nutzbar machen, dann könne man eine wesentliche Verbesserung der bisher üblichen, reichlich plumpen Prothesen erzielen." [7, S. 188]

Das Problem durchdringend, wertete Sauerbruch die einschlägige Fachliteratur aus und beschäftigte sich intensiv mit der Geschichte der künstlichen Hand. Offensichtlich waren Ersatzgliedmaßen im Altertum weitgehend unbekannt, denn weder bei dem „Vater der Medizin", Hippokrates (460–377), noch bei dem hervorragenden griechisch-römischen Arzt Galen (129–199) oder dem römischen Enzyklopädisten Aurelius Cornelius Celsus finden sie Erwähnung. Nur Plinius der Jüngere (61–113) berichtet von dem Römer Markus Sergius, der im 2. Punischen Krieg die rechte Hand verloren hatte und sich aus Metall eine künstliche Hand herstellen ließ. Angaben über Details oder die Funktionstüchtigkeit dieser künstlichen Hand werden jedoch nicht gemacht.

Allgemein bekannt ist die eiserne Hand des fränkischen Ritters Götz von Berlichingen (1480–1562), der im Bauernkrieg zum Verräter an der Sache der Aufständischen wurde. Da Sauerbruch erfahren hatte, daß sich diese Hand noch im Familienbesitz befinden sollte, ließ er nichts unversucht, um ihre Technik studieren zu können. Die Hand war 1504 von einem Waffenschmied in Olnhausen angefertigt worden (siehe Bild 33).

Der Mechanismus dieses kleinen technischen Meisterwerkes war im Handteller (A) verborgen. Die Beugung der Finger erfolgte durch Aufstützen oder mit Hilfe der anderen Hand. Jeder einzelne Finger konnte in jedem seiner Gelenke beliebig gebeugt werden, blieb dann aber in der eingenommenen Stellung fixiert. Bei Betätigung des Knopfes (D) sprangen der zweite bis fünfte Finger in die gestreckte Lage zurück, während bei Druck des Knopfes (E) ein Mechanismus die Streckung des Daumens bewirkte. Es war möglich, die Hand auch im Handgelenk durch Aufstützen oder mit Hilfe der gesunden Hand beliebig zu beugen oder zu strecken, sobald man den Knopf (F) an der Handwurzel betätigte. Der Armstumpf wurde bei der Klappe (C) in die Armschiene (B) eingelegt.

In der zweiten Hälfte des 16. Jahrhunderts ließ der französische Chirurg Ambroise Paré (um 1510–1590) von einem Pariser Schlosser eine Hand aus Eisenblech herstellen. Das Handgelenk war jedoch unbeweglich und alle Finger nur gleichzeitig bewegbar. Eine Druckfeder, die vom Handteller bis zu den Fingerspitzen führte, ermöglichte die Streckung und eine Zugfeder die Beugung.

In der Folgezeit werden weitere künstliche Hände beschrieben. So soll der Mechaniker Laurent ein brauchbares Ersatzglied hergestellt haben. 1790 stellte Gavin Wilson in Edinburgh künstliche Arme aus gebranntem Leder her. Die Gelenke der Hand und der Finger waren nur passiv beweglich und verblieben in der ihnen mitgeteilten Lage. Werkzeuge, die die Hand benutzen sollte, mußten mit Schrauben an der Greiffläche befestigt werden. Den Versuch, der künstlichen Hand eine der gesunden Hand ähnliche Bewegungsfähigkeit zu geben, unternahm erstmals der Mechaniker Heinrich Klingert. Die Finger waren in allen Gelenken beweglich und mit Darmsaiten verbunden. Auch dieses Modell blieb ohne praktische Bedeutung, und alle bis zum Ende des 18. Jahrhunderts entwickelten künstlichen Glieder ermöglichten bestenfalls ein passives Halten und Tragen. Das Hauptanliegen, ein aktives Greifen, Fassen und Bewegen war unerfüllt geblieben.

Die Herstellung der ersten willkürlich bewegbaren Hand war deshalb ein großer Fortschritt. Sie wurde von dem chirurgischen

Techniker und Zahnarzt P. Ballif konstruiert (siehe Bild 34). Grundgedanke der Konstruktion war das mechanische Nutzen der Schulter- und Rumpfbewegungen zum Beugen des Ellbogens und Strecken der Finger. Als Kraftüberträger wirkten Riemen und Saiten, die von den bewegbaren Fingern und dem Unterarm über die Schulter zu einem Brustgurt führten. Die Finger wurden durch eine starke Feder in Beugestellung gehalten, die Hand machte in Ruhestellung eine Faust. Eine Vorwärts- oder Seitwärtsbewegung des Rumpfes streckte die Finger, die so nach einem Gegenstand greifen konnten und automatisch wieder in Beugestellung zurückfederten. Im Gegensatz zu ihren Vorgängern konnte Ballifs Hand greifen, festhalten und loslassen. Unter Nutzung des Grundprinzips wurde sie vielfach modifiziert und technisch verbessert. So entstanden die künstlichen Arme von Eichler, Petersen, Collin und Carnes. Die hohen Kosten ließen diese Prothesen jedoch für die Mehrzahl der Invaliden unerschwinglich bleiben. Um so größeren Beifall fand deshalb das von Beaufort konstruierte billige einfache Modell, das breite praktische Verwendung fand.

Einen weiteren Fortschritt bedeuteten die Prothesen der Techniker Charriere und Dalisch. Sie nutzten die Beuge- und Streckbewegung des Unterarmstumpfes zum Beugen und Strecken der Finger. Hier wurde erstmals die Kraft des Stumpfes selbst genutzt. Damit wurde die Funktion der künstlichen Hand von den Rumpf- bzw. Schulterbewegungen unabhängig. Voraussetzung dafür waren jedoch bestimmte Stumpfeigenschaften.

Neben der Entwicklung einer weitgehend funktionstüchtigen künstlichen Hand liefen Bestrebungen, unter Verzicht auf Form und Funktion der lebenden Hand, einfache Ersatzglieder zu schaffen, die lediglich dazu dienten, bestimmte Arbeitsvorgänge zu verrichten. Es entstanden Arbeitshaken, -zangen und -krallen.

Sauerbruch sah in diesen Hilfsmitteln nur eine Teillösung. Sein Ziel war eine vielseitig brauchbare und wohlgestaltete künstliche Hand. Stodola hatte ihm im Gespräch die Anregung gegeben, die Muskeln des Amputationsstumpfes als Kraftquelle nutzbar zu machen. Dieser Gedanke wird erstmals 1861 in der Schrift „Recherches sur la prothèse des membres“ von Beaufort geäußert. Der Leibarzt Napoleons, Dominique-Jean Larrey (1766–1842) soll auch bereits diese Möglichkeit erwogen haben.

Der Italiener Vanghetti hatte 1899 auf der Grundlage eingehender theoretischer und experimenteller Studien einen entsprechenden Vorschlag unterbreitet, der 1906 in der Monographie „Plastica e prothesi cinematiche“ insbesondere von der praktischen Seite her vertieft wurde. Er ebnete der Amputationschirurgie neue Bahnen, indem er die Muskeln und Sehnen des Stumpfes im Sinne ihrer früheren physiologischen Funktion nutzte. Ceci führte in Pisa, diesen Angaben folgend, erste Operationen durch. Dabei vermied er bereits im Gegensatz zu Vanghetti die Isolierung einzelner Muskeln und Sehnen und verwendete die Gesamtmuskelmasse für eine Plastik. Doch noch immer erwies sich die Methode als zu schwierig und umständlich.

Unabhängig von Vanghetti gelangten andere zu gleichen Ergebnissen, wie auch Elgart 1909 in seiner Arbeit „Amputatio humeri osteoplastica et antebrachii tenoplastica“. Nagy machte den Vorschlag, beim Verlust einzelner Finger die entsprechenden Sehnen durch Umhüllung mit Haut zu einer Kraftquelle umzugestalten. Payr und Witzel unternahmen ähnliche Operationen.

Der Anregung von Stodola folgend, befaßte sich Sauerbruch, die bisherigen Erfahrungen seiner Vorgänger nutzend, mit der Lösung des Problems. Sein Ziel war es, mit Hilfe einer Prothese die normalen Bewegungen und Leistungen der lebenden Hand nachzuvollziehen. Während Stodola die technische Konstruktion einer künstlichen Hand übernahm, widmete sich Sauerbruch der chirurgisch-anatomischen Lösung. Das Problem der willkürlich bewegbaren künstlichen Hand umfaßt eine chirurgische und technische Komponente. Die chirurgische Aufgabe bezweckt die Herstellung leistungsfähiger lebender Kraftquellen. Weiter ist nötig, diese Kraftquelle so zu gestalten, daß eine leichte Verbindung zwischen ihr und der künstlichen Hand möglich wird. Die technische Forderung erstreckt sich auf eine mechanisch zweckmäßige Handkonstruktion, die durch Verbindung mit den lebenden Kraftquellen die normalen Bewegungen und Leistungen der lebenden Hand nachahmt. Beide Aufgaben können nur in enger Wechselwirkung gelöst werden: „Der Chirurg muß die technischen Einzelheiten kennen, und der Techniker bei der Konstruktion der Maschine die chirurgischen Möglichkeiten berücksichtigen. Gelingen beide Aufgaben, so ist damit auch das Endziel, die willkürlich bewegbare künstliche Hand, erreicht." [4, S. 9]

Bis dahin war jedoch noch viel Arbeit zu bewältigen. Zunächst versuchte Sauerbruch, die Richtigkeit seiner Überlegungen durch Tierexperimente zu bestätigen. Am Versuchstier, einem Ziegenbock, zeigte es sich, daß die vorhandenen Sehnen und Muskeln nach einer Amputation zu Kraftquellen umgebildet werden konnten.

Während der Züricher Universitätsferien stellte sich Sauerbruch wieder der deutschen Armee zur Verfügung und erhielt die Leitung des Reservelazaretts an der Chirurgischen Universitätsklinik in Greifswald übertragen. Da hier die Schwiegereltern wohnten, wurde er auf der Reise von seiner Familie begleitet.

Hier in dem Reservelazarett erfolgte die erste Nutzanwendung seiner Erkenntnisse für den Menschen: „Bei einem Oberarmamputierten mit einem chronisch granulierenden Stumpf war eine Reamputation unbedingt nötig. Ich setzte dem Verletzten Sinn und Zweck meines Operationsplanes auseinander und erhielt die Erlaubnis, den Vorschlag zu erproben ... Das Resultat dieser Operation war der einwandfreie Nachweis, daß eine aus den vorhandenen Muskeln gebildete Kraftquelle fähig war, wieder eine der normalen ähnliche Arbeit zu leisten. Mit dieser Feststellung war eigentlich das Prinzipielle der Idee als richtig erwiesen. Nur kam es darauf an, durch zuverlässige Methoden chirurgisch den Gedanken auszugestalten, daß er praktische Brauchbarkeit und Zuverlässigkeit erwarb." [4, S. 9]

Während seine Vorgänger Vanghetti und Ceci Keulen und Schlingen aus Sehnen bildeten, legte Sauerbruch Hauptkanäle durch die Muskulatur und ermöglichte damit die Erfassung der gesamten Muskelkraft. Weiterhin führte er erstmals den Waagebalken in die Prothese ein und ahmte damit das physiologische Spiel von Muskel und Gegenmuskel nach. So ermöglichte er es, mit der Prothese ein natürliches Greifen zu erzielen. Allerdings war die von ihm verwendete künstliche Hand zunächst noch sehr einfach.

Nach Beendigung der Universitätsferien kehrte Sauerbruch unverzüglich nach Zürich zurück. Seine Arbeit an der künstlichen Hand unterstützend, wurde unmittelbar an der Schweizer Grenze in Singen am Hohentwiel ein Lazarett errichtet, das Sauerbruch von Zürich aus gut erreichen konnte. Etwa dreißig

Kilometer nördlich von dem Lazarett arbeitete man in Tuttlingen an der technischen Vervollkommnung der künstlichen Hand. Zweifellos waren diese zusätzlichen Aufgaben, die Sauerbruch neben seinen Pflichten in Zürich bewältigte, eine große Belastung. „Es war ein aufreibendes Leben, das ich zwischen meinem Züricher Pflichtenkreis, dem Lazarett in Singen und der Fabrik in Tuttlingen führte", stellte er in seiner Autobiographie fest.

Der berühmte Schweizer Chirurg Theodor Kocher, ein entschiedener Kriegsgegner, nannte das Singer Lazarett bei einem Besuch eine „Oase in der Wüste der Vernichtung".

Sauerbruch lag es völlig fern, von dem Resultat seiner Arbeit, mit der er die schwere Lage der Verwundeten erleichtern wollte, Wunder zu erwarten, und er warnte entschieden vor übertriebenen Hoffnungen: „Von vornherein muß aber betont werden, daß die Leistungen einer künstlichen Hand auch im günstigsten Falle hinter denen der normalen weit zurückbleiben müssen. Alle die feinen Wechselbeziehungen zwischen der lebenden Hand und dem Gesamtorganismus, die das peripherische und das zentrale Nervensystem besorgen, fallen fort. Kein Ersatzglied kann dem Invaliden das Fühlen, Tasten vermitteln. Das für die Bewegungen der Hand so wichtige Lagegefühl, der Muskelsinn und alles das, was wir unter dem Namen der Koordination zusammenfassen, wird dem Invaliden immer fehlen. Ja, selbst die rein mechanischen Leistungen können nur mit Einschränkung nachgeahmt werden. Die lebende Hand hat für das Spiel ihrer Bewegungen eine Unzahl von Kräften zur Verfügung, die für sich und in geschickter Verbindung wirken und zusammengesetzte Bewegungen hervorrufen können.

Der künstlichen Hand stehen nur eine, zwei, höchstens drei Kraftquellen zur Verfügung. Unsere Aufgabe ist es, mit ihrer Hilfe die wichtigsten und häufigsten Bewegungen zu ermöglichen ... Es folgt daraus, daß unsere Erwartungen in bezug auf die Leistung der willkürlich bewegbaren, künstlichen Hand in engen Grenzen sich bewegen müssen. Wir betrachten es sogar als eine wichtige Notwendigkeit, im Anfang unsere Aufgabe darauf zu beschränken, daß nur die einfachen mechanischen Leistungen der lebenden Hand durch die künstliche nachgeahmt werden. Erst später dürfen wir hoffen, durch weiteren Ausbau der chirurgischen und maschinellen Technik auch an schwierigere Aufgaben herantreten zu können. Aber wenn es auch nur in bescheidenem Rahmen gelingt, willkürliche kraftvolle Bewegungen mit Hilfe der künstlichen Hand auszuführen, so ist ein großer Fortschritt gegenüber unseren bisherigen Ersatzgliedern erreicht.“ [4, S. 10]

Bei Sauerbruch häuften sich die Anfragen über medizinische und technische Details der Handprothesen, in Singen wollten sich zahlreiche Besucher von den Ergebnissen seiner Arbeit persönlich überzeugen und Anregungen erhalten. Das große Interesse, das seiner Arbeit entgegengebracht wurde, vor allem aber das Bestreben, einer großen Zahl Hilfsbedürftiger beizustehen, veranlaßte ihn im Jahre 1916, unterstützt von den Anatomen Georg Ruge und Walther Felix (1860–1930) unter Mitwirkung des Chefarztes des Lazaretts Singen, Alfred Stadler, das Buch „Die willkürlich bewegbare künstliche Hand“ zu veröffentlichen. Es sollte sowohl für Chirurgen als auch für Techniker eine Anregung sein.

„Die Arbeit, die wir Ärzten und Technikern übergeben, ist nur ein Entwurf und darum nicht abgeschlossen. Die Herstellung einer willkürlich bewegbaren, künstlichen Hand ist bisher an einer Reihe technischer Schwierigkeiten gescheitert.

Nur der chirurgische Teil der Aufgabe hat einen gewissen Abschluß erreicht. Die anatomisch-physiologischen und klinischen Grundlagen, auf denen die Arbeit des Chirurgen beruht, sind in den Hauptzügen sichergestellt. Trotzdem darf man Ergänzungen erwarten. Dasselbe gilt für die chirurgische Methodik. Jedenfalls ist aber der Beweis erbracht, daß die Muskelkraft eines Amputationsstumpfes erfolgreich für nahezu gleichwertige Leistung der physiologischen Arbeit herangezogen werden kann.“ [4, S. III]

Ausgehend von detaillierten Ausführungen wurde ein klares Bild der Verschiedenartigkeit der chirurgischen Aufgabe geboten und die technisch-operative Durchführung erläutert. Abschließend wurden zusammenfassend anatomisch-chirurgische Anforderungen für die technische Herstellung der künstlichen Hand gestellt, mit denen Sauerbruch die konstruktive Arbeit der Techniker positiv zu beeinflussen hoffte:

„Zum ersten Male soll hier versucht werden, im Zusammenhang die Richtlinien anzugeben, die für die technische Herstellung der künstlichen Hand von Bedeutung sind. Die künstlichen Hände, die uns bis jetzt zur Verfügung stehen, sind lediglich nach technischen Gesichtspunkten erbaut. Sie vernachlässigen anatomische und funktionelle Besonderheiten der lebenden Hand und verstoßen oft geradezu gegen grundlegende Voraussetzungen. So kommt es, daß keines der bisherigen Handmodelle genügt. Ohne Kenntnis von Bau und Funktion der lebenden Hand kann auch ein geschickter Techniker ein brauchbares Handmodell nicht herstellen. Darum wurde im ersten Teil unserer Arbeit so ausführlich die Anatomie der Hand berücksichtigt, und darum soll hier noch einmal im Zusammenhang auf wichtige Tatsachen aufmerksam gemacht werden. Die praktische Lösung unserer Forderung liegt in der Hand des Technikers." [4, S. 127–128]

Seine Grundforderung war: „Die Funktion der willkürlich beweglichen Hand muß Bezug nehmen auf die Leistung der lebenden." Die anzustrebende „Greifhand" sollte „leicht bewegbar und trotzdem fest gebaut sein". Für die unterschiedlichen berufsbedingten praktischen Anforderungen an die künstliche Hand unterbreitete er Vorschläge zum Bau einer Breitgreif- oder Spitzgreifhand und auch zu einer kombinierten Doppelgreifhand „als das Sinnbild einer Hand für vielartige Griffe, welche wir außerhalb der beruflichen Tätigkeit auszuführen pflegen (Allgreifhand)".

Bei der weiteren Entwicklung seines Vorhabens gaben ihm beim Ausbau der chirurgischen Methodik besonders Eugen Enderlen (geb. 1863), Moritz Borchardt (geb. 1868) und Anton von Eiselsberg tatkräftige Unterstützung. Das Schweizer Rote Kreuz leistete wertvolle finanziell-materielle Hilfe. So wurden in intensiver Arbeit die chirurgische Methodik und insbesondere die technische Konstruktion und damit die Gebrauchsfähigkeit der künstlichen Hand systematisch weiter vervollkommnet.

In dem im Jahre 1923 von ihm herausgegebenen zweiten Band des Buches „Die willkürlich bewegbare künstliche Hand" vermittelte Sauerbruch die in den sechs Jahren seines Wirkens gesammelten Erfahrungen. Er konnte mit Freude feststellen, daß die von ihm 1916 erhofften Ergebnisse weitgehend erzielt worden waren. In welchem Umfang es ihm möglich war, den Verstümmelten Hilfe zu leisten, zeigt sich auch in der Tatsache, daß allein in Singen und München zweitausend Amputierten in hohem Maße wieder ihre Arbeitsfähigkeit gegeben werden konnte.

Wie die Qualität der künstlichen Hand war, zeigt eine 1929 von Sauerbruch ausgewertete Statistik. Gegenstand der Analyse waren 539 Amputierte. 92,4% von diesen konnten mit der künstlichen Hand ihre berufliche Tätigkeit ausüben. Davon 55,4% als Leicht- und 42,5% als Schwerarbeiter. 68% schätzten die durch die Prothese wieder erlangte Arbeitsfähigkeit auf 100% ein. 13,5% auf mehr als die Hälfte eines Gesunden. Diese Erfolge waren nicht zuletzt auch auf die von Sauerbruch mit größter Sorgfalt durchgeführten Vor- und Nachbehandlungen seiner Patienten zurückzuführen.

Auch das Medizinalwesen der jungen Sowjetrepublik widmete Sauerbruchs Arbeit große Aufmerksamkeit und übernahm die Ergebnisse. Wie J. A. Brodsky berichtet, nutzten 74% der von ihm nach Sauerbruchs Verfahren Operierten die Armprothese für ihre tägliche Arbeit.

Es wäre zu einseitig, bei einer Einschätzung der Bedeutung von Sauerbruchs humanitärer Tat nur die praktischen Vorzüge der Prothese zu sehen, obwohl die Rekonstruktion der Arbeitskraft der überwiegend aus der Arbeiterklasse stammenden Versehrten natürlich Vorrang hatte. Deshalb wurden auch die Arbeitsprothesen in ihrer Vervollkommnung immer mehr den berufsspezifischen Bedürfnissen angepaßt. Die künstliche Hand hatte weitere Vorzüge. Durch die ständige Beanspruchung der Muskelkraft des Amputationsstumpfes wurde eine Atrophie verhindert und die Durchblutung normalen Werten nahegebracht. Die Ernährung der Haut, des subkutanen Gewebes, der Muskulatur und des Knochens wurde damit im hohen Maße gewährleistet. Beschwerden, die sich als Folge von Zirkulationsstörungen ergeben, blieben aus.

Es gab aber auch andere Bestrebungen. Gewissenlose Geschäftemacher versuchten, selbst aus der Not der Armen Kapital zu schlagen. Es entstand eine Reihe von Kunstarmen, die weder in anatomischer noch in physiologischer Hinsicht den Anforderungen entsprachen und sich demzufolge als unbrauchbar erwiesen. Nicht selten mußten bei Patienten infolge Fehlbehandlung sogar Reamputationen durchgeführt werden, wobei Amputierte mit vorher guten Stümpfen und guter Muskulatur einen großen Teil ihrer Leistungsfähigkeit einbüßten.

Ferdinand Sauerbruch wandte sich mit der ganzen Kraft seiner Persönlichkeit gegen derartige antihumanitären Machenschaften. Das beste Mittel, sie zu bekämpfen, war die eigene selbstlose Arbeit, die zu immer besseren Ergebnissen führen sollte. Er wurde nicht müde, zur Mitwirkung aufzufordern. So auf einer außerordentlichen Tagung der orthopädischen Gesellschaft. Von Bedeutung war seine Mitteilung: „Im Zusammenhang sei noch kurz auf eine wichtige Erweiterung der Methode hingewiesen. Es war sehr naheliegend, die bei Oberarmstümpfen gemachten Erfahrungen auf Oberschenkelstümpfe zu übertragen.“ [42, S. 1770] Damit deutete er einen Problemkreis an, mit dem er sich in den Folgejahren intensiv beschäftigte.

Die Entwicklung der Handprothesen hat seit den fünfziger Jahren große Fortschritte gemacht. So erregte auf der Brüsseler Weltausstellung die von der Sowjetunion ausgestellte erste funktionsfähige und in Serie gefertigte bioelektrische Plasthand große Aufmerksamkeit. Dieses Grundmodell wurde verbessert, vor allem die darin installierte Elektronik miniaturisiert.

Bei der bioelektrischen Handprothese braucht die Kraft für die Bewegung nicht mehr vom Prothesenträger aufgebracht zu werden. Er trägt als Energiespeicher einen Akkumulator, der die Prothese betreibt.

Die bioelektrische Steuerung geht vom Prothesenträger aus, dabei nutzt man die Tatsache, daß jeder Muskel beim Zusammenziehen eine kleine elektrische Spannung erzeugt. Diese kann man mit Elektroden auf der Haut über dem Muskel aufnehmen, verstärken und zum Steuern der Prothese nutzen. Besonders geeignet sind die Muskeln des Amputationsstumpfes. Die elektronische Schaltung wird so aufgebaut, daß die Muskeln, die vor der Amputation die Hand öffneten, nun den Impuls zum Öffnen der Prothesenhand geben und die Muskeln für das Zugreifen das Signal zum Schließen der künstlichen Hand.

Sauerbruchs Fürsorge galt nicht nur den Amputierten. Er hatte, ungeachtet der Gefahr für die eigene Person, unzähligen Verwundeten unmittelbar an der Front Hilfe geleistet; jetzt vermittelte er seine kriegschirurgischen Erfahrungen besonders hinsichtlich der Bauch- und Brustschüsse weiter. Wie sein Bericht auf der Schweizer Chirurgentagung 1916 zeigte, kam es in den Lazaretten bei den Verwundeten in großem Maße zu Wundinfektionen. Wie viele Opfer der unmenschliche, verbrecherische Krieg forderte, zeigt ein weiterer Bericht Sauerbruchs, nach dem bei den durch Brustschuß Verletzten die Sterblichkeitsrate bei mindestens 40% lag, wobei die auf dem Schlachtfeld Verstorbenen gar nicht mitgezählt wurden.

In der privaten Sphäre bedrückten Sauerbruch mancherlei Sorgen. Da in dem Kantonsspital nur eine begrenzte Möglichkeit zur Unterbringung des in der Vorkriegszeit ständig anwachsenden Patientenstroms bestand, hatte sich Sauerbruch kurz entschlossen in ein finanzielles Wagnis gestürzt. Mit Hilfe eines großen Bankkredits hatte er zwei Villen erworben und sie zu modernen Kliniken mit 22 Betten umbauen lassen. Die Patienten, darunter bedeutende Persönlichkeiten, die allerdings nicht immer gleichermaßen zahlungswillig waren, kamen, so daß er hoffen konnte, die Schuldenlast möglichst bald abzutragen. Doch mit Kriegsausbruch versiegte der Patientenstrom aus dem Ausland immer mehr, und die finanziellen Sorgen nahmen zu – allerdings bedrückten sie in erster Linie seine Frau Ada, die die Organisation und Verwaltung der Privatklinik übernommen hatte. Neben dem negativen Ausgang seines privaten Klinikgründungsexperiments trug die wirtschaftliche Gesamtsituation zu Sauerbruchs Misere bei. Die sich verschlechternde Lebensmittel- und Rohstoffversorgung wurde auch in der Schweiz von verantwortungslosen Kriegsgewinnlern ausgenutzt. Die Teuerung nahm ständig zu. Die wachsende Not und die Einschränkung demokratischer Rechte des Volkes führten zu sozialen Spannungen, die sich vor allem in dem industriellen Ballungsgebiet von Zürich auswirkten.

Im Sommer 1918 erreichte Sauerbruch eine Anfrage aus München, ob er die Berufung als Ordinarius für Chirurgie annehmen würde. Viele seiner Freunde, darunter die Schauspielerin Tilla Durieux (1880–1971) und ihr Mann, der Kunsthändler Paul Cassirer, rieten ihm eindringlich zu. So wichen seine anfänglichen Vorbehalte bald der Zustimmung. Das umso mehr, als die bayerischen Behörden zusicherten, die beengten räumlichen Verhältnisse der Münchner Universitätsklinik zu beseitigen und einen modernen Operationssaal zu bauen. Der Versuch, Sauerbruch durch eine erhebliche Aufbesserung seines Gehalts in Zürich zu halten, scheiterte; er bat um vorzeitige Entlassung, um noch im Wintersemester die Vorlesungstätigkeit in München aufnehmen zu können. Zu seinem Nachfolger in Zürich wurde Clairmont aus Wien bestellt. Zu Sauerbruchs Leidwesen hatte er wenig „Unternehmungsgeist“. Er lehnte das Risiko einer

Übernahme der Privatklinik ab, für die sich auch kein anderer Käufer fand.

Sauerbruch nahm seine Arbeit in München auf, die Familie blieb zunächst noch in der Schweiz, hier hatte Frau Ada organisatorische Fragen der Privatklinik zu klären, die noch mit einem Kredit von 80 Tausend Franken belastet war. –

Neuer, erweiterter Wirkungskreis in München

Revolutionäre Ereignisse

Als Ferdinand Sauerbruch im Spätsommer 1918 seine Tätigkeit in München aufnahm, zeichnete sich militärisch und wirtschaftlich die Niederlage des deutschen Imperialismus deutlich ab, so daß sich die Oberste Heeresleitung am 14. August 1918 zu der Erklärung gezwungen sah, die Fortführung des Krieges sei militärisch aussichtslos. Seit Sommer 1918 entwickelte sich unter den Rückschlägen an der Westfront und unter dem wachsenden Einfluß der Großen Sozialistischen Oktoberrevolution eine revolutionäre Situation in Deutschland. Eine neue Welle von Massenaktionen, in denen die deutsche Linke ihren Einfluß verstärken konnte, begann. Alle Versuche, die militärische Niederlage abzuwenden und durch eine „Reform von oben" die revolutionäre Erhebung der Volksmassen zu verhindern, scheiterten.

Ausgehend von dem Kieler Matrosenaufstand erfaßte die revolutionäre Bewegung ganz Deutschland. Ebenso wie der deutsche Kaiser Wilhelm II. (1859–1941) war auch der bayrische König Ludwig III. „entschwunden". Am 8. November wurde in München die Republik ausgerufen und unter Kurt Eisner (1867–1919) die provisorische Regierung des Freistaates Bayern gebildet. Wie ein Putsch rechtsgerichteter Offiziere bereits im Dezember 1918 zeigte, war die Reaktion keineswegs geschlagen. In der Nacht des 21. Februar 1919 fiel Kurt Eisner einem Attentat durch Graf Arco-Valley zum Opfer.

Dieser Mord aktivierte die Volksmassen. Ernst Toller (1892–1939), der zum zweiten Vorsitzenden des Zentralrats der bayerischen Arbeiter-, Bauern- und Soldatenräte gewählt worden war, berichtet in seiner Autobiographie: „Der Schuß Arcos alarmierte die Republik, die erregten Volksmassen fordern Rache für Eisner, der Zentralrat der Arbeiter-, Bauern- und Soldatenräte übernimmt die Regierungsgewalt, er proklamiert den Generalstreik, er verhängt den Belagerungszustand über Bayern, er beruft den Rätekongreß ein. Die Arbeiterschaft, von der sozialen Tatlosigkeit der Republik enttäuscht, fordert, daß der politischen endlich die soziale Revolution folge, was in Rußland gelungen ist, muß auch hier gelingen, der Parlamentarismus habe versagt, der Gedanke der Räterepublik gewinnt die Massen."

Ohne die notwendigen politischen, ideologischen und organisatorischen Voraussetzungen zu schaffen, wurde am 7. April 1919 eine Räterepublik proklamiert, die sich trotz aller subjektiven Ehrlichkeit ihrer Führer, Ernst Toller, Ernst Niekisch (geb. 1889), Gustav Landauer (1870–1919) und Erich Mühsam (1879–1934) jedoch als Schein-Räterepublik erwies. Die „Münchner Rote Fahne" stellte fest: „Alles wie sonst. In den Ämtern sitzen nach wie vor die königlichen Wittelsbacher Beamten. An den Straßen die alten Hüter der kapitalistischen Wirtschaftsordnung, kein bewaffneter Arbeiter zu erblikken."

Statt dessen boten „Verkannte Lebensreformer ... ihre Programme zur Sanierung der Menschlichkeit an, ihr seit Jahrzehnten befehdetes Lebenswerk bürge dafür, daß jetzt endlich die Erde in ein Paradies verwandelt werde ... Die einen sehen die Wurzel des Übels im Genuß gekochter Speisen, die anderen in der Goldwährung, die dritten im Tragen unporöser Unterwäsche, die vierten in der Maschinenarbeit, die fünften im Fehlen einer gesetzlich vorgeschriebenen Einheitssprache und Einheitskurzschrift, die sechsten machen Warenhäuser und sexuelle Aufklärung verantwortlich." –

Unterdessen organisierte die Reaktion konterrevolutionäre Truppenverbände, die in der Nacht vom 12. zum 13. April den Versuch unternahmen, die Schein-Räterepublik zu beseitigen. Der Militärputsch wurde niedergeschlagen und am 14. April die Räterepublik ausgerufen. An deren Spitze standen die Funktionäre der KPD Rudolf Egelhofer und Eugen Leviné. Die Konterrevolution bekämpfte den gefährlichen Revolutionsherd mit Blockade. Trotz heldenhafter Gegenwehr mußte die Räterepublik am 4. Mai vor der erdrückenden Übermacht von Reichswehr und Freikorps kapitulieren. Über München wurde das Standrecht verhängt. Hunderte fielen dem Massaker zum Opfer. Über 2200 Personen wurden durch Standgerichte zu langjährigen

Zuchthausstrafen verurteilt. Viele mußten fliehen. Auf den Kopf von Ernst Toller wurden 10000 Mark ausgesetzt, Ret Marut (B. Traven) gelang die Flucht nach Mexiko, Rainer Maria Rilke (1875–1926), in dessen Wohnung sich Ernst Toller mit anderen Revolutionären getroffen hatte, mußte emigrieren. Die Ärztin Hildegard Menzi, in deren Armenpraxis der an Tuberkulose erkrankte Egelhofer, der sie für die Ziele der revolutionären Arbeiterbewegung begeistert hatte, behandelt worden war, wurde vor ein Standgericht gestellt. Der beliebte Münchner Volksarzt Rudolf Schollenbruch (gest. 1938), der seit 1902 in dem traditionellen Arbeiterviertel Giesing praktizierte und am 19. April 1919 von dem Hauptausschuß der Kommunistischen Partei zum Volksbeauftragten für das Gesundheitswesen und Chefarzt der Roten Armee ernannt worden war, konnte sich der Verhaftung und der drohenden Exekution durch die Flucht entziehen.

Auch Ferdinand Sauerbruch wurde mit dem revolutionären Geschehen konfrontiert. Die Schauspielerin Tilla Durieux, die zu dieser Zeit in seiner Klinik lag, berichtet: „Die Kugeln schlugen in unser Mauerwerk ein, und wir hörten, wie der Verputz des Hauses herabrieselte. Trotz meiner schlechten körperlichen Verfassung stand ich auf, im Untergeschoß wurden die Kranken aus den Zimmern, die nach vorn lagen, in die Korridore getragen. Verwundete brachte man auf Bahren von der Straße herein. Kugeln trafen Träger und Verwundete. Der Professor und seine Assistenten arbeiteten ohne Pausen."

Sauerbruchs Beistand beschränkte sich nicht nur auf die ärztliche Hilfeleistung. Tilla Durieux, die in persönlichem Kontakt zu führenden Revolutionären der Räterepublik gestanden hatte, hatte Ernst Toller bei seiner Flucht vor den Weißgardisten geholfen. Da sie sich in Sauerbruchs Klinik befand, war auch ein Koffer mit der Uniform Tollers in ihrem Besitz, der unbedingt verborgen werden mußte, wollte sie sich, da sie ohnehin verdächtigt wurde, nicht der Gefahr der Verhaftung aussetzen. Sie erzählte Sauerbruch den Sachverhalt, und er war sofort bereit, den kompromittierenden Koffer in seinem Ordinationszimmer zu verstecken, um ihn später verschwinden zu lassen. Ernst Toller wurde verhaftet und vor ein Standgericht gestellt. Romain Rolland machte all seinen Einfluß für ihn geltend, und Tilla Durieux berichtet: „Bei dem Prozeß benahm sich Sauerbruch außerordentlich anständig.“ So wurde Ernst Toller zu „nur“ fünf Jahren Festung verurteilt. –

Es war alles andere als bewußte Hilfe für einen Revolutionär, die Sauerbruch zu dieser Haltung veranlaßte. Er fühlte sich noch immer im falsch verstandenen Sinne „nationalbewußt“ und sagte selbst: „Mit den neuen Leuten vom November 1918 habe ich wenig zu tun gehabt; sie waren nicht meine Patienten, und ich ging nicht in ihre Versammlungen.“ [7, S. 247]

Die „Chirurgie der Brustorgane“

Durch die Niederlage der Arbeiterklasse in der Novemberrevolution konnte der deutsche Imperialismus seine Machtposition erhalten und nach der Konstituierung der Weimarer Republik weiter ausbauen.

Der dem deutschen Volke auferlegte Raubfrieden von Versailles unterwarf die Werktätigen einer zusätzlichen Ausbeutung, da die Lasten des Krieges und des Versailler Vertrages auf die Volksmassen abgewälzt wurden. Das fand vor allem in der Inflation, die im ersten Weltkrieg begonnen hatte und 1923 den Höhepunkt erreichte, seinen Ausdruck. Der Wert eines Dollars betrug Anfang Januar 7 525 Mark, bis zum 1. Juli stieg er auf 160 400 Mark und erreichte schließlich am 1. November 1923 die astronomische Höhe von 130 225 000 000 Mark.

Während sich die Inflationsgewinnler durch vielfältige Spekulationen bereicherten, brachte die Inflation den Werktätigen Hunger, Not und Arbeitslosigkeit. Der Lohn von mehreren Milliarden Papiermark reichte nicht aus, um das Existenzminimum einer Arbeiterfamilie zu befriedigen. Im Dezember 1923 entsprach der Wert einer Goldmark einer Billion Papiermark.

Auch Ferdinand Sauerbruch wurde mit seiner Klinik von den zerrütteten Wirtschaftsverhältnissen betroffen. Er erinnert sich:

„Die ersten Jahre meiner Münchner Zeit wurden durch die Inflation bestimmt. Ich hatte eine amtliche und eine private Sorge. Die amtliche bestand darin, dafür zu sorgen, daß die Verwundeten und Kranken, die bei mir als Patienten lagen, mit dem versorgt wurden, was für die Genesung erforderlich war. Im Privaten wurde ich bedrängt von meinen Schweizer Schulden.

Beiden Problemen ging ich zu Leibe: die Schweizer Lungenärzte hatten mich keineswegs vergessen. Sie holten mich aus München zu den Operationen an ihren reichen Patienten in die Schweiz. Die Honorare bekam meine Bank. Aber es kamen auch viele ausländische Patienten in meine Privatklinik in München, die in der Universitätsklinik selbst war. Sie zahlten in Devisen, und mit denen konnte ich wieder einkaufen, was die Klinik brauchte. War ich in der Schweiz und sprach mit meinen Freunden über die deutschen Nöte, so bestand der Erfolg in der Ankunft von Paketen, die einesteils für uns selbst bestimmt waren, zum anderen für meine Kranken.“ [7, S. 256–257]

Die Sorge um seine Patienten war und blieb das bestimmende Element seines ärztlichen Wirkens. In München erhielt Sauerbruch vielfältige Anregungen. So hervorragende Vertreter der Heilkunde, wie die Internisten Friedrich von Müller (geb. 1858) und Ernst von Romberg (geb. 1865), der Pädiater Meinhard von Pfaundler (geb. 1872), der Dermatologe Leo von Zumbusch (geb. 1874), der Psychiater Emil Kraepelin (geb. 1856), der Bakteriologe und Hygieniker Max von Gruber (1853–1927), der Gynäkologe Albert Döderlein (geb. 1860), der Pathologe Maximilian Borst (geb. 1869) und der Ophthalmologe Carl Heß (1863–1923), bildeten eine weltbekannte Fakultät. In diesem Kreis nahm Sauerbruch eine angesehene Stellung ein.

Nach wie vor bildete die Chirurgie der Brustorgane sein Hauptarbeitsgebiet. Als Ergebnis der bisherigen Erfahrungen erschien im Februar 1920 sein wissenschaftliches Hauptwerk, das umfassende Standardwerk „Chirurgie der Brustorgane“, an dem eine Reihe von Fachkollegen mitgewirkt hatte.

Mußte sich der 1911 erschienene Vorläufer des Werkes notwendigerweise noch auf die Darstellung der Methodik einzelner intrathorakaler Operationen beschränken, da die zu damaliger Zeit vorliegenden unzureichenden Erfahrungen am Krankenbett und Operationstisch eine zusammenhängende Bearbeitung der Pathologie und Therapie der Erkrankungen der Brustorgane nicht zuließen, wurden jetzt die Lücken geschlossen. Mit großer Zielstrebigkeit hatte Sauerbruch schon im Frühjahr 1914 gemeinsam mit Schumann das Programm für die Weiterentwicklung der Chirurgie der Brustorgane aufgestellt und auch während des Krieges mit aller Konsequenz an der Verwirklichung gearbeitet. Die Hauptarbeit wurde dabei von ihm bewältigt: „Die gesamte Wiedergabe der klinischen Erfahrungen und pathologischen Beobachtungen blieb mir allein überlassen, da die Eigenart der Aufgabe die Mitarbeit anderer ausschloß." [5, Vorw.]

Zur Bearbeitung von anatomischen Fragen gewann er Georg Ruge, der bereits an dem Werk „Die willkürlich bewegbare künstliche Hand" mitgewirkt hatte, und Walther Felix. Die Röntgendiagnostik bearbeiteten Henry Chaoul (geb. 1887) und Eduard Stierlin (1878–1919), der 1918 Sauerbruch als Oberarzt von Zürich nach München gefolgt war.

Besonders instruktiv und für die damalige Lehrbuchliteratur geradezu sensationell waren die bildlichen Erläuterungen der chirurgischen Eingriffe, die während der Operationen fixiert worden waren. Allein der erste Band enthielt 637 Abbildungen, der zweite Band 715. Sauerbruch charakterisiert sein Anliegen: „Das Buch enthält meine Erfahrungen in der intrathorakalen Chirurgie während eines Zeitraumes von 15 Jahren (1903/1918), insbesondere aus der Amtszeit in Zürich (1910/1918) ...

Es war mein Bestreben, alle Irrtümer und Fehler, Enttäuschungen und Erfolge so wiederzugeben, wie ich sie erlebte. Alles, was ich für wichtig hielt oder sich bewährt hat, ist ausführlich behandelt, Unsicheres fortgelassen. Zahlreiche allgemein pathologische und physiologische Beobachtungen bei eröffneter Brusthöhle und postoperativen Funktionsänderungen ihrer Organe sind im Zusammenhang besprochen und, wo es anging, gedeutet. So entstand zum ersten Male der Versuch einer ‚allgemeinen Pathologie der Brustorgane'." [5, S. X]

Die Vielzahl der Aufgaben (so war er auf der 45. Tagung der Chirurgischen Gesellschaft 1921 zu deren Vorsitzendem gewählt worden) ermöglichte es Sauerbruch leider nicht, die Weiterentwicklung seiner Arbeit programm- und termingerecht zu vollziehen. Hemmend hatte sich in München die mangelhafte Zusammenarbeit mit den verschiedenen naturwissenschaftlichen Instituten erwiesen, auf deren Mitwirkung er zur wissenschaftlichen Vertiefung seiner Erkenntnisse großen Wert legte. So kam es, daß sich die Fertigstellung des zweiten Bandes erheblich verzögerte und erst 1925 erfolgen konnte: „Die Belastung durch die täglichen praktischen Aufgaben einer großen Klinik und mannigfache andere Schwierigkeiten haben gehemmt. Der Stoff war schwer zu formen und das Herausholen allgemeiner Gesichtspunkte für Pathologie und Klinik nicht immer leicht. Darauf aber kam es mir an. Voraussetzungen erfolgreichen chirurgischen Schaffens sind eben gründliche Erfassung der Krankheitszustände, genaue Kenntnis pathologischer Vorgänge, sowie richtige Deutung anatomischer Befunde. Klinische und pathologisch-anatomische Schilderung waren darum wichtiger als Wiedergabe fachärztlicher Einzelheiten, die leider nur zu oft das Wesentliche erdrücken und den großen Überblick trüben." [5, S. V] Deutlich wird Sauerbruchs Streben erkennbar, die nach seiner Auffassung bedrohliche Aufsplitterung der Medizin in Spezialfächer zu vermeiden und wenigstens die „Klinik der Brustkrankheiten zusammenzuhalten". Er hoffte, mit dem Buch nicht nur die Chirurgen anzusprechen, sondern auch das Interesse der Internisten zu wecken und sie zur Mitarbeit anzuregen.

Kern des Gesamtwerkes bildeten Sauerbruchs eigene Erfahrungen.

Voraussetzung zum Entstehen des fundamentalen Werkes war die enge, koordinierte und umsichtig geplante Zusammenarbeit aller Klinikbereiche. „Untersuchung, Behandlung und Pflege der Kranken sowie wissenschaftliche Ausnutzung der Beobachtungen vollzogen sich nach erprobten Grundsätzen", vermerkte Sauerbruch und schloß Weihnachten 1924 mit Erleichterung und Dank für wirksame Hilfe sein Werk ab:

„Die erste Monographie der intrathorakalen Chirurgie ist nach zwanzigjähriger eigener Tätigkeit nunmehr beendet. Ich schaue auf einen mühevollen Weg zurück, von den experimentellen Anfängen bis zu den jetzt erreichten hoffnungsvollen klinischen Fortschritten. Mit der Freude über diesen Abschluß verbindet sich das Gefühl warmer Dankbarkeit an alle meine Mitarbeiter ...

Besonders aber gedenke ich dreier Männer, die meine ganze Entwicklung bestimmt haben. Meinem hochverehrten Lehrer Joh. v. Mikulicz widmete ich die 1. Auflage der ‚Technik der Thoraxchirurgie'. Der I. Band der ‚Chirurgie der Brustorgane' trägt den Namen Georg Ruges. Dieser II. Band soll dem verstorbenen väterlichen Freunde Karl Ritter zugeeignet sein." [5, Vorw.]

Fast zwei Jahrzehnte waren vergangen, seit Ferdinand Sauerbruch im Jahre 1907 auf dem 36. Kongreß der Deutschen Gesellschaft für Chirurgie im Anschluß an das Referat Ludwig Rehns über Möglichkeiten des Unterdruckverfahrens in der Herzchirurgie berichtet hatte (siehe S. 50) und sich damit in den Kreis der Bahnbrecher auf diesem Spezialgebiet der Chirurgie einreihte. Herzverletzungen galten lange als absolut tödlich, wobei man als Todesursache die unstillbare Herzblutung ansah. Vermutungen über die mögliche Heilbarkeit einer Herzwunde wurden erstmals von Ambroise Paré geäußert, eine Ansicht, der sich später auch Dominique-Jean Larrey in bezug auf Spontanheilungen bei Herzwunden anschloß. Der Begründer der modernen pathologischen Anatomie, Giovanni Battista Morgagni (1682–1771), und auch Giovanni Domenico Santorino (1681–1737) hatten bereits im Tierexperiment den Nachweis geführt, daß Herzverletzungen heilbar sind, und an einer Übertragung dieser Erkenntnisse auf die menschliche Physiologie gearbeitet. Infolge von Vorurteilen wurde Ende des 18. Jahrhunderts die Heilung von Herzwunden wieder in Zweifel gezogen und damit die weitere Entwicklung behindert.

Nach neuen, zunächst nur theoretischen Anstößen wurde in der Ansammlung des Blutes im Herzbeutel und der damit im Zusammenhang stehenden Behinderung der Diastole (Erschlaffung des Herzens) die Hauptgefahr vermutet und empfohlen, den Herzbeutel zu öffnen, um die „Tamponade des Herzens“ zu beseitigen. Ernst König (geb. 1892) und John Bingham Roberts (1852–1924) erwogen erstmals die Herznaht, deren Möglichkeit von Bloch 1882 im Tierversuch demonstriert worden war. Weiterführende experimentelle Arbeiten bestätigten die Ergebnisse Blochs und bewiesen, daß man die Herzwunden nicht nur verschließen, sondern auch zum Heilen bringen kann.

Nach diesen experimentellen Vorversuchen wurde mit ersten kühnen Eingriffen den Anwendungsmöglichkeiten der Herzchirurgie am Menschen der Weg gebahnt. Ende des 19. Jahrhunderts wurde erstmals die Herznaht gewagt, doch die Patienten verstarben. Die erste erfolgreiche Herznaht beim Menschen führte 1896 Ludwig Rehn aus. Er nähte eine Stichwunde des rechten Herzens und rettete den Verletzten. Sherman bemerkte dazu: „Der Weg zum Herzen ist nur 2–3 cm lang, aber die Chirurgie brauchte 2400 Jahre, um ihn zu gehen.“

Der experimentellen Herzchirurgie waren durch Sauerbruchs Druckdifferenzverfahren neue Möglichkeiten geboten worden. Nach und nach wurden die theoretischen Grundlagen der Herzchirurgie geschaffen, doch ließ die Umsetzung in die Praxis noch auf sich warten. Auch hier zählte Sauerbruch zu den Wegbereitern.

Eines Tages wurde ein Patient mit hochgradigen Herzbeschwerden in seine Klinik eingeliefert. Die Leber war stark geschwollen. Das Röntgenbild ergab den Befund eines Panzerherzens (Endzustand einer Herzbeutelentzündung mit ausgedehnter schaliger Verkalkung desselben, die zu einer starken Einengung des Herzens führt).

Weill hatte bereits 1895 in einer Monographie die Entrindung des Herzens angeregt. Sollte sich Sauerbruch zu diesem Schritt entschließen? „Sein Herz saß“, stellte er fest, „wörtlich genommen in einem steinernen Panzer.“ Der schlechte Allgemeinzustand des Patienten erlaubte keine sofortige Operation. Nach zweiwöchiger Vorbehandlung entschloß sich Sauerbruch zu dem schwierigen Eingriff, den er in packender Weise schildert:

„Ich öffnete den Brustkorb über dem Herzen und legte ein großes Fenster in die Brustwand, den einzigen Flügel dieses Fensters nach links herüberklappend. Dann war ich gleich am Herzen angelangt. Langsam schälte ich dann den Herzbeutel ab, und wir waren an der Kalkschicht angelangt, die das Herz einhüllte. Vorsichtig löste ich Stückweise den Panzer ab und sah mit staunenden Augen, wie sich das Herz unter meinen Händen aufblähte, mächtig anschwoll und kräftig zu pulsieren begann. Ich richtete mich auf und deutete auf dieses Wunder, es den Assistenten und Zuschauern zu zeigen, diesen Anblick eines zu neuem Leben erwachenden Herzens, den auch ein Arzt an einer großen Klinik höchstens einige Male während seiner Laufbahn zu sehen bekommt. Aber die Operation war noch nicht beendet. Es harrte unser eine grauenvolle Überraschung.

Wir erkannten, daß weiter oben, im Bereich des rechten Herzvorhofes, eine besondere Einengung bestand. Das war zwar nicht gerade eine Überraschung, so etwas Ähnliches hatten wir wegen der bestehenden Einfluß-Stauung erwartet. Die Einengung war so stark, daß sie beseitigt werden mußte, wenn unser Erfolg nicht in Frage gestellt werden sollte.

Und nun geschah es. Bei der Abhebung der noch vorhandenen Kalkplatten von dieser Stelle riß das ganze rechte Herz vom Vorhof bis hinunter zur Spitze der Kammer breit klaffend ein. Blutmassen sprudelten hervor. Wir hatten versagt.

Ich brauchte nichts zu sagen. Der Assistent griff in den Brustkasten hinein und hob mir das Herz leicht entgegen. Die Operationsschwester reichte mir Nadel und Faden, und ich begann, zunächst ohne jede Sicht, nur auf das Tastgefühl angewiesen, diese riesige Herzwunde zu nähen. Der Assistent war mit der Beseitigung des Blutmeeres beschäftigt. Niemand, zuletzt ich, glaubte an einen Erfolg, aber die erste Chirurgenregel heißt: ‚gib dich nie geschlagen.' So nahm ich denn die kleine Chance wahr, die bestand. So schnell wie möglich nähte ich, ohne übertriebene Hast. Das ist das Schwierigste bei solchen Zwischenfällen, dem quälenden Drang nach immer größerer Eile erfolgreich zu widerstehen.

Es gelang mir, den Riß mit einer Anzahl von Nähten zu schließen. Nachdem das Blut weggetupft worden war, legte ich noch einige abdichtende Nähte an. Die Wunde blutete nicht mehr; aber ob das jemals halten würde?

Ich schloß den Brustkorb. Der Kranke wurde auf die Wachstation gebracht. Er war völlig ohne Puls, und die Herzaktion war nur ganz leise vernehmbar. Offenbar ein hoffnungsloser Fall. Aber es kam anders. Schon am Abend war der Puls wieder fühlbar, achtundvierzig Stunden später kam der Kranke zu Bewußtsein, schlug die Augen auf. Nach einigen Wochen war er so weit, daß er das Bett verlassen konnte. Nach acht Wochen zeigte sich eine völlig regelmäßige und normale Herztätigkeit. Der Kranke konnte seine Arbeit wieder aufnehmen." [7, S. 263]

Welche Ergebnisse die Anwendung der Herznaht brachte, zeigte Erich Hesse, der Direktor der chirurgischen Abteilung des Obuchow-Krankenhauses Leningrad. Er hatte 1924 erstmals anhand eigener und aller ihm bekannt gewordener Fälle „Über die Funktionsfähigkeit des verletzten und genähten Herzens im Lichte der Dauerresultate der Herznaht" berichtet. Nach diesen Ermittlungen ergaben sich nach der Herznaht 77,3 % vorzügliche und nur 1,7 % schlechte Dauerresultate. Bei 80,1 % konnte eine volle Arbeitsfähigkeit wiederhergestellt werden.

In seiner Münchener Wirkungszeit entwickelte Ferdinand Sauerbruch eine weitere geniale Idee:

Bei bösartigen Geschwülsten am Oberschenkel sowie bei schweren Verletzungen des Oberschenkelknochens mußte bislang das Bein im Hüftgelenk amputiert werden. Sauerbruch verwendete nun den Unterschenkel nach operativer Entfernung des Oberschenkelknochens durch „Umkippen" nach oben in das Haut- und Muskelbett des Oberschenkels. Der Unterschenkelknochen wuchs in einem längeren Heilprozeß ein und übernahm weitgehend die bisherige Funktion des Oberschenkels. Sauerbruch schuf damit einen Amputationsstumpf, an dem er nach etwa einem Jahr eine Unterschenkelprothese mit Kniegelenk befestigte.

„Arzt sein ist Dienst am Menschen"

Ferdinand Sauerbruch zählte zu den Wissenschaftlern, die aus der bewußten Aneignung und Nutzung der Leistungen der Medizingeschichte Anregungen für ihre theoretische und praktische Arbeit zogen. Davon ausgehend, daß „die Kenntnis verflossener Epochen der Medizin lehrt, ... die Gegenwart richtiger einzuschätzen", forderte er nachdrücklich, Studenten und Assistenten auf dem Gebiet der Geschichte der Medizin „in Verbindung mit der lebenden Heilkunst" auszubilden. [50, S. 1090]

Unermüdlich war er bestrebt, seine Studenten und Mitarbeiter und darüber hinaus breiteste Kreise der Ärzteschaft zur Pflege und Weiterentwicklung der progressiven Leistungen der Vergangenheit anzuregen. Diesem Ziel diente eine Vielzahl von Reden und Aufsätzen und die historischen Bezugnahmen, die er in der Regel seinen Publikationen voranstellte. Sein besonderes Interesse galt der Entwicklung der Chirurgie, insbesondere der Chirurgie der Brustorgane seit der Jahrhundertwende.

Als drei Grundvoraussetzungen zur Entwicklung der wissenschaftlich fundierten Chirurgie betrachtete Sauerbruch die Einführung der Narkose, die Befreiung des medizinischen Denkens von der Spekulation und die Anwendung der anti- bzw. aseptischen Wundbehandlung nach den Erkenntnissen von Joseph Lister und Ernst von Bergmann. „Die allgemeine Betäubung des Kranken war die erste und hauptsächlichste

Voraussetzung für die Erweiterung operativer Möglichkeiten", führte er auf dem Bayerischen Chirurgentag 1920 aus. Nachdem sich auf den genannten Grundlagen im letzten Drittel des 19. Jahrhunderts eine stürmische Entwicklung vollzogen hatte, wozu auch die Erweiterung der diagnostischen Hilfsmittel wesentlich beigetragen hatte, war nach der Jahrhundertwende zunächst ein gewisses Stagnieren zu verzeichnen.

Schließlich hat die Einführung des Druckdifferenzverfahrens die systematische Entwicklung der Thoraxchirurgie eingeleitet. Die Erweiterung der operativen Indikation bei Erkrankungen der Brustorgane war nicht der einzige daraus resultierende Fortschritt. Auch auf physiologischem Gebiet ergaben sich neue Erkenntnisse. Technische Fortschritte, die verbesserte Diagnostik mit Hilfe des Röntgenbildes, sowie vor allem auch die regere Zusammenarbeit von Chirurgen und Internisten haben die Indikationen für ein operatives Eingreifen bei Erkrankungen der Brustorgane ständig erweitert und präzisiert. So konnten daraus resultierend die Lungenembolien mit Hilfe der Trendelenburgschen Operation (Eröffnung des Stammes der Lungenschlagader und Entfernung eines großen Blutgerinnsels bei meist innerhalb kurzer Zeit tödlich verlaufender Embolie) operativ geheilt werden. Die Herzchirurgie machte weitere Fortschritte. Die Chirurgie der großen Gefäßsysteme kam voran, und auch Erkrankungen des Mediastinums (Mittelfell) wurden mit Erfolg behandelt. Die Speiseröhre sowie die Zwerchfellchirurgie entwickelten sich, am weitesten aber war die Lungenchirurgie in den vergangenen zwanzig Jahren fortgeschritten.

Eine gewisse Resignation stellte Sauerbruch fest, habe vorübergehend um sich gegriffen, als sich die voreilige Strahleneuphorie als trügerisch erwies. Die Behandlung der bösartigen Geschwulste stehe daher nach wie vor „im Brennpunkt unserer therapeutischen Bestrebungen".

Aus der Beschäftigung mit den Leistungen in der Vergangenheit leitete Sauerbruch neben den die wissenschaftliche Arbeit stimulierenden auch erzieherische Konsequenzen ab: „Geschichtliche Betrachtungsweise in der Medizin macht bescheiden und schützt vor Überschätzung der Einzelleistungen. Aber sie lehrt auch, wie durch zähe Arbeit und sieghaften Glauben an Fortschritt und Entwicklung neue Gebiete unserer Kunst erobert werden können."

Besondere Bedeutung maß Sauerbruch der Pflege des Erbes bedeutender Ärzte der Vergangenheit sowie der Würdigung historischer Leistungen von Zeitgenossen bei. Seine besondere Verehrung galt Ernst von Bergmann und Theodor Billroth. In Reden und Aufsätzen ehrte er Carl Gustav Carus und Robert Koch. Seine zumeist anläßlich von Gedenktagen vorgelegten Arbeiten, betonte Sauerbruch nachdrücklich, sollten nicht nur eine pietätvolle Geste sein. Das Gedenken habe weniger Bedeutung für die Toten, „bedeutungsvoller sind diese Gedenktage für uns selbst geworden. Sie vermittelten uns Verständnis für die Denk- und Arbeitsweise des großen Chirurgen und seine Berufsauffassung.“ Dem Bestreben, insbesondere dem ärztlichen Nachwuchs Vor- und Leitbilder zu vermitteln, galten auch eine Reihe von Würdigungsartikeln für Zeitgenossen wie August Bier, Theodor Kocher, Werner Körte, Johannes von Mikulicz, Albert Narath, Georg Perthes, Eduard Stierlin, Friedrich Trendelenburg u. a.

Sauerbruchs medizinhistorische Darstellungen sind von dem Bestreben gekennzeichnet, die Entwicklung der Chirurgie im Rahmen der Entwicklung der gesamten Medizin und darüber hinaus im gesamtgesellschaftlichen Zusammenhang zu sehen: „Medizin und Chirurgie sind mit dem gesamten nationalen und politischen Geschehen, mit dem inneren und äußeren Geschick der Völker unabänderlich verbunden“, führte er in einem Vortrag im Münchner Ärztlichen Verein 1925 aus. Fortschritte in der Medizin seien sowohl an Fortschritte in der gesellschaftlichen Entwicklung als auch an die Notwendigkeit gebunden, die Ergebnisse von Naturwissenschaft und Technik durch die Medizin zu nutzen. Diese Tatsache sei auch eine Grundvoraussetzung zum Entstehen der modernen wissenschaftlichen Medizin gewesen: „Die sogenannte alte Wiener Schule ist die Wiege der modernen Medizin. Gekennzeichnet ist diese ganze Zeit durch bedeutende naturwissenschaftliche Entdeckungen und Erfindungen und durch den Wunsch, die Ergebnisse der Technik für die Medizin geltend zu machen.“

Sauerbruch warnt jedoch eindringlich vor der Gefahr einer einseitigen „Verwissenschaftlichung“, bei der die notwendige empirische Therapie des Arztes auf der Strecke bleibe. Ihm ging es um das „richtige Verhältnis zur Naturwissenschaft ... Wir brauchen die Naturwissenschaften, wir brauchen ihre Methodik, ihre Klarheit und Schärfe. Unseren Sinnen sollen durch sie neue Möglichkeiten gegeben werden. Aber diese selbst dürfen dabei nicht verkümmern für den unmittelbaren natürlichen Gebrauch. Wir müssen wieder einsehen, daß es neben der exakt naturwissenschaftlichen Methode noch etwas anderes gibt, die Intuition ...“ [50, S. 1088]

Um „Auswüchse exakter Naturwissenschaft in der Medizin“ zu verhindern, stellte er für die Ausbildung des Nachwuchses die Forderung: „Vom Laboratorium zurück ans Krankenbett!“

Für die Erziehung zum selbständigen, kritischen Denken als einem entscheidenden Aspekt ärztlichen Wirkens und zur Herausbildung einer humanistischen ärztlichen Ethik ist nach Sauerbruch eine fundierte philosophische Bildung jedes Arztes unerläßlich: „Gerade wir Ärzte brauchen philosophische Schulung. Nicht Kenntnisse von Systemen und spitzfindigen Einzelheiten, sondern Aufklärung darüber, daß es nur bedingte Wahrheiten gibt und daß auch naturwissenschaftliche Tatsachen wandelbar sind ... Man muß die Wahrheit am Leben selbst messen. Dazu gehört eine innere Freiheit, die nur aus dem Boden einer synthetischen Kultur herauswachsen kann. Gerade darum ist für den Arzt eine Weltanschauung nötig. Große Ärzte und Naturforscher aller Zeiten waren Philosophen. Aus ihrer Weltanschauung entsprang die Voraussetzung für ihr Werk ... Arzt sein ist Dienst am Menschen. Ein großes Ideal bestimmt darum das Wesen unserer Kunst.“ [50, S. 1090]

Kampf mit dem Skalpell

Mit dem gleichen Eifer, wie Robert Koch seinen Kampf gegen die Tuberkulose führte, hatte auch Ferdinand Sauerbruch auf seinem Fachgebiet, der Chirurgie, dieser noch immer weit verbreiteten Volksseuche weiterhin den Kampf angesagt.

Infolge der schrecklichen Entbehrungen während des ersten Weltkrieges und der Not der Inflationsjahre war sogar ein weiteres Ansteigen der Erkrankungsfälle und der Tuberkulosesterblichkeit unter den Werktätigen zu verzeichnen. Nach nahezu anderthalb Jahrzehnten währender Arbeit konnte Sauerbruch feststellen: „Als vor nunmehr 14 Jahren die ersten Erfolge chirurgischer Maßnahmen bei einseitiger Lungentuberkulose bekannt wurden, war eine weitgehende Skepsis gegenüber den Dauerresultaten berechtigt ... Heute aber sollte angesichts der vorliegenden Ergebnisse die chirurgische Behandlung der Lungentuberkulose anders beurteilt werden ... Man muß zugeben, daß auf dem Boden anatomischer und biologischer Veränderungen der Lunge und des Organismus weitgehende Besserungen und Dauerheilungen erzielt werden.“ [44, S. 262]

Angesichts der vorliegenden Resultate und Erfahrungen kam er zu der Schlußfolgerung: „Es kann an der Tatsache nicht mehr gezweifelt werden, daß die Lungentuberkulose auf operativen Wege geheilt werden kann.“ Diese optimistische Einschätzung Sauerbruchs war jedoch erheblich einzuschränken, da die operativen Maßnahmen, die eine Einengung oder Ruhigstellung der erkrankten Lunge bezweckten, „nur für einseitige oder wenigstens vorwiegend einseitige Erkrankungen in Frage kommen“. [44, S. 335]

Diese Voraussetzung aber traf nur auf ungefähr 10% der tuberkulösen Lungenerkrankungen zu. Unter der Annahme, daß in etwa der Hälfte dieser Fälle wiederum die Anlegung eines künstlichen Pneumothorax zweckmäßig war, verblieben für eigentliche operative Eingriffe nur 5% der Lungentuberkulosefälle. Diese Zahl erscheint zunächst klein, doch bot sie angesichts der Hunderttausenden von Lungenkranken noch ein sehr breites chirurgisches Arbeitsfeld. Zum Ruhigstellen der erkrankten Lungenseite bediente man sich in erster Linie des Pneumothorax und, wo sich dieser als nicht durchführbar erwies, der extrapleuralen Thorakoplastik. An der Münchner Chirurgischen Klinik wurden vom Oktober 1918 bis Februar 1921 57 Lungenkranke operativ behandelt. Die Mortalität betrug dabei 7%. 26% der Patienten wurden bazillenfrei, 42% konnten als gebessert betrachtet werden, während sich bei den verbleibenden 25% keine positiven Befundänderungen ergaben. Unter Berücksichtigung der Tatsache, daß nahezu ausschließlich Schwerkranke Aufnahme fanden, die sich schon jahrelang in Heilstätten aufgehalten hatten, ist dieser Erfolg hoch einzuschätzen.

Doch die Lungenoperationen vermochten die Kranken nicht primär zu heilen. Nachdrücklich korrigierte Sauerbruch immer wieder diesen Irrtum: „Sie gibt nur dem natürlichen Heilbestreben des Körpers die Möglichkeit, in Wirksamkeit zu treten.“ Dabei gewann die notwendige Nachkur besondere Bedeutung, die unter klimatisch günstigen Bedingungen möglichst im Hochgebirge erfolgen sollte. Eine solche Möglichkeit blieb jedoch den werktätigen Schichten völlig verschlossen. Sauerbruch verwies deshalb während des Tuberkulosekongresses 1921 auf die soziale Frage der Tuberkulose und forderte nachdrücklich den Ausbau der entsprechenden Nachsorge-Einrichtungen.

Heilung durch Diät?

Ferdinand Sauerbruch reduzierte seinen zielstrebigen und beharrlichen Kampf gegen die Tuberkulose keineswegs auf die Chirurgie. Im Bezug auf die Krankheitsentstehung wandte er sich gegen eine zu einseitige Orientierung auf das bakteriologische „Dogma der Infektion" und forderte eine Analyse des Infektionsvorgangs auch vom klinischen Gesichtspunkt aus: „In den letzten Jahrzehnten stand die ärztliche Wissenschaft unter dem suggestiven Einflusse der Bakteriologie. Angesichts ihrer schöpferischen und befreienden Arbeiten kann man verstehen, wie sie zur fast ausschließenden Grundlage unserer Vorstellungen werden mußte. Man fand für die Mehrzahl der Infektionen spezifische Erreger und glaubte, daß die Krankheit ausschließlich die Folge des Eindringens der Keime in den Organismus sei. Wichtige andere Bedingungen wurden unterschätzt ... Die allgemeine Verfassung des Körpers, sein Kräfte- und Ernährungszustand sowie seine jeweilige seelische und nervöse Einstellung fanden nur mangelhaft Berücksichtigung.

Heute wissen wir, daß die Bedingungen, unter denen eine Infektion erfolgt, außerordentlich verwickelt und keineswegs restlos erkannt sind." [48, S. 1299]

Seine Zielstellung war: „Die wirklichen Grundlagen für die Empfänglichkeit der einen und die Unempfindlichkeit der anderen gegenüber der sogenannten ‚Infektion' müssen einwandfrei aufgeklärt werden." Das erforderte eine gründliche Analyse der „Beschaffenheit des Gewebes für das bakteriologische Wachstum im lebenden Organismus".

Im Sinne Robert Kochs gelte es, dessen Erkenntnisse und Lehren auf der Grundlage neuer Erfahrungen auszubauen, anstatt sie dogmatisch verallgemeinernd auf Befunde anzuwenden, auf die sie nicht zutreffen.

Im Vordergrund stand für den Chirurgen Sauerbruch zunächst das Problem der Wundinfektion und Wundheilung. Dabei ging er auf die Rolle der Diät als Einflußfaktor auf die Wundheilung ein: „Solche Erwägungen waren für uns seit langem wegleitend bei Bearbeitung des Wundinfektionsproblems. Es überrascht, daß bisher die Einflüsse, die Art und Menge der Ernährung auf das Wundbild haben, wenig Beachtung fanden." [48, S. 1300]

Wenn ein Chirurg sich überhaupt Fragen der Diät zuwandte, so geschah das aus verdauungsphysiologischen oder quantitativ kalorischen Gesichtspunkten. Dieser Tatbestand war erstaunlich, denn bereits im Altertum war die Diät nicht nur ein zentrales Anliegen der hippokratischen Therapie im allgemeinen, sondern war auch spezifisch bei der Behandlung infizierter Wunden verbreitet. Gestützt auf Erfahrungswerte bildeten sich schließlich bis zur mittelalterlichen Medizin unterschiedliche diätetische Richtungen und Auffassungen heraus. Während z. B. die Schule von Salerno den Verletzten vorwiegend pflanzliche Nahrung empfahl, Fleisch untersagte und als Getränke Tee bzw. gekochtes Wasser bot, wurde nach einer anderen Auffassung auf eine gemischte pflanzliche und Fleischkost verwiesen. Eine dritte Diät-Richtung hingegen gab Fleisch, Wein und Bier den Vorzug und mied pflanzliche Nahrung.

Mangels ausreichender Kenntnisse der Gesetze des Stoffwechsels mußten jedoch alle Empfehlungen rein empirisch bleiben. Die alten Auffassungen einer „antiphlogistischen" (entzündungshemmenden) Diät erfuhren im 17./18. Jahrhundert eine Belebung. Mit Hilfe einer diätetischen Vor- und Nachbehandlung versuchte man gegen die verheerenden Wundkrankheiten anzukämpfen. Das Wesen einer antiphlogistischen Behandlung sah man in Ruhe, Aderlässen, Abführmitteln, Fasten, Vermeiden von scharfen Speisen und Getränken. Bis in die 70er Jahre des 19. Jahrhunderts sind in Lehrbüchern der Chirurgie Hinweise zur Diätbehandlung zu finden.

So fundamental die Bedeutung der bakteriologischen Forschungsergebnisse auch war, so umwälzend sich die Fortschritte der Anti- und Aseptik in der Wundbehandlung auch auswirkten, war damit als Folge eine zeitweilige Vernachlässigung der Wunddiätetik verbunden.

Sauerbruch war durch einen Fall in seiner Züricher Privatklinik auf die Problematik gestoßen: „Eine Frau wurde mit einer schweren paranephritischen (Umgebung der Niere – W. G.) und Lebereiterung in die Privatklinik eingeliefert. Trotz breiter Spaltung der Abszesse kam es sekundär zu Durchbruch in die Lunge und jauchigem Empyem (Vereiterung einer Brusthöhle – W. G.). Der Zustand der Kranken wurde ungeachtet der Eröffnung auch dieser sekundären Herde schlechter und schlechter. Die Kranke verfiel, und ich hielt sie für verloren. Da verweigerte sie mit einem Schlage jegliche Nahrung. Angesichts des hoffnungslosen Zustandes verzichteten wir auf Zwangsmaßnahmen. Um so überraschender war der plötzliche Umschlag nach mehrtägigem Hungern. Die schmierigen, glasig aussehenden Wunden reinigten sich; der Allgemeinzustand besserte sich. Besonders fiel auf, daß die Kranke, die allmählich frischer wurde, nach wie vor hartnäckig die Einnahme von Milch ablehnte, dagegen gierig nach Bier, Fleisch, Käse u. dergl. verlangte. Sie wurde geheilt.

Die unerwartete Wendung regte mich an, darüber nachzudenken, ob nicht der Hungerzustand sowie die ausgesprochene Neigung zu bestimmten Speisen und die Zurückweisung anderer ursächliche Bedeutung hätten.“ [48, S. 1300]

Als er durch weitere ähnliche Fälle in seiner Annahme bestärkt wurde, richtete Sauerbruch 1922 in einem Seitenflügel der Klinik eine Versuchsstation ein und veranlaßte seinen Assistenten Adolf Herrmannsdorfer (geb. 1889), die empirischen Eindrücke durch systematische klinische Untersuchungen mit gleichzeitiger bakteriologischer Überprüfung wissenschaftlich zu untermauern.

Im Verlaufe dieser Arbeit wurden die Diätversuche des Bielefelder praktischen Arztes Max Gerson (geb. 1881) bekannt, der vorgab, mittels einer kochsalzfreien mineralhaltigen Kost große Erfolge bei der Heilung von Hauttuberkulose erzielt zu haben. Sauerbruch schickte Prof. Schmidt und Dr. Herrmannsdorfer nach Bielefeld, um „an Ort und Stelle“ nähere Informationen von den Arbeitsmethoden zu gewinnen. Die Ergebnisse waren befriedigend, und Herrmannsdorfer richtete seine Diätkost nach den Empfehlungen Gersons aus. Doch man erlebte eine böse Überraschung: „Der Verlauf des Versuches aber war katastrophal. Viele Wochen hielten wir die Kranken eingeschlossen. Viele Wochen aßen sie jetzt völlig salzfrei. Aber es war nicht nur keine Besserung zu verzeichnen, im Gegenteil, die Krankheit nahm ihren langsamen, aber ständig fortschreitenden Verlauf. Dr. Herrmannsdorfer und ich waren fassungslos.“ [7, S. 288]

Das Experiment mußte abgebrochen werden. Sollte man sich so geirrt haben? Sollten die Ergebnisse allen Erfahrungswerten und ersten Versuchen einer theoretischen Ableitung derartig entgegenwirken? Sauerbruch leitete intensive Nachforschungen ein und konnte durch Zufall feststellen, daß eine Schwester den „armen Patienten“, wenn Chefarzt und Stationsarzt außer Reichweite waren, aus Mitleid reichlich gewürztes Essen reichte. Wer je von Sauerbruchs Temperament gehört hat, wird sich die Folgen dieser „Barmherzigkeit“ leicht vorstellen können.

Die Versuche wurden fortgesetzt, und bald kam man zu bemerkenswerten Resultaten: „Zunächst untersuchten wir den Einfluß geeignet zusammengesetzter Diät auf den Wundverlauf. Zu diesem Zwecke wurden bei gewöhnlicher gemischter und dann bei Versuchskost die Wunden der Kranken unserer großen septischen Abteilung fortlaufend klinisch und bakteriologisch geprüft.

Bei der Wahl der Nahrung gingen wir von der Erfahrung aus, daß die Reaktion des Nährbodens für das Bakterienwachstum bedeutungsvoll ist.“ [48, S. 1300]

Nach entsprechenden Vorexperimenten mit künstlichen Nährböden wurden die dabei gewonnenen Erfahrungen auf die Patienten übertragen. Entsprechend dem jeweiligen klinischen Befund sollte die Wirkung sauer reagierender Speisen durch Eingabe von Phosphorsäure und die alkalisch reagierender Nahrung durch doppelkohlensaures Natron verstärkt werden. Man ging dabei von der Überlegung aus: „Alkalische Kost hebt nun die Alkalireserve des Blutes und fördert damit die Entsäuerung des Entzündungsgebietes; saure Kost bewirkt das Gegenteil. Günstige Einflüsse auf die Wunde sind daher von einer Nahrung mit Säureüberschuß, ungünstige von einer solchen mit Basenüberschuß zu erwarten.“

Die Praxis bestätigte diese theoretische Annahme: „Beköstigung mit Säureüberschuß setzt die Wundsekretion (Wundabsonderung – W. G.) herab, manchmal bis zur völligen Trockenheit; sie bewirkt ferner rasche Schrumpfung der Wunde und Festigung der Granulationen (Wunde ausfüllendes Gewebe – W. G.) ... Alkalische Kost bedingt starke Sekretion der Wunden ...“ [48, S. 1301]

Die Ergebnisse der Versuche veranlaßten Sauerbruch, seine Erfahrungen im Interesse der Patienten allen zugänglich zu machen. Das Infektionsproblem von einem neuen Gesichtspunkt erfaßt zu haben, war ihm zugleich Verpflichtung, die gewonnenen Erfahrungen weiter auszubauen und zu verallgemeinern. Was lag dabei für ihn näher, als den Kampf gegen die Tuberkulose auch auf diesem Wege zu führen?

Der Versuch einer diätetischen Behandlung der Tuberkulose war nicht neu. Bisher war dabei jedoch, ohne der Auswahl der Nahrungsmittel besondere Bedeutung beizumessen, die Zunahme des Körpergewichts das Hauptanliegen. Die wahllose Gewichtszunahme allein bedeutete jedoch nicht den Erfolg. Sauerbruchs Erfahrungen hatten eindeutig unter Beweis gestellt, daß eine Diät-Ernährung nicht quantitativer, sondern qualitativer Natur sein muß, will sie dazu beitragen, den Organismus von der Tuberkulose zu heilen oder vor einer Infektion zu schützen. Die Suche nach einer in spezifischer Weise antituberkulös wirkenden Ernährung begann und wurde mit vielfältigen tierexperimentellen Versuchen eingeleitet, bevor die qualitative Ernährungstherapie auch bei den Patienten Anwendung fand.

Bald äußerten Internisten, besonders aber Lungenärzte ihre Verwunderung über die „artfremden" Experimente eines Chirurgen. Ihnen entgegnete Sauerbruch: „Der Chirurg ... muß die allgemeine Pathologie der Tuberkulose kennen und darf sich nicht auf die Erledigung bestimmter mechanischer Forderungen beschränken. Er soll wissen, inwieweit das Leiden in den Gesamtbetrieb des Organismus eingreift, vor allem aber auch berücksichtigen, inwieweit allgemeine Vorgänge des Körpers von Einfluß auf Entstehung und Ablauf des örtlichen Leidens sind. Darum müssen kleinliche Abgrenzungen der Fachgebiete gegenüber der Größe des Ziels zurücktreten." [51, S. 47]

Auch den Vorwurf, er wärme Altbekanntes als Neuheit auf, wies er in einer Sitzung des ärztlichen Vereins München am 2. Dezember 1925 (während der auch Herrmannsdorfer und Gerson referierten) von sich: „Zu den verschiedensten Zeiten und unter wechselnden allgemeinen ärztlichen Vorstellungen hat man Diätetik mannigfacher Art betrieben. Unsere jetzige Schulmedizin hat aber unter dem Einflusse morphologischen Denkens in der pathologischen Anatomie und kausaler Krankheitsauffassung in der Bakteriologie, vielleicht mehr als gut war, die

Bedeutung allgemeiner Einwirkungen, darunter auch der Ernährung gerade bei entzündlichen Erkrankungen vernachlässigt ... Auch bei anderen Leiden, insbesondere bei der Tuberkulose, bricht sich allmählich die Erkenntnis Bahn, daß die Gesamtverfassung des Körpers und ihre Schwankungen während des Lebens Entstehung, Entwicklung und Ausgang der Krankheit vielleicht mehr bestimmen, als Virulenz und Menge der von außen hinzutretenden Infektionskeime."

Wie bereits deutlich wurde, fand das neue Verfahren keineswegs unvoreingenommene Zustimmung. Zurückhaltung, Mißtrauen oder gar Ablehnung wurden jedoch durch verschiedene Ursachen motiviert. Die Skepsis war durchaus verständlich, da bereits unzählige „perfekte" Heilmittel angepriesen worden waren, die allenfalls dem Produzenten, aber nicht den Patienten Nutzen brachten. Die sensationslüsterne Klatschpresse hatte schon voreilig von Gersons „Wunderheilungen" berichtet und das Verfahren damit diskreditiert. Auch unter den Ärzten, besonders unter den Lungenärzten, gab es Vertreter, deren Geschäftsinteressen eng mit den Luxussanatorien und privaten Heilstätten verbunden waren und die nun um ihre Einnahmen fürchteten.

Es kennzeichnet Sauerbruchs humanistische Grundhaltung, daß er ungeachtet der auch ihm bekannt gewordenen Zeitungsmeldungen sofort bereit war, zu prüfen, was an der Sache war. Er erklärte: „Die Klinik hat es als ihre Aufgabe betrachtet, das Gersonsche Verfahren, das durch Zeitungsnachrichten und durch Klatsch bereits voreilig überschätzt und andererseits ablehnend verdammt wurde, unvoreingenommen auf seinen Wert zu prüfen und seiner Mystik zu entkleiden." [51, S. 48]

Als die sachliche Prüfung die Möglichkeit eines Nutzens erwarten ließ, bot er dem unter schwierigen Bedingungen wirkenden Praktiker die Unterstützung seiner großen Klinik an. Gerson schildert dazu: „Unter den schwierigsten Verhältnissen der ambulanten Behandlung habe ich meine Versuchsreihen anstellen müssen. Ich fand leider wenig Verständnis bei den Universitätsanstalten und Krankenhausleitern, die ich um ihre Mitarbeit gebeten hatte. Um so dankbarer bin ich Herrn Geheimrat Sauerbruch, der mir sofort bereitwilligst Gehör schenkte, nachdem er zufälligerweise auf meine Therapie aufmerksam geworden war."

Mit seiner Hilfestellung hatte Sauerbruch zugleich einer Firma entgegengewirkt, die in Gersons Diät ein einträgliches Geschäft gewittert hatte.

„Auch sollte verhindert werden, daß eine Firma, an die Herr Dr. Gerson in seiner Not sich wandte, in nicht einwandfreier Weise die Sache aufgriff und unter marktschreierischer Reklame Geldmittel zu gewinnen suchte. Ich freue mich, hier feststellen zu können, daß er diesen Machenschaften fernstand und die Beziehungen zu dieser Gesellschaft seit längerer Zeit gelöst hat.“

Trotz aller Modifizierungen, die sich bei Gersons Verfahren als notwendig erwiesen, würdigte Sauerbruch unvoreingenommen die Bedeutung dieser Diät: „Die Untersuchungen Herrmannsdorfers haben ergeben, daß die theoretischen Vorstellungen Gersons über die Wirksamkeit seiner Diät nicht in allen Punkten zutreffen. Das ändert aber nichts an dem großen Verdienst eines praktischen Arztes, der trotz schwerer Widerstände gegen seine Person und seine Arbeit und trotz unzulänglicher Hilfsmittel an seinem Ziele sich nicht irre machen ließ.“ [51, S. 48]

An Sauerbruchs Ausführungen, die sich vor allem mit den „allgemeinen klinischen Grundlagen der Ernährungsbehandlung entzündlicher Erkrankungen“ befaßten, anschließend, legte Herrmannsdorfer erstmals detailliert seine praktischen Erfahrungen dar: Die Diät verbot Kochsalz, Konserven jeder Art, Räucherwaren (Fleisch und Fisch), Essig und Maggiwürze, beschränkt erlaubt waren Frischfleisch (etwa 500 g je Woche), Frischfisch, Malzbier, Kaffee und Tee. Die Nahrung sollte sich vor allem zusammensetzen aus Milch, salzloser Butter, Obst, Salat, Gemüse, Eier, Teigwaren, Zucker, Honig, Olivenöl, Schweinefett. Zum Würzen sollten an Stelle von Salz Kräuter, Zwiebeln und Zitronen verwendet werden. Bisher erzielte Erfolge der Diätbehandlung wurden den Anwesenden an Hand von Patienten demonstriert, die vorher ohne Heilerfolg monatelang unter günstigen klimatischen Bedingungen in Sanatorien geweilt hatten. Obwohl bereits ein Jahr später während der 11. Tagung der Vereinigung bayrischer Chirurgen durch neue weitere Erfolge die in das Diätverfahren gesetzten Hoffnungen bestätigt werden konnten, stieß Sauerbruch noch immer auf den Widerstand der Lungentherapeuten.

Schließlich gab er 1928 auf der Grundlage einer noch größeren Erfahrungsbasis gemeinsam mit Herrmannsdorfer eine ausführliche „Rückschau auf das in den vergangenen Jahren Erstrebte und Erreichte".

Der häufig geäußerten Ansicht, bei der Diät handele es sich um eine erhöhte Kalorienzufuhr, begegnend, stellte er fest, daß es bei seiner Heildiät „nicht so sehr auf Menge und Kaloriengehalt der Speisen, als auf die Art der Kost ankommt. ... Es weicht von den üblichen Methoden der Mast ab und stellt eine besondere Zusammensetzung und Beschaffenheit der Nahrung in den Vordergrund." [52, S. 35]

Alle in die Diätstation aufgenommenen Patienten wurden ausschließlich diätetisch behandelt, um so die reine Kostwirkung feststellen zu können. Die 186 Patienten (davon 152 unter 40 Jahren) litten an schwerer Haut-, Knochen-, Weichteil- oder Lungentuberkulose und waren bereits ohne Erfolg mit anderen Heilmethoden behandelt worden. Am augenscheinlichsten war die Diätwirkung bei der Hauttuberkulose und am überraschendsten waren die Erfolge „bei Tuberkulösen mit schwersten, breit durchgebrochenen oder eröffneten, mischinfizierten Knochen- und Gelenkherden, die in hoffnungslosem Zustande in die Ernährungsabteilung gelegt wurden". [52, S. 36]

Schwieriger als bei der Hauttuberkulose war der Erfolgsnachweis bei der Lungentuberkulose. Sauerbruch versuchte, so viel wie nur möglich, im Rahmen von medizinischen Veranstaltungen Demonstrationen der Patienten vorzunehmen, und war jederzeit bereit, Besuchern der Klinik seine Methode vorzuführen, um sie einer möglichst großen Patientenzahl zugänglich zu machen. „Nackte Zahlen einer Statistik können den starken, unmittelbaren klinischen Eindruck nicht ersetzen. Wir haben bei vielen sehr skeptischen Besuchern unserer Abteilung gesehen, wie überzeugend die hervorragenden Besserungen unserer Kranken auf sie wirkten, und wie das vorher ablehnende Urteil sich in Anerkennung wandelte. Bei dieser Sachlage ist es bedauerlich, daß ein in dreijähriger Beobachtung erprobtes und ausgebildetes Heilverfahren noch keinen Eingang in Kliniken, Krankenhäuser und Sanatorien gefunden hat. Noch bedauerlicher ist es aber, wenn bei einigen Ärzten theoretische ‚wissenschaftliche' Bedenken zu seiner Ablehnung führen. Diese vergessen, daß fast unsere ganze Diätetik sich aufbaut auf empirisch gefundenen

Tatsachen und nicht auf Ergebnissen der ‚Forschung'. Praktische Erfolge sind für die Krankenbehandlung wichtiger als theoretische Lösung von Ernährungsproblemen. Wenn unsere Klinik den Rahmen chirurgischer Arbeit überschritt, so geschah es in der Überzeugung, einer guten Sache zu dienen. Die therapeutische Aufgabe, die eine besonders große Zahl von Schwertuberkulösen aller Art uns stellte, und die Unzulänglichkeit der bisherigen Ernährung gaben uns zudem ein Recht dazu. Die Beköstigung der Tuberkulösen in Krankenhäusern und Kliniken läßt, das muß jeder zugeben, viel zu wünschen übrig." [52, S. 38]

Nachdrücklich stellt er erneut seine Forderungen nach einer Verbesserung der sozialen Fürsorge für die Tuberkulosepatienten: „Bisher scheitert die Erfüllung dieser für die Volksgesundheit so bedeutungsvollen Forderung vor allem daran, daß für die Bekämpfung der Tuberkulose viel zu geringe öffentliche Geldmittel zur Verfügung stehen ... Dringend zu wünschen ist Gründung oder Einrichtung besonderer Anstalten, in denen Tuberkulose aller Art und jeden Grades mit bewährten Hilfsmitteln behandelt und nach zweckmäßigen Grundsätzen beköstigt werden könnten ... Es steht für uns außer Zweifel, daß so ein beträchtlicher Teil der am schlimmsten von der Tuberkulose Heimgesuchten erheblich gebessert, ja arbeitsfähig werden kann." [52, S. 38]

Das Für und Wider wurde weiterhin auf Fachtagungen und in der Fachpresse diskutiert. Begeisterten Anhängern standen unnachgiebige Gegner des Diätverfahrens gegenüber. Durch übertriebene Pressemitteilungen, mit denen unberechtigte Hoffnungen geweckt wurden, war dem Vorhaben großer Schaden zugefügt worden, den Sauerbruch durch eine Richtigstellung in der Fachpresse nicht vollauf beheben konnte.

Um den Fehldeutungen und Unterstellungen entgegenzuwirken, nahm er 1930 gemeinsam mit Herrmannsdorfer nochmals in einem „Klärenden Wort" in der Münchner medizinischen Wochenschrift ausführlich Stellung: „Abwehr ist leider darum notwendig, weil Ton und Inhalt der Darstellung mehrfach den Boden sachlicher Kritik verlassen; Richtigstellung, weil Irrtümer, Fehldeutungen und ungenügende Erfahrung vielfach zu einem voreiligen, dabei selbstsicheren und dennoch unzutreffenden Urteil geführt haben."

Sauerbruch war weit davon entfernt, seine Methode als wissenschaftlich völlig abgesichert oder gar als Allheilmittel zu betrachten. Sachlich helfende Kritik nahm er mit großer Dankbarkeit auf: „Wenn irgendwo, so muß die Bewertung eines Heilverfahrens bei der Tuberkulose mit Zurückhaltung und Kritik erfolgen. Der wechselvolle Verlauf der Krankheit und die vielen Überraschungen im guten und schlechten Sinne drängen zur Vorsicht bei der Abschätzung eines Heilerfolges. Wir bemühten uns von Anfang an, dieser Tatsache in unserem Urteil Rechnung zu tragen. Auch betonten wir, daß es sich bei der Ernährungsbehandlung nicht um ein spezifisches oder gar um ein Allheilmittel, sondern um eine bisher vernachlässigte Hilfe handelt, die ähnlich wie die klinische Therapie durch Beeinflussung des ganzen Organismus wirkt, freilich oft noch wirkt, wenn jene versagt. Bei beiden Verfahren aber sehe man neben erfreulichen Ergebnissen vollständige Versager. Auch wiesen wir darauf hin, daß die Ernährungsbehandlung ebenso wie jede andere ihre Anzeige und Gegenanzeige habe. Sie stehen noch keineswegs fest und müssen erst in Zukunft geklärt werden.

Diese grundsätzliche Einstellung zeigt, daß wir für jede sachliche Kritik, die klären und helfen will, dankbar sind."

Die erfolgreiche Anwendung der Diät war weitestgehend von einer engen Zusammenarbeit der Ärzte mit dem Pflege- und Küchenpersonal abhängig, eine Bedingung, die keinesfalls überall erfüllt wurde, so daß vermeidbare Enttäuschungen auftraten. Auch Sauerbruch wußte davon zu berichten: „Die Ernährungsbehandlung der Tuberkulose ist eine sehr schwierige Kunst. Es gehören dazu Eigenschaften und Bemühungen bei Ärzten, Pflege- und Küchenpersonal, die dort, wo unter übertriebener ‚Wissenschaftlichkeit' die Heilkunst leicht zu kurz kommt, oft nicht mehr anzutreffen sind. Der Einwand ist berechtigt, daß vielleicht die praktische Durchführung sehr oft an ärztlichen und technischen Unzulänglichkeiten scheitern wird. Auch uns sind in dieser Beziehung schwere Enttäuschungen nicht erspart geblieben. Wenn irgendwo, so werden hier persönliche Leistungen verlangt, die sich im Kampfe mit tausend gefühlsmäßigen und sachlichen Hemmungen bewähren müssen."

In der Zuversicht, daß sich das von ihm als richtig Erkannte in der Praxis durchsetzen werde, erklärte Ferdinand Sauerbruch voller Optimismus: „Die Entscheidung wird nicht in Kongressen und theoretischen wissenschaftlichen Arbeiten, sondern nach erfolgreicher praktischer Arbeit fallen. Wir wissen, daß trotz aller Ablehnung sich unvoreingenommen Ärzte finden werden, die mit uns diesen neuen Weg gehen." Der weiteren Durchsetzung diente vor allem ein von dem Ehepaar Herrmannsdorfer erarbeitetes Diätkochbuch, das übersichtlich und allgemeinverständlich eine praktische Orientierung gab.

Ein gewisser Abschluß in der Auseinandersetzung war die Stellungnahme von B. Köhler: „Eine einwandfreie wissenschaftliche Erklärung für die Wirkung der Tuberkulosediät ist bisher nicht erbracht. Soweit überhaupt bei unseren heutigen Kenntnissen eine theoretische Begründung möglich ist, gab sie Herrmannsdorfer in seinen ersten Arbeiten. Seine Anschauungen konnten von den vielen Gegnern der Kost nicht beweiskräftig widerlegt werden. Wohl aber finden wir in einer Reihe von Veröffentlichungen eine Bestätigung dafür, daß einzelne Bestandteile der Diätform (Lebertran, Vitamine, Mineralsalze) unbedingt von guter Wirksamkeit sein müssen." Er kam abschließend zu dem Urteil: „An der Heilwirkung der Diät auf Lupus und Hauttuberkulose ist nicht zu rütteln ... Bei Knochen-, Gelenk- und Weichteilerkrankungen sind die Ergebnisse gut, sofern es sich um leichte und mittelschwere Formen handelt. Bei Lungenkranken halten wir die Beobachtungszeit für zu kurz, um zu einer Urteilsbildung zu gelangen."

Auch Herrmannsdorfer erklärte dazu: „So wichtig anerkanntermaßen kräftigende Ernährung für den Verlauf der Tuberkulose auch ist, so wenig kann sie als alleiniges Allheilmittel gelten. Die überaus verwickelten biologischen, chemischen, morphologischen, mechanischen und sozialen Bedingungen, die das Gesamtbild und den Verlauf sehr wechselnd zu gestalten pflegen, erheischen bei der Aufstellung des Behandlungsplanes ihre besondere Würdigung."

Er war der Überzeugung, „daß den schwersten, mit ausgedehnten Einschmelzungen einhergehenden Formen der Lungentuberkulose letzten Endes nur durch operatives Vorgehen geholfen werden kann". Bei der Nachbehandlung gewinne dann die Anwendung der Ernährungstherapie große Bedeutung. Alle Erfahrungen wiesen auf die Notwendigkeit einer möglichst engen Zusammenarbeit der Internisten und Chirurgen hin, sie lehrten den „Blick nicht nur auf das kranke Organ, sondern auch auf den kranken Menschen zu richten".

Ferdinand Sauerbruch hatte infolge seiner Leistungen bereits während der Münchener Tätigkeit eine hervorragende Stellung in der Chirurgie seiner Zeit eingenommen. Seine Bedeutung wurde auch im Ausland erkannt, so daß ihn eine Vielzahl von Einladungen aus aller Welt erreichten und häufige Vortrags- und Operationsreisen zusätzliche Belastungen brachten.

Sehr oft weilte er zu Operationen in Davos, wohin ihn vor allem sein Assistent Rudolf Nissen (geb. 1895) begleitete. Hier wußte Sauerbruch die Arbeit mit der notwendigen Erholung zu verbinden und nutzte die Tage nach den Operationen zu ausgedehnten Wanderungen oder Skifahrten.

Leider konnte der viel beschäftigte Chirurg nur wenig Zeit für seine Familie erübrigen. Den weitaus größten Teil seiner „Freizeit" verbrachte er in der Klinik oder auf Konsultations- bzw. Vortragsreisen. Wenn er doch einmal zu Hause weilte, widmete er sich der wissenschaftlichen Arbeit, und seine Frau sah ihn kaum. „Mein privates Leben tauchte in meinem ärztlichen Pflichtenkreis unter", stellte Sauerbruch dazu fest. Wenn die Konsultationen nicht allzu weit entfernt lagen, benutzte er das Auto und nahm seine Kinder und den treuen Begleiter, den Hund Lux, mit. Soweit es ihm möglich war, versuchte Sauerbruch, sich an dem Wochenende seiner Familie zu widmen. „Der Sonntag war für uns am schönsten. Wenn ich meinen morgendlichen Besuch in der Klinik hinter mir hatte, so packte ich meine Familie ins Auto und wir fuhren ins Isartal. Meine Frau blieb mit der Tochter im Wagen in der Sonne, und mit meinen Jungens lief ich weit in die freie Natur hinein." [7, S. 298]

Sauerbruch fühlte sich durch die große berufliche Belastung zuweilen stark eingeengt, da er außerordentlich gesellig war. Wenn es die Zeit nur irgend ermöglichte, wurden in seinem Hause auf der Bavariahöhe Feste gefeiert. Ein Höhepunkt war sein 50. Geburtstag im Jahre 1925. Zum Abendessen hatten sich 60 Personen eingefunden, und innerhalb von zwei Stunden waren es über 200. Sie feierten bis zum frühen Morgen ein fröhliches Gartenfest. Mochten die Feiern auch noch so lange gehen, spätestens um 8 Uhr morgens war Ferdinand Sauerbruch wieder in seiner Klinik – wo er allerdings streng darauf achtete, auch seine Mitarbeiter vorzufinden.

Willkommener Anlaß zur Geselligkeit war der alljährlich im Sommer stattfindende Bayrische Chirurgenkongreß, genannt die „Chirurgen-Regatta". Die Experten waren bestrebt, ihre Glanzpunkte zu zeigen. Unübertroffen in der technischen Brillanz seiner Operationen Eugen Enderlen, ein Meister der Bauchchirurgie Victor Schmieden (1874–1946), beeindruckend mit der Präzision seiner Hirnoperationen Anton von Eiselsberg, um nur einige zu nennen. Sauerbruch, der am Tage mit der Thoraxchirurgie brillierte, war am Abend ein ebenso glänzender Gastgeber.

Zu seinen häufigen Gästen zählten auch der Innsbrucker Ordinarius für Chirurgie Hans von Haberer (geb. 1875), der Tübinger Chirurg Georg Perthes, der sich vor allem um die Einführung der Behandlung mit Röntgenstrahlen verdient gemacht hatte, und der Wiener Chirurg Burghard Breitner (geb. 1884), der zeitweilig auch als Dramaturg an den Grazer Bühnen gewirkt hatte. Auch namhafte Münchner Künstler, besonders der bekannte Maler und Bildhauer Franz von Stuck (1863–1928), waren gerngesehene Gäste in Sauerbruchs Villa.

Zum engeren Freundeskreis zählte der Ordinarius für Chemie, Nobelpreisträger Richard Willstätter (1872–1942). Mit ihm verbanden ihn nicht nur die gemeinsamen wissenschaftlichen Interessen, sondern auch die Hobbys Hunde- und Autosport. Hingegen fand Sauerbruchs Leidenschaft für Hochgebirgswanderungen, für die er mit geradezu missionarischem Eifer seine Freunde und Bekannten begeistern wollte, weniger Gegenliebe.

Sauerbruch war ein vorzüglicher Gesellschafter. Richard Willstätter erinnert sich: „Herr und Frau Sauerbruch kamen manchmal für eine Abendstunde zu mir, wenn man die Zeit bis 3 Uhr 15 Min. so nennen darf, und saßen am liebsten mit mir an meinem Schreibtisch, nicht mit Tinte als einziger Flüssigkeit." Das Ehepaar Willstätter kam zu Gegenbesuchen: „Sauerbruchs Haus war dem Bavariakeller auf der Theresienhöhe benachbart. Es war eine glückliche Lage, man konnte so bequem frisches Bier in Maßkrügen nebenan holen lassen." Während der Geselligkeit gab Sauerbruch unermüdlich seine „Erlebnisse" zum besten, in denen Dichtung und Wahrheit eng miteinander verbunden waren. Sicherheitshalber flüsterte deshalb Frau Ada Sauerbruch zuweilen den staunend Zuhörenden zu: „Kein Wort ist wahr."

So angenehm Sauerbruchs Fabulierkunst im zwanglosen Gespräch war, so problematisch wurde sie, als er sie viele Jahre später auch in die Niederschrift seiner „Lebenserinnerungen" einbezog.

Willstätter verfolgte sorgenvoll die politische Entwicklung. Voller Abscheu distanzierte er sich von dem anwachsenden Antisemitismus und zog sich zurück. Trotz Sauerbruchs Versuchen, der darin ein Zurückweichen vor der Reaktion sah, ihn von diesem Schritt zurückzuhalten, nahm Willstätter am 14. 7. 1924 seine Entlassung aus dem bayrischen Staatsdienst und emigrierte schließlich 1939 aus Protest gegen die nazistischen Judenverfolgungen.

Rudolf Nissen war in München Sauerbruchs Lieblingsschüler. Das war eine hohe Auszeichnung, aber auch eine große Verpflichtung. Sauerbruch stellte an seine Mitarbeiter höchste Anforderungen. Er erwartete äußerstes Pflichtbewußtsein und restlose Aufgabe in der Arbeit. Äußerste Konzentration und Kürze des Ausdrucks waren weitere Anforderungen. Wer keine Neigung oder Begabung zur wissenschaftlichen Arbeit hatte, konnte sich nicht an seiner Klinik halten. Allerdings griff Sauerbruch mit seinen Anforderungen auch unberechtigterweise tief in das persönliche Leben seiner Mitarbeiter ein:

„Ich habe es nie gern gesehen, wenn meine jungen Assistenten sich verlobten oder gar heirateten. Ich war immer der Meinung ... daß die jungen Ärzte mit ihrer Klinik verheiratet waren. So galt in meiner Klinik in München das ungeschriebene Gesetz des Zölibats, das nicht ungestraft durchbrochen werden durfte."

Es zeigten sich bei dem hervorragenden Chirurgen auch manche charakterliche Schattenseiten, die in dem Maße zunahmen, wie er, wie es sein Freund Walter Stoeckel ausdrückte, zur „Primadonna" unter den Chirurgen avancierte und auch die entsprechenden Allüren annahm. –

„Wir kannten uns seit 1907. Doch der lustige, liebenswürdige Marburger Kollege war zu einem Star mit Primadonnen-Allüren geworden, die den prachtvollen Kern seiner Persönlichkeit mehr und mehr einkapselten. Diese Metamorphose hatte bereits in München begonnen, wohin er von Zürich berufen worden war. Dort entwickelte er sich zu dem bewunderten Original, das sich alles erlauben durfte und mit seinem Charme auch seine Gegner immer zu entwaffnen verstand."

Auch im Familienleben gab es Konflikte. Sauerbruch, äußerst freigiebig und gesellig, begann auf großem Fuße und über seine Verhältnisse zu leben. Mit betont jugendlichem Elan versuchte er sich temperamentvoll über notwendige Konventionen hinwegzusetzen. Äußere Effekte, die er keineswegs nötig gehabt hätte, fanden sein betontes Interesse. Vor allem hoffte er, damit die Damenwelt zu beeindrucken, was ihm, wie Stoeckel feststellt, offensichtlich auch gelang: „Sein Charme begeisterte vor allen die Frauen. Das förderte die Entfremdung zu seiner Frau Ada, von der er sich Jahre später scheiden ließ. Sein Verhältnis zu dem blonden Fräulein Hanfstaengl, Münchner Stadtgespräch und deutscher Universitätsklatsch, schien ihm wenig Gewissensbisse zu bereiten. Das Aufsehen, das er erregte, schmeichelte ihm. Er beanspruchte für sich Sondergesetze. Für ein bürgerliches Eheleben war er nicht geeignet und Frau Ada ... vermochte trotz aller Klugheit und Liebe den schwierigen Ehepartner nicht an sich zu fesseln."

Die Affäre mit Erna Hanfstaengl, Tochter des wohlhabenden Unternehmers und Begründers der weltbekannten Hanfstaengl-Drucke, beschäftigte die Gemüter. Sauerbruch hatte sie 1923 kennengelernt, und er lebte zeitweilig mit ihr zusammen. Sie begleitete ihn später auch nach Berlin. Angesichts seiner vier zum Teil noch unmündigen Kinder nahm Sauerbruch jedoch zunächst von der erwogenen Scheidung Abstand. Das Verhältnis mit Erna Hanfstaengl eröffnete ihm die Welt der Künste und veranlaßte ihn zu häufigem Opernbesuch. Für die ungefestigte, politisch labile Haltung Sauerbruchs, der zu dieser Zeit die „Ideale" seiner „vaterländischen Gesinnung" durch konservativ-völkische Gruppierungen gewahrt sah, war der Hanfstaengl-Kreis, insbesondere Peter Hanfstaengl, der in enger Verbindung zu Rädelsführern der Nazibewegung stehende Bruder seiner Freundin, jedoch von unheilvollem Einfluß.

Sauerbruchs Lieblingsschüler Nissen hatte gewisse Mängel in seinem Charakter erkannt und versuchte sie objektiv in das Gesamtbild der hervorragenden Arztpersönlichkeit einzuordnen: „Dabei ist selbstverständlich, daß auch Schwächen seines Charakters und Schattenseiten seines Wesens zutage treten werden; im Alltäglichen wurden sie gelegentlich aufdringlich. Aber bei der Gesamteinschätzung der Persönlichkeit treten diese Schönheitsfehler in den Hintergrund gegenüber einer ganz

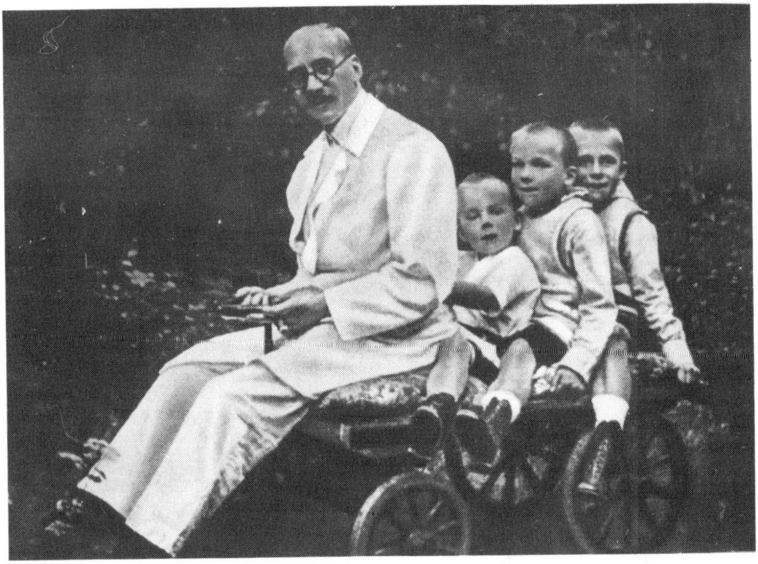

Bild 27. Mit den Kindern Peter, Friedrich und Hans im Garten des Züricher Hauses

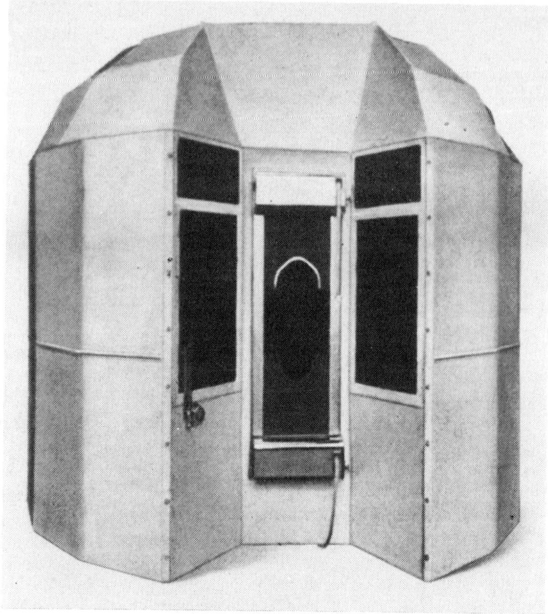

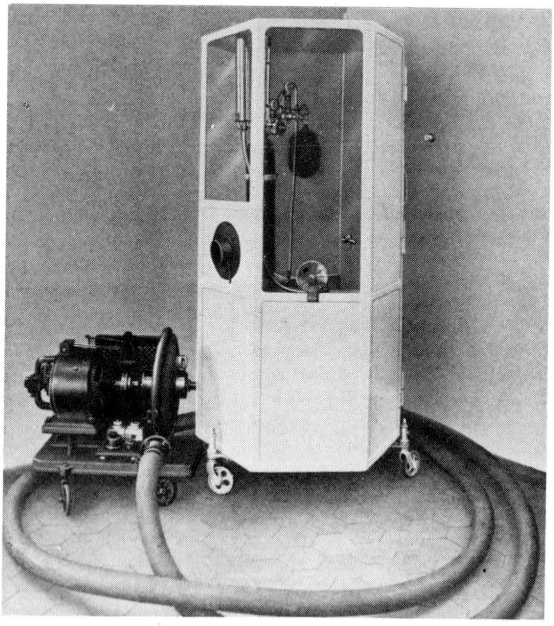

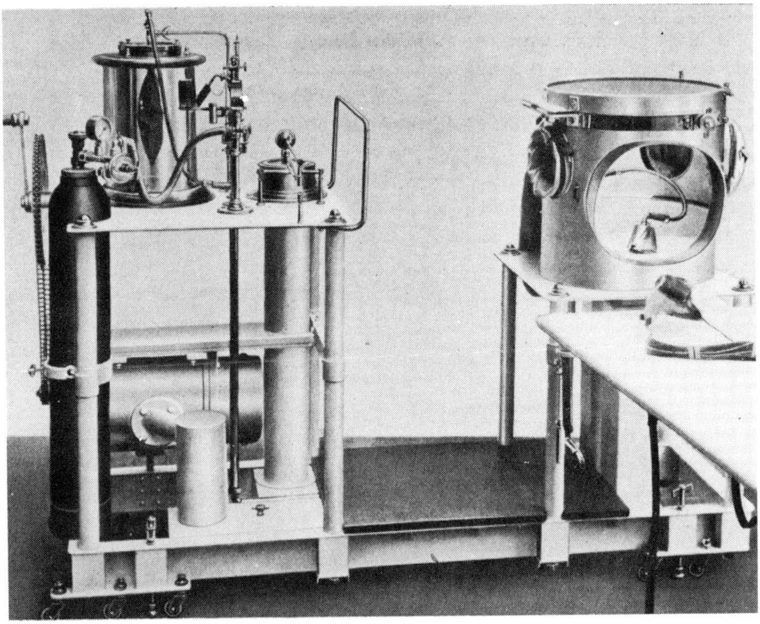

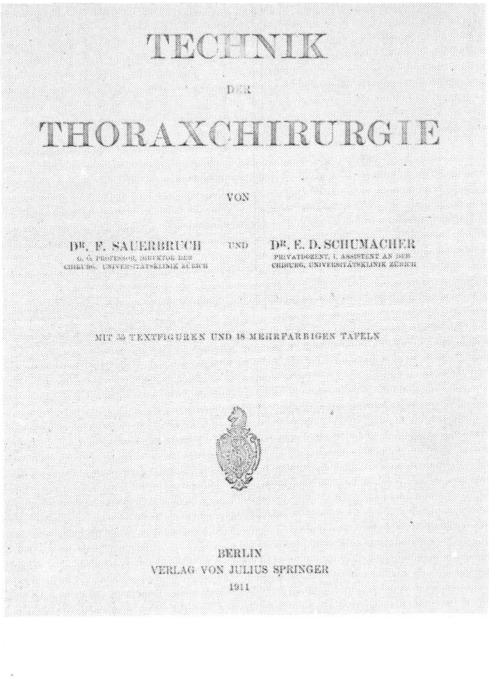

TECHNIK

DER

THORAXCHIRURGIE

VON

D^R. F. SAUERBRUCH
O. Ö. PROFESSOR, DIREKTOR DER
CHIRURG. UNIVERSITÄTSKLINIK ZÜRICH

UND

D^R. E. D. SCHUMACHER
PRIVATDOZENT, I. ASSISTENT AN DER
CHIRURG. UNIVERSITÄTSKLINIK ZÜRICH

MIT 35 TEXTFIGUREN UND 18 MEHRFARBIGEN TAFELN

BERLIN
VERLAG VON JULIUS SPRINGER
1911

Bild 28. Unterdruckkammer der Züricher Klinik

Bild 29. Überdruckapparat nach Engelken

Bild 30. Überdruckapparat nach Brauer

Bild 31. Erste bedeutende Buchpublikation Sauerbruchs 1911

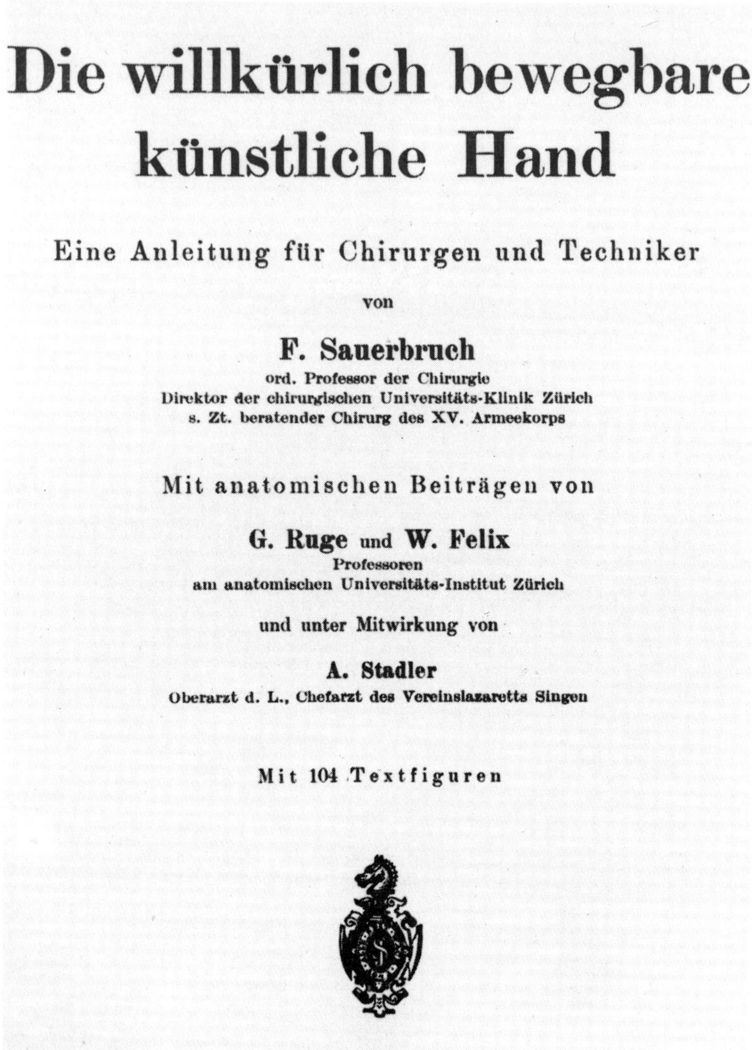

Die willkürlich bewegbare künstliche Hand

Eine Anleitung für Chirurgen und Techniker

von

F. Sauerbruch

ord. Professor der Chirurgie
Direktor der chirurgischen Universitäts-Klinik Zürich
s. Zt. beratender Chirurg des XV. Armeekorps

Mit anatomischen Beiträgen von

G. Ruge und **W. Felix**

Professoren
am anatomischen Universitäts-Institut Zürich

und unter Mitwirkung von

A. Stadler

Oberarzt d. L., Chefarzt des Vereinslazaretts Singen

Mit 104 Textfiguren

Berlin

Verlag von Julius Springer

1916

Bild 32. Wissenschaftlich-technische Begründung der ersten bewegbaren Hand (Sauerbruchhand)

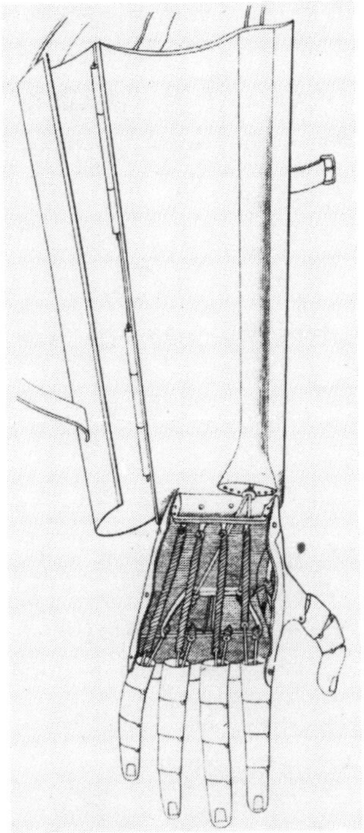

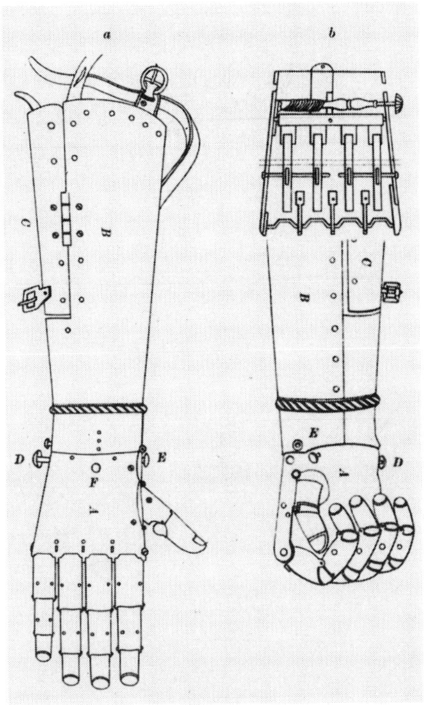

Vorläufer der Sauerbruchhand

Bild 33. Eiserne Hand des Goetz von Berlichingen

Bild 34. Künstliche Hand von P. Ballif

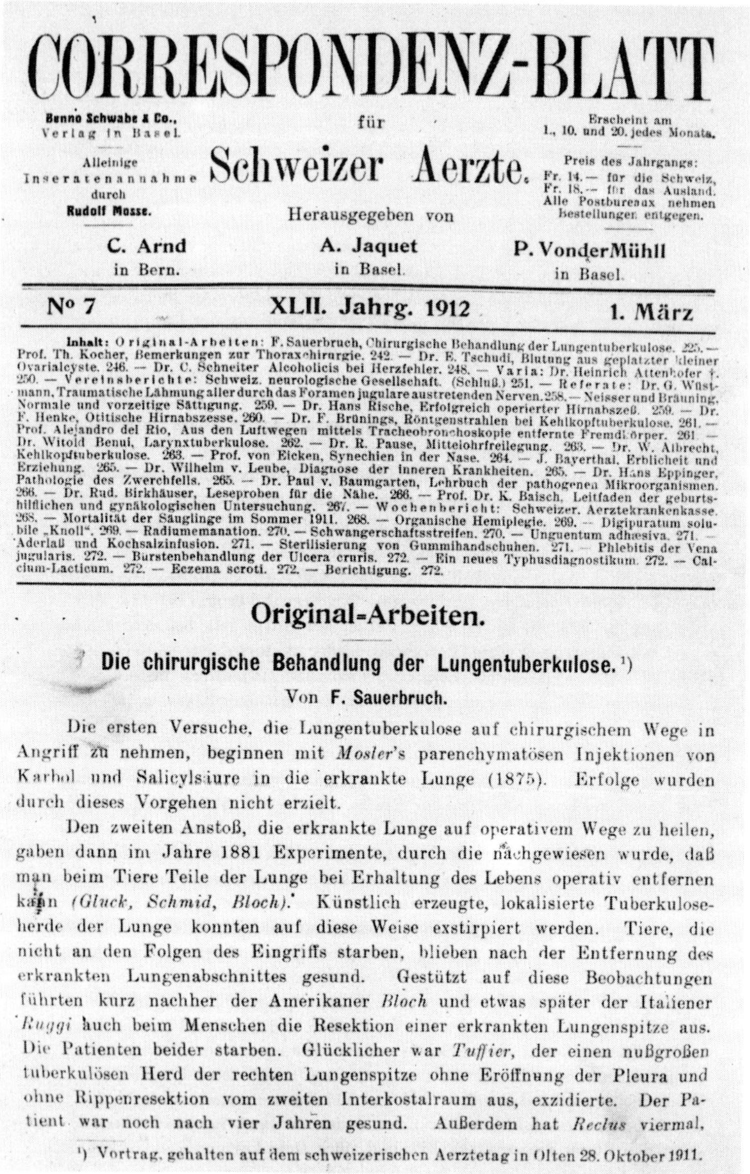

CORRESPONDENZ-BLATT

Benno Schwabe & Co., Verlag in Basel.

Alleinige Inseratenannahme durch Rudolf Mosse.

für

Schweizer Aerzte.

Erscheint am 1., 10. und 20. jedes Monats.

Preis des Jahrgangs: Fr. 14.— für die Schweiz, Fr. 18.— für das Ausland. Alle Postbureaux nehmen Bestellungen entgegen.

Herausgegeben von

C. Arnd in Bern. A. Jaquet in Basel. P. VonderMühll in Basel.

Nº 7 XLII. Jahrg. 1912 1. März

Inhalt: Original-Arbeiten: F. Sauerbruch, Chirurgische Behandlung der Lungentuberkulose. 225. — Prof. Th. Kocher, Bemerkungen zur Thoraxchirurgie. 242. — Dr. E. Tschudi, Blutung aus geplatzter kleiner Ovarialcyste. 246. — Dr. C. Schneiter Alcoholicis bei Herzfehler. 248. — Varia: Dr. Heinrich Attenhofer †. 250. — Vereinsberichte: Schweiz. neurologische Gesellschaft. (Schluß.) 251. — Referate: Dr. G. Wüstmann, Traumatische Lähmung aller durch das Foramen jugulare austretenden Nerven. 258. — Neisser und Bräuning, Normale und vorzeitige Sättigung. 259. — Dr. Hans Rische, Erfolgreich operierter Hirnabszeß. 259. — Dr. F. Henke, Otitische Hirnabszesse. 260. — Dr. F. Brünings, Röntgenstrahlen bei Kehlkopftuberkulose. 261. — Prof. Alejandro del Rio, Aus den Luftwegen mittels Tracheobronchoskopie entfernte Fremdkörper. 261. — Dr. Witold Benui, Larynxtuberkulose. 262. — Dr. R. Pause, Mittelohrfreilegung. 263. — Dr. W. Albrecht, Kehlkopftuberkulose. 263. — Prof. von Eicken, Synechien in der Nase. 264. — J. Bayerthal, Erblicheit und Erziehung. 265. — Dr. Wilhelm v. Leube, Diagnose der inneren Krankheiten. 265. — Dr. Hans Eppinger, Pathologie des Zwerchfells. 265. — Dr. Paul v. Baumgarten, Lehrbuch der pathogenen Mikroorganismen. 266. — Dr. Rud. Birkhäuser, Leseproben für die Nähe. 266. — Prof. Dr. K. Baisch, Leitfaden der geburtshilflichen und gynäkologischen Untersuchung. 267. — Wochenbericht: Schweizer. Aerztekrankenkasse. 268. — Mortalität der Säuglinge im Sommer 1911. 268. — Organische Hemiplegie. 269. — Digipuratum solubile „Knoll“. 269. — Radiumemanation. 270. — Schwangerschaftsstreifen. 270. — Unguentum adhæsiva. 271. — Aderlaß und Kochsalzinfusion. 271. — Sterilisierung von Gummihandschuhen. 271. — Phlebitis der Vena jugularis. 272. — Bürstenbehandlung der Ulcera cruris. 272. — Ein neues Typhusdiagnostikum. 272. — Calcium-Lacticum. 272. — Eczema scroti. 272. — Berichtigung. 272.

Original-Arbeiten.

Die chirurgische Behandlung der Lungentuberkulose.[1])

Von F. Sauerbruch.

Die ersten Versuche, die Lungentuberkulose auf chirurgischem Wege in Angriff zu nehmen, beginnen mit *Mosler*'s parenchymatösen Injektionen von Karbol und Salicylsäure in die erkrankte Lunge (1875). Erfolge wurden durch dieses Vorgehen nicht erzielt.

Den zweiten Anstoß, die erkrankte Lunge auf operativem Wege zu heilen, gaben dann im Jahre 1881 Experimente, durch die nachgewiesen wurde, daß man beim Tiere Teile der Lunge bei Erhaltung des Lebens operativ entfernen kann *(Gluck, Schmid, Bloch)*. Künstlich erzeugte, lokalisierte Tuberkuloseherde der Lunge konnten auf diese Weise exstirpiert werden. Tiere, die nicht an den Folgen des Eingriffs starben, blieben nach der Entfernung des erkrankten Lungenabschnittes gesund. Gestützt auf diese Beobachtungen führten kurz nachher der Amerikaner *Bloch* und etwas später der Italiener *Ruggi* auch beim Menschen die Resektion einer erkrankten Lungenspitze aus. Die Patienten beider starben. Glücklicher war *Tuffier*, der einen nußgroßen tuberkulösen Herd der rechten Lungenspitze ohne Eröffnung der Pleura und ohne Rippenresektion vom zweiten Interkostalraum aus, exzidierte. Der Patient war noch nach vier Jahren gesund. Außerdem hat *Reclus* viermal,

[1]) Vortrag, gehalten auf dem schweizerischen Aerztetag in Olten 28. Oktober 1911.

Bild 35. Wegweisende Arbeit zur chirurgischen Behandlung der Lungentuberkulose 1912

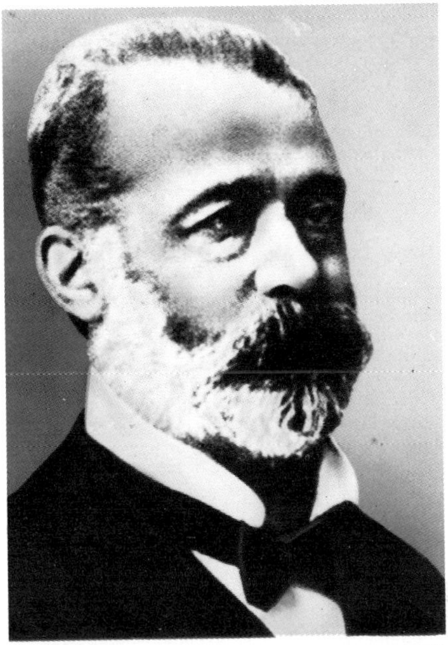

Bild 36. Carlo Forlanini
(1847–1918)

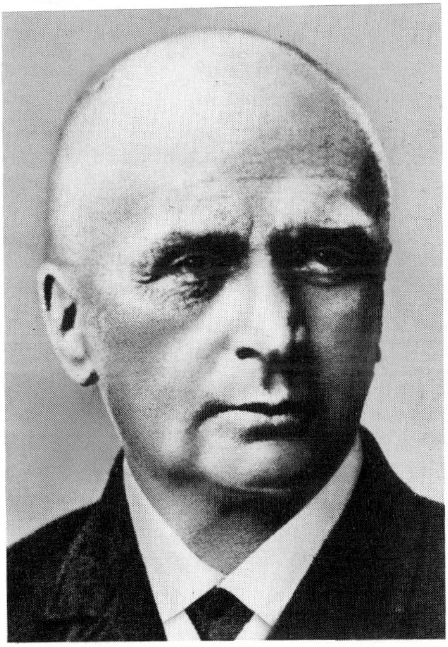

Bild 37. Gotthard Bülau
(1836–1900)

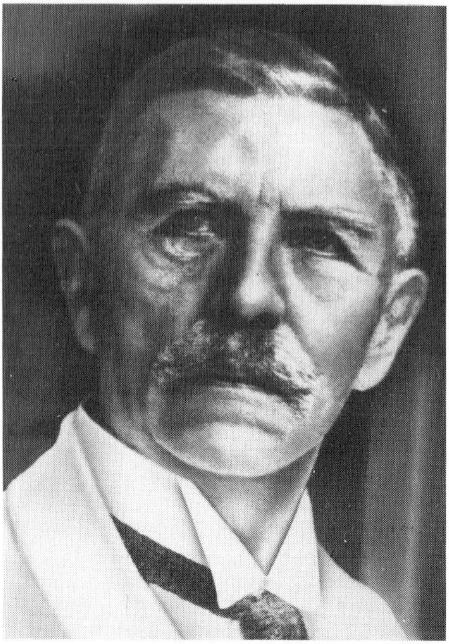

Bild 38. Ludwig Rehn (1849–1930)

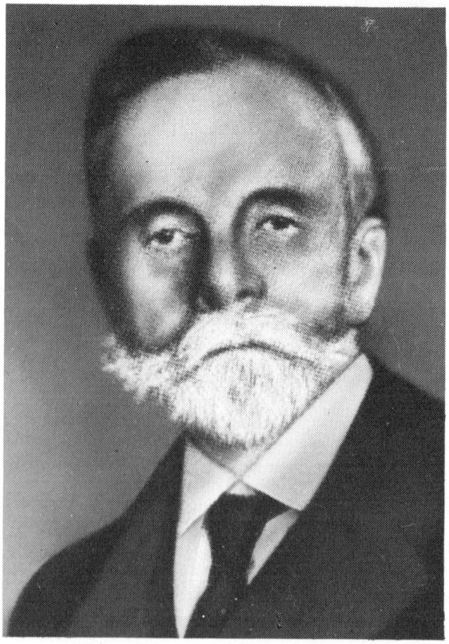

Bild 39. Heinrich Quincke (1842–1922)

Bild 40. Théodore Tuffier (1857–1929)

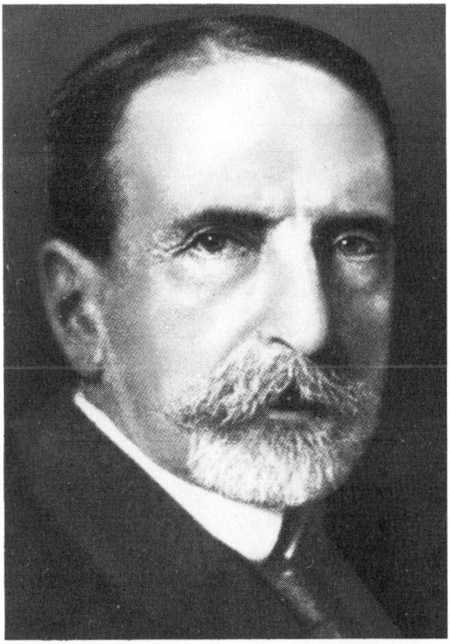

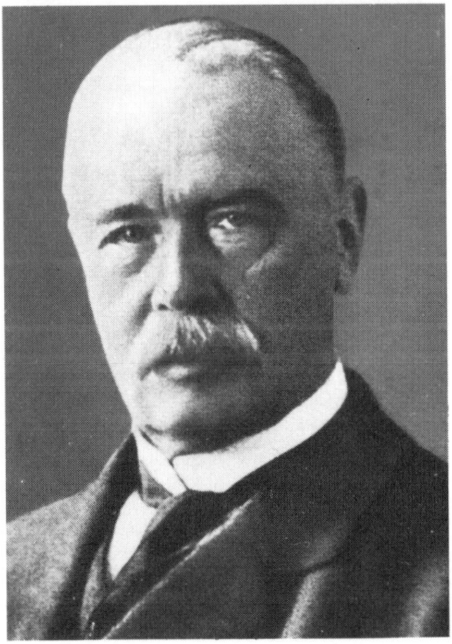

Bild 41. Friedrich Trendelenburg (1844–1924)

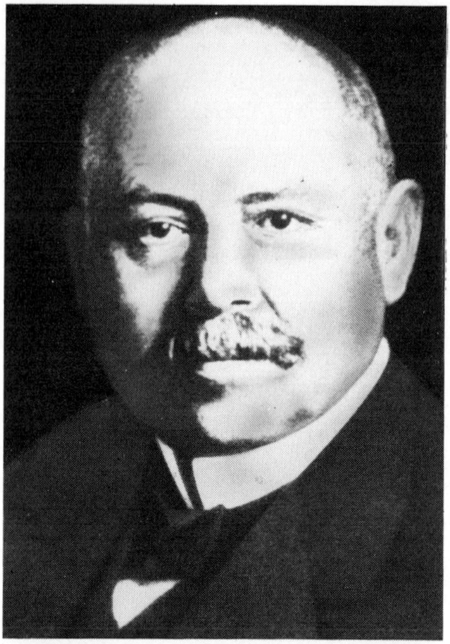

Bild 42. Lucius Spengler (1858–1923)

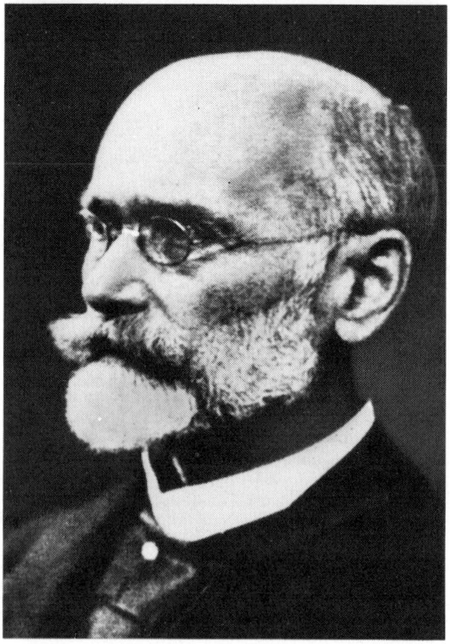

Bild 43. Lothar Heidenhain (1860–1940)

Bild 44. Martin Kirschner
(1879–1942)

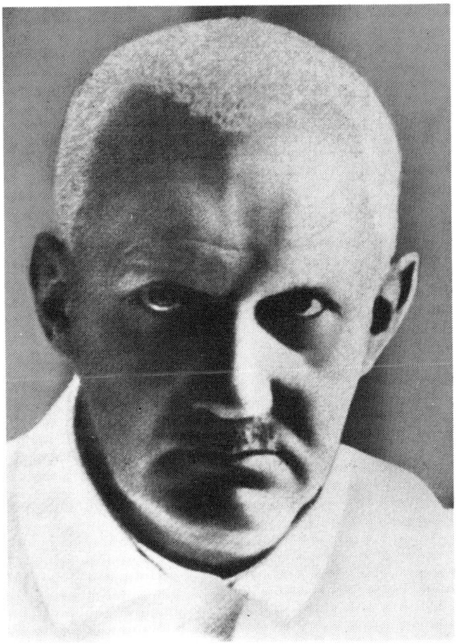

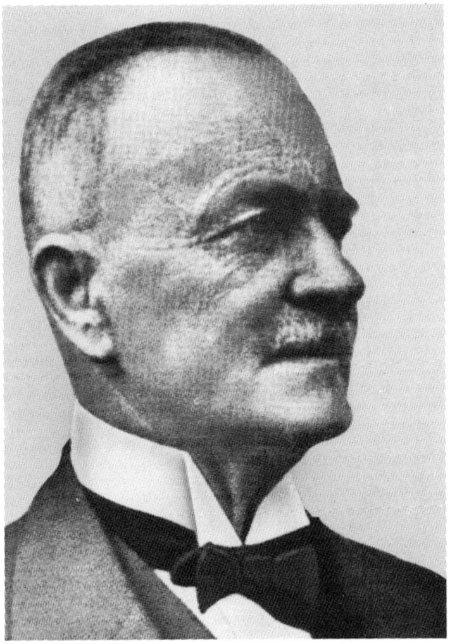

Bild 45. Eugen Enderlen
(1863–1940)

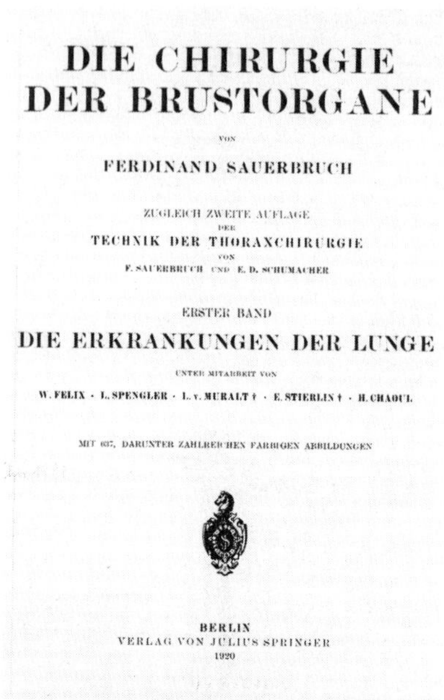

DIE CHIRURGIE DER BRUSTORGANE

VON

FERDINAND SAUERBRUCH

ZUGLEICH ZWEITE AUFLAGE
DER
TECHNIK DER THORAXCHIRURGIE
VON
F. SAUERBRUCH UND E. D. SCHUMACHER

ERSTER BAND

DIE ERKRANKUNGEN DER LUNGE

UNTER MITARBEIT VON

W. FELIX · L. SPENGLER · L. v. MURALT † · E. STIERLIN † · H. CHAOUL

MIT 637, DARUNTER ZAHLREICHEN FARBIGEN ABBILDUNGEN

BERLIN
VERLAG VON JULIUS SPRINGER
1920

Bild 46. Sauerbruchs Standardwerk der Brustkorbchirurgie. 1920

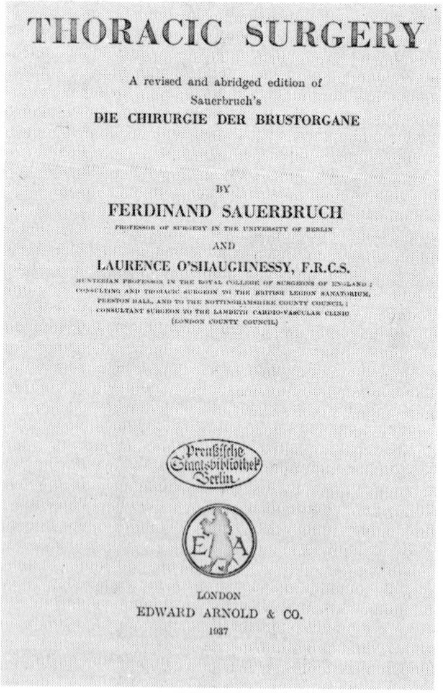

THORACIC SURGERY

A revised and abridged edition of
Sauerbruch's
DIE CHIRURGIE DER BRUSTORGANE

BY

FERDINAND SAUERBRUCH
PROFESSOR OF SURGERY IN THE UNIVERSITY OF BERLIN

AND

LAURENCE O'SHAUGHNESSY, F.R.C.S.
HUNTERIAN PROFESSOR IN THE ROYAL COLLEGE OF SURGEONS OF ENGLAND;
CONSULTING AND THORACIC SURGEON TO THE BRITISH LEGION SANATORIUM,
PRESTON HALL, AND TO THE NOTTINGHAMSHIRE COUNTY COUNCIL;
CONSULTANT SURGEON TO THE LAMBETH CARDIO-VASCULAR CLINIC
(LONDON COUNTY COUNCIL)

LONDON
EDWARD ARNOLD & CO.
1937

Bild 47. Überarbeitete englische Ausgabe des Standardwerkes

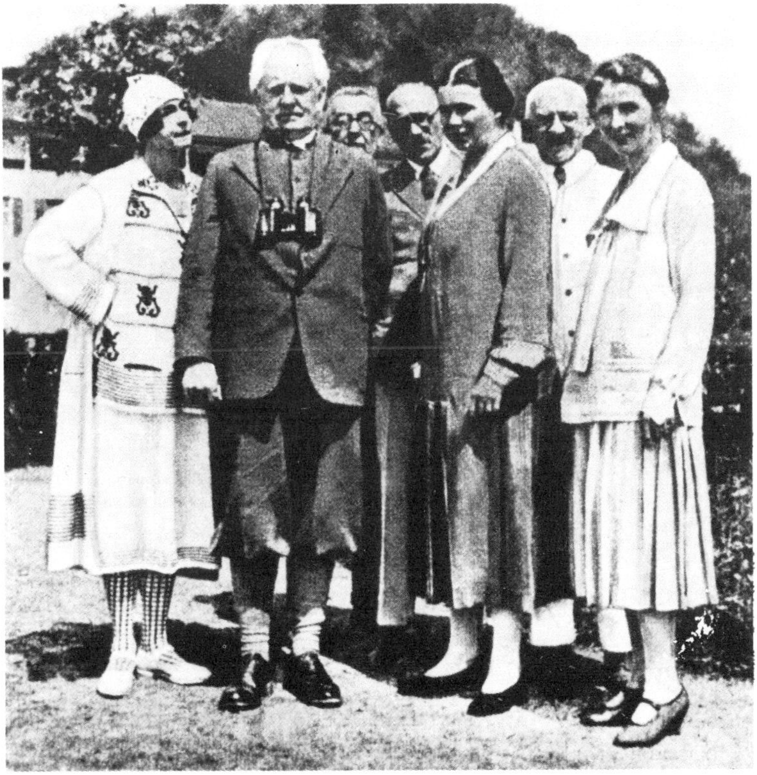

Bild 48. Urlaub in Tessin 1925, mit erster Frau. Gemeinsam mit Gerhart Hauptmann

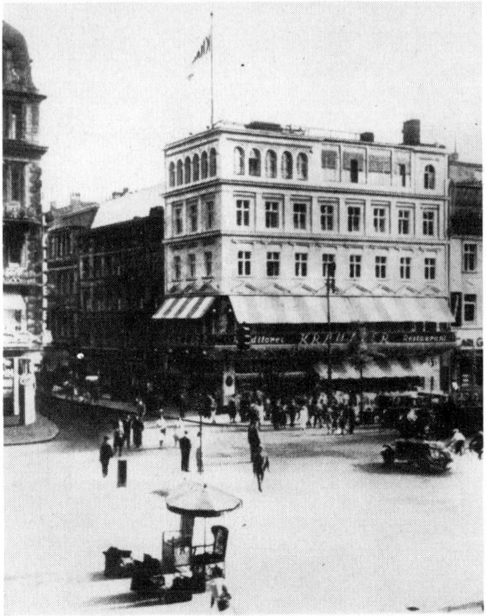

Bild 49. Berlin 1926

Bild 50. Wohnhaus in Berlin-Wannsee

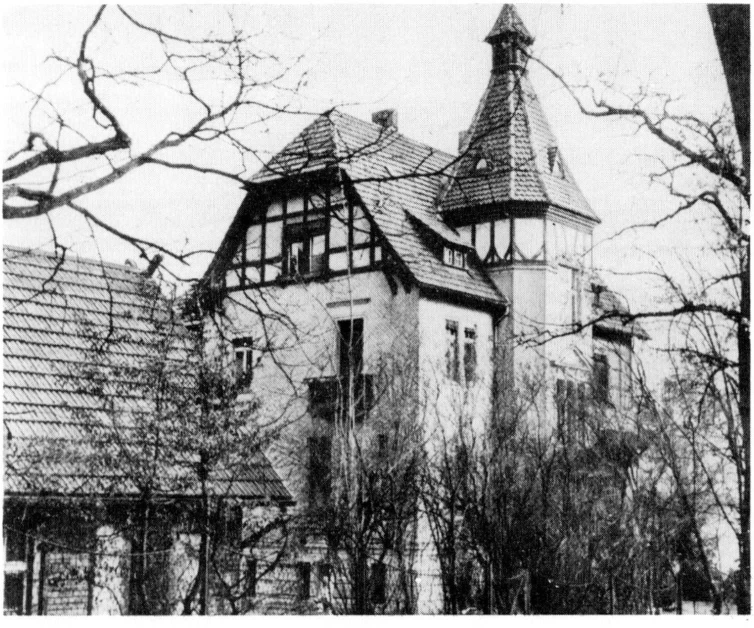

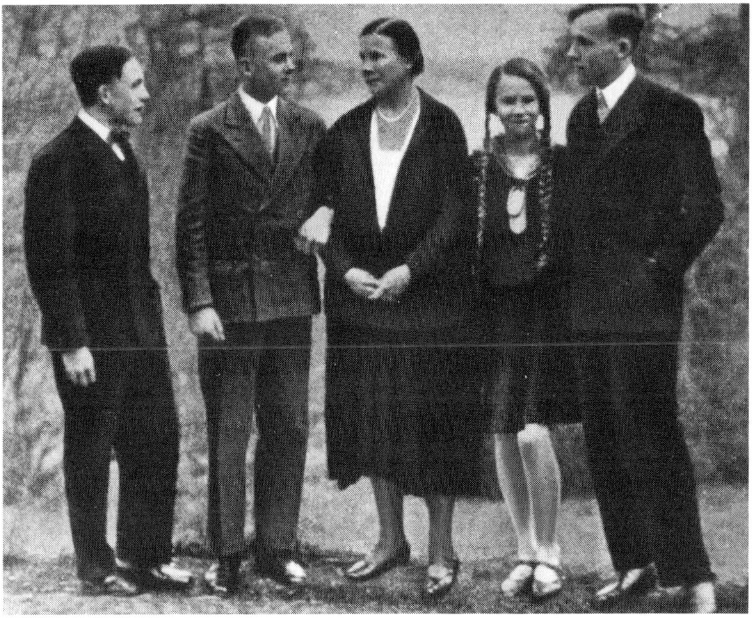

Bild 51. Frau und Kinder im Garten

CHIRURGISCHE UNIVERSITÄTSKLINIK DER CHARITÉ

SCHUMANNSTRASSE 20-21

BERLIN NW 6, DEN 8. 11. 31.

Herrn Professor R a d e

M a r b u r g / an der Lahn.

Sehr verehrter Herr Kollege !

Trotz Ihrer warmen Befürwortung kann ich dem Gesuch des Herrn Z e h n e r nicht nachkommen. Bei der grossen Beanspruchung von Bittsuchenden muss ich unterscheiden, zwischen denen, die es wirklich notwendig brauchen und denen, die nur bedingt auf Unterstützung angewiesen sind. Ein Hausbesitzer aber gehört trotz aller Last der Zeit noch nicht zu den ganz Armen. Es tut mir leid, dass ich absagen muss. An den Kranken selbst erinnere ich mich nicht und ich kann mir auch nicht vorstellen, dass er in der Form, wie er schreibt, ihm meine Hilfe in Aussicht gestellt habe. Soweit ich die Lage des Bittstellers übersehe, so sollte das Wohlfahrtsamt ihm doch irgend wie helfen können.

Mit besten Empfehlungen

Ihr

Bild 52. Notrufe in schwerer Zeit

außergewöhnlichen wissenschaftlichen und klinischen Begabung, einem Ideenreichtum, der dem Genialen nahesteht, einem warmen und mitfühlenden Herzen und einer seltenen Hilfsbereitschaft."

Sobald Sauerbruch die Klinik betrat, ging er völlig in der Fürsorge für seine Patienten auf. Schroff wies er Ansinnen von Privatpatienten zurück, die kraft ihres Geldbeutels glaubten, besondere Vorrechte geltend machen zu können.

Sauerbruch war ein Meister der freien Rede, eine Begabung, die auch seine Vorlesungen auszeichnete. Er las in München über „Allgemeine Chirurgie". Trotz der etwas ungewöhnlich späten Zeit – meist zwischen 18 und 20 Uhr – war der Hörsaal dicht besetzt und nicht nur von Medizinstudenten. Seine Vorlesungen waren vorwiegend praktisch orientiert. Der jeweilige Fall wurde so demonstriert, daß die Studenten über die Entstehung und die Symptome der Krankheit informiert wurden.

Dabei konzentrierte sich Sauerbruch auf das Wesentliche und bezog bei der Darstellung der diagnostischen und therapeutischen Möglichkeiten die medizinhistorische Entwicklung ein. Sein Hauptanliegen war es, den späteren Praktikern eine einfache und klare Anleitung zum Erkennen der Krankheit zu geben. Abschließend wies er auf noch offene Fragen hin. Seinem Münchener Oberarzt Georg Schmidt verdanken wir die 1926 herausgegebene Auswahl einiger wichtiger Vorlesungen.

So exakt und präzise Sauerbruchs Wirken in der Klinik war, so problemreich war ihm die Lösung mancher praktischen Anforderungen des täglichen Lebens. Offensichtlich stand er mit Kursbüchern auf Kriegsfuß. Ein Mißgeschick passierte ihm z. B., als die Münchner Fakultät 1926 in Siebenbürgen einen Ärztekongreß veranstaltete. Stoeckel weiß über diese Begebenheit zu berichten: „In Budapest trafen wir uns. Sauerbruch wurde zum Expeditionsleiter bestimmt und veranstaltete die schönste Konfusion. Zunächst suchte er einen Orientexpreß für uns aus, der an diesem Tage gar nicht ging. Zur Strafe ließen wir ihn allein mit Personenzügen die ganze Nacht hindurch nach Hermannstadt fahren, wo er bei Kurseröffnung die Entschuldigung für unsere Verspätung stammeln mußte. Dann teilte er uns, die wir indessen fröhlich Ungarwein kneipten, telegraphisch einen Abfahrtsbahnhof in Budapest mit, der gerade der falsche war ..."

Pech hatte Sauerbruch auch 1927 während einer Vortragsreise in Südamerika. Um besonders eindrucksvoll auftreten und dem Gastgeber zugleich ein Kompliment entbieten zu können, ließ er seinen Vortrag ins Spanische übersetzen und übte fleißig mit einem Sprachlehrer die Aussprache. Als Nissen, der seinen Chef begleitet hatte, einen argentinischen Teilnehmer der Veranstaltung nach seiner Auffassung zu dem Vortrag fragte, erhielt er jedoch die bedauernde Antwort: „Das kann ich Ihnen nicht sagen, ich verstehe leider kein Deutsch." –

Ferdinand Sauerbruch war ein gefürchteter Kritiker. Doch wäre es völlig falsch anzunehmen, seine Attacken hätten sich nur gegen seine Mitarbeiter gerichtet. Im Interesse seines Fachgebietes und damit letztlich zum Nutzen der Patienten richtete er seine scharfe Kritik, wenn es ihm notwendig erschien, auch an die Adresse renommierter Fachkollegen. Mit großem Unbehagen hatte er eine zunehmende Verflachung der wissenschaftlichen Publizistik feststellen müssen. Es erschienen zu viele Arbeiten, die eine Fülle von Einzelbeobachtungen mitteilten, die weder neu noch verallgemeinerungswürdig waren. Nicht selten waren diese Darstellungen auch noch in schwülstig unklarem Stil abgefaßt. Sauerbruch nutzte deshalb die 49. Tagung der Deutschen Gesellschaft für Chirurgie, um in seinem Vortrag „Kritische Worte über die heutige ärztliche Publizistik" auf diese Mißstände unmißverständlich hinzuweisen und die Chefärzte auf ihre große Verantwortung bei der Erziehung des Nachwuchses zum exakten wissenschaftlichen Arbeiten aufmerksam zu machen. Auch mit dem routinemäßigen Ablauf der Kongresse war er unzufrieden: „In den medizinischen Gesellschaften wird zu viel geredet und zu wenig kritisiert", hielt er seinen Kollegen entgegen und sagte der allgemein verbreiteten Zustimmung bei den wissenschaftlichen Vorträgen in der Überzeugung den Kampf an, daß nur die sachlich-kritische Auseinandersetzung die Entwicklung fördern könne.

Offensichtlich hatte sich an dem Zustand wenig geändert, denn zwei Jahre später nutzte Sauerbruch ein Geleitwort zum Erscheinen des 200. Bandes der von ihm herausgegebenen „Deutschen Zeitschrift für Chirurgie", um schärfere Geschütze der Kritik aufzufahren.

Im Jahre 1907 war der 100. Band der Zeitschrift erschienen. Bereits siebzehn Jahre später lag nun der 200. Band vor: „Könnte diese rasche Folge Ausdruck schneller, gehaltvoller Entwicklung und gründlicher Tätigkeit sein, so wären Stolz und Dankbarkeit Sinn unserer Erinnerung. Leider aber trifft das nur bedingt zu", leitete Sauerbruch seine Kritik ein. „Der erste Abschnitt unserer Zeitschrift bis zum Jahre 1909 war reich an neuen Gedanken und reich an weitausholender Erschließung unseres Sondergebietes. Damals gab es noch viel Neuland und unbeackertes Feld. Indessen in den letzten 20 Jahren fehlten bedeutende Fragestellungen, und der frühere große Zug ging nur allzuoft in Kleinlichkeit verloren. Hinzu kommt, daß man auch leichter, man darf vielleicht sogar sagen, nicht mehr mit demselben starken Gefühle der Verantwortung veröffentlichte. Öfters vermißt man restlose Zuverlässigkeit und gediegene Tiefe des Inhalts, Klarheit und Plastizität der Darstellung. An ihrer Stelle finden sich nicht selten Flüchtigkeit, Unvollständigkeit, selbstgefällige Breite, vorschnelle Schlüsse ...

Unsere jungen Leute besannen sich bald; mit Lust und Begeisterung suchten sie Verlorenes wieder zu gewinnen und Gerettetes zu mehren. Manche Arbeiten freilich trugen und tragen auch heute noch den Stempel der Hast, des Oberflächlichen. Aber trotz ihrer Mängel führten sie in die Zukunft. Wir freuen uns an ihnen, weil sie der Ausdruck guten Willens sind. Unser Nachwuchs wird sich durchsetzen trotz aller Schwierigkeiten. Mehr denn je erwächst den älteren, den Führern, die Pflicht, die schäumenden Kräfte in richtige Bahnen zu lenken, zu raten, zu helfen, aber auch zu erziehen; nicht nur durch Kritik, sondern durch Beispiel und vor allem durch Verständnis für die Zeit. Diese Zeit, die als Übergang gekennzeichnet ist, mit allen Schwächen und Fehlern, aber auch mit allen Hoffnungen und Möglichkeiten, die derartigen Abschnitten eigen. Daß hier seit langem gesündigt wird, kann keiner besser beurteilen als der Schriftleiter. Darum sei es gestattet, bei dieser Gelegenheit die herzliche Bitte auszusprechen, mehr, als es bisher geschah, bei wissenschaftlichen Veröffentlichungen sich der Schüler anzunehmen und mit der Förderung ihrer Entwicklung auch den Fortschritt unseres Faches im Ganzen zu sichern."

Schon im Jahre 1925 wurde der Name Sauerbruch bei der Suche nach einem Nachfolger für Otto Hildebrand (1858–1927), den Direktor der Chirurgischen Universitätsklinik der Berliner Charité, erwähnt. Es galt, für diese bedeutende Stellung den besten und würdigsten Fachvertreter zu gewinnen. Die hervorragenden Leistungen Sauerbruchs und sein wachsendes internationales Ansehen exponierten ihn schließlich als den Nachfolger. Bei der Aufnahme erster Kontaktgespräche zeigte sich Sauerbruch keineswegs begeistert. Er vermochte unter den in Aussicht gestellten Bedingungen keinen Aufstieg zu sehen.

Höheres Ansehen als die Chirurgische Klinik der Charité besaß das Klinikum in der Ziegelstraße. Seine große Bedeutung war durch das Wirken so hervorragender Persönlichkeiten wie Albrecht von Graefe (1828–1870), Bernhard von Langenbeck, Ernst von Bergmann und August Bier (1861–1949) manifestiert worden. Der von Sauerbruch hochverehrte Bier näherte sich dem Emeritierungsalter, lag da nicht die Möglichkeit nahe, Sauerbruchs Berufung für den Lehrstuhl der Charité mit dem der Leitung des Klinikums in der Ziegelstraße zu verbinden? Nach einem Besuch in der Charité, wo Sauerbruch seine personellen Vorstellungen unterbreitete, beriet der Fakultätsrat, zu dem u. a. August Bier, Karl Bonhoeffer (1868–1948) und Walter Stoeckel gehörten, über die geforderte Doppelberufung. Entscheidend für die Zustimmung der Fakultät war dabei die Meinung Biers, der Sauerbruch gern als seinen Nachfolger gesehen hätte.

Die Münchner Universität versuchte Sauerbruch mit allen Mitteln zu halten. Man hoffte, ihm durch eine Vergrößerung der Klinik von 600 auf 750 Betten seine Wirkungsstätte attraktiver zu gestalten (diese Bettenzahl war größer als die der beiden Berliner Kliniken zusammen).

Aber insgesamt gesehen waren die Verhältnisse der Münchener Universitätskliniken alles andere als verlockend. Kurz vor den mit viel Aufwand durchgeführten Feierlichkeiten zum 100. Gründungstag der Universität am 26./27. November 1926 hatte Sauerbruch in der meistgelesensten Münchener Tageszeitung am 8. November in seinem kritischen Beitrag „Hilfe für die Wissenschaft. Die Not der medizinischen Anstalten der Universität München“, auf die Mißstände hingewiesen und ihre

Beseitigung gefordert. Sauerbruch hatte nach seinem Berlinbesuch nochmals eingehend seine Vorstellungen hinsichtlich der zukünftigen Wirkungsstätte in Berlin begründet, wobei neben der personellen Frage auch notwendige bauliche Veränderungen, besonders des veralteten Klinikums in der Ziegelstraße, eine große Rolle spielten. Als Sauerbruchs Bedingungen grundsätzlich entsprochen wurde, erklärte er sich zu der Übernahme der neuen Aufgaben bereit.

In einer Erklärung drückte die Münchner Ärzteschaft ihr größtes Bedauern über das Ausscheiden Sauerbruchs aus: „Die Fakultät steht vor einem schweren Verluste: Sauerbruch hat sich für Berlin entschieden. Dem so ungemein anregenden, temperament- und geistvollen Manne verdankt die Münchner Ärzteschaft sehr viel. Die vielen Abende, die er ihr gewidmet hat, waren stets Genuß, Freude und Belehrung. Ein bißchen betroffen sind die Münchner auch ... Der Entschluß Sauerbruchs gibt schon zu denken; es ist das erstemal, daß uns ein medizinischer Ordinarius verläßt. Daß München in wirtschaftlicher und künstlerischer Beziehung stehen zu bleiben beginnt, ist ein offenes Geheimnis. Es wird sehr notwendig sein zu verhindern, daß München auch in wissenschaftlicher Beziehung zweiten Ranges wird."

Sauerbruchs Berufung erfolgte ab Sommersemester 1927. Gleichzeitig mit ihm wurden, seinem Wunsche entsprechend, seine engsten Mitarbeiter Emil Karl Frey (geb. 1888), Rudolf Nissen und Willi Felix (1892–1962) als Oberärzte bestätigt.

Große Schwierigkeiten machte Sauerbruchs Nachfolge in München, so daß er gezwungen war, den Münchner Lehrstuhl kommissarisch weiterzuführen. Noch im Wintersemester 1927/28 weilte er in der einen Wochenhälfte in Berlin und hielt während der anderen in München seine Vorlesungen.

Zum Abschied von seiner alten Wirkungsstätte, in der er Weltruhm erlangt hatte, hielt er am 11. März 1928 vor einem mehr als tausendköpfigen Auditorium seine Abschiedsvorlesung zu dem Thema „Aufgaben, Ziele und Wege der modernen Tuberkulosebekämpfung". Erneut forderte er von seiten des Staates die Beseitigung der sozialen Ursachen der Krankheit: „Die Bekämpfung der Tuberkulose als Volkskrankheit gipfelt in der gewaltigen Aufgabe, Entstehung und Verbreitung der Seuche zu verhindern."

Zehn Jahre, von 1918 bis 1928 hatte Ferdinand Sauerbruch in München gewirkt. Den von der Inflation geprägten Anfangsjahren war ab 1924 eine Zeit der zeitweiligen und relativen Stabilisierung des Kapitalismus gefolgt. Daran hatte die Unterstützung der deutschen Monopolbourgeoisie durch das amerikanische Bankkapital wesentlichen Anteil. Mit Hilfe hoher Kredite konnten die kapitalistische Rationalisierung durchgeführt und gewaltige Investitionen vorgenommen werden. Insgesamt erhielt Deutschland von 1924 bis September 1930 aus dem Ausland etwa 27 Milliarden in Form von Krediten und Investitionen. Die sprunghaft gewachsene Kapitalakkumulation und der Konkurrenzkampf führten zur beschleunigten Monopolisierung, in deren Rahmen sich Riesenmonopole, wie die IG-Farben (Dezember 1925), bildeten.

Mit dem gewachsenen Wirtschaftspotential der Monopole war deren verstärkter Einfluß auf die Außen- und Innenpolitik verbunden. Das äußerte sich einerseits in einem immer offener werdenden Expansionsstreben, andererseits in der Orientierung auf eine Politik des Abbaus der bürgerlich-parlamentarischen Demokratie. Zweifellos hatte sich im Vergleich zu den Jahren der Inflation auch die Lebenslage der Werktätigen verbessert. Die Löhne stiegen an, da sich jedoch gleichzeitig die Lebenshaltungskosten und die Lohnsteuerabzüge erhöhten, blieben die Nettoreallöhne hinter den Bruttolöhnen zurück.

Ein Vergleich der Nettolöhne mit dem amtlich festgelegten Existenzminimum zeigt deutlich, daß die „goldenen Zwanzigerjahre" für die große Mehrheit der Arbeiterklasse alles andere als goldig waren:

Jahr	Wochenlohn	Existenzminimum	Löhne in % zum Existenzminimum
1924	26,50	41,20	64,3
1925	35,60	41,15	80,8
1926	33,90	45,60	74,3
1927	40,55	47,65	85,1
1928	42,70	49,00	87,1

(Angaben nach Kuczynski, Jürgen: Die Geschichte der Lage der Arbeiter in Deutschland, Bd. I, 2. Berlin 1958, S. 239)

Etwa zu der Zeit, als Sauerbruch seine Tätigkeit in München beendete, zeichneten sich seit der Jahreswende 1927–1928 erste Anzeichen dafür ab, daß sich die Periode der relativen Stabilisierung des Kapitalismus ihrem Ende zuneigte. Ungeachtet aller Versuche, die beginnende Stagnation zu überwinden, begannen sich die Widersprüche des imperialistischen Systems zu verschärfen. Ferdinand Sauerbruch blieben diese Vorzeichen einer ungewissen Zukunft jedoch zunächst noch verborgen.

Direktor der Chirurgischen Klinik der Charité

Jahre der Krise

Der „schwarze Freitag" des 24. Oktober 1929 machte allen Träumen einer ewig währenden „Prosperity" ein jähes Ende. Die New Yorker Börse, das Finanzzentrum des Weltimperialismus, brach zusammen. Nun erwiesen sich die vielfältigen Verflechtungen der deutschen Wirtschaft mit dem USA-Imperialismus als verhängnisvoll, alle Krisenerscheinungen übertrugen sich sofort auf Deutschland. Die Weltwirtschaftskrise, die erste zyklische Überproduktionskrise in der Periode der allgemeinen Krise des Kapitalismus, schlug in eine politische Krise des gesamten kapitalistischen Systems um.

Am verheerendsten waren die Auswirkungen der Wirtschaftskrise für die Werktätigen. Bereits Anfang März 1930 gab es in Deutschland über drei Millionen Arbeitslose. Ein Viertel der Akademiker war ohne Anstellung. Zu Jahresbeginn 1932 erreichte die Arbeitslosigkeit mit 45% ihren Höchststand. Von den Beschäftigten standen mehr als 20% nur in Kurzarbeit. Die Löhne wurden ständig abgebaut, Dauer und Höhe der Erwerbslosen-, Krisen- und Wohlfahrtsunterstützung verkürzt. 1932 lag der durchschnittliche Wochenlohn eines Arbeiters um 47% niedriger als 1929. Der Nettowochenlohn der Industriearbeiter fiel von 42 RM im Jahre 1929 auf 22 RM im Jahre 1932, das Existenzminimum lag jedoch bei 39 RM. Im Jahre 1932 verdienten 70% der deutschen Ärzte weniger als 170 RM monatlich.

Auch die Zahl der Konkurse von Gewerbetreibenden und Handwerkern nahm zu. Die Zwangsversteigerung von Bauernwirtschaften erreichte größte Ausmaße. Deutschland wandelte sich in ein Feld des Elends und der Unterernährung.

In der Krisenzeit drängten die Monopole zur Sicherung ihrer Macht auf eine staatsmonopolistische Regierung. Das bedurfte des Einsatzes des Staatsapparates zur Umverteilung des Nationaleinkommens und zum Abbau des bürgerlich-parlamentarischen Systems. Der erste Schritt, die Regierung weitgehend einer parlamentarischen Kontrolle zu entziehen, war im März 1930 der Sturz der Koalitionsregierung Müller und die Errichtung einer Präsidialregierung unter Brüning. Auf staatlicher Ebene wurde der Abbau der bürgerlichen Demokratie konsequent weiter betrieben. Da das nach Auffassung der Monopole durch Brüning noch nicht energisch genug geschah, wurde er im Juni 1932 durch Franz von Papen abgelöst.

Systematisch wurden die innenpolitischen Bedingungen vorbereitet, um die Übergabe der Regierungsgewalt an die Nazipartei, die in den Plänen der Finanzoligarchie eine immer größere Rolle spielte und entsprechende Zuwendungen erhielt, in die Wege zu leiten. Als auch die Regierung Papen das Ziel, durch eine Koalition von Nazis und anderen rechtsradikalen Gruppen die offene Diktatur des Finanzkapitals zu errichten, nicht erfüllte, wurde sie am 2. 12. 1932 durch die Regierung Schleicher ersetzt, mit der der Übergang zur faschistischen Diktatur begann. Um dem sich verstärkenden antifaschistischen Kampf zu begegnen und den schwindenden faschistischen Einfluß abzufangen, erfolgte am 30. Januar 1933 die Machtübernahme durch Hitler. Damit begann das verhängnisvollste Kapitel der deutschen Geschichte.

Schwerer Anfang

Inmitten der Krisenzeit hatte Ferdinand Sauerbruch seine Tätigkeit in Berlin begonnen. Der neue Chef wurde keineswegs mit offenen Armen aufgenommen. Als Sauerbruch Ende November 1927 seine Antrittsvorlesung hielt, zu deren Vorbereitung er sich nur wenig Zeit hatte nehmen können, war der Beifall nur sehr mäßig. Im Gegenteil, ihm begegnete versteckte, ja sogar offene Ablehnung. Die Problematik seines Anfangs wurde durch die mit seiner Doppelfunktion verbundenen Schwierigkeiten erhöht. Sauerbruch bemerkt dazu: „Dieses halbe Jahr verlangte mir viel ab. Am Montag, Dienstag und Mittwoch las und operierte ich in Berlin. Donnerstags, freitags und sonnabends in München. Die Nächte zwischen München und Berlin verbrachte ich im Schlafwagen."

Abgesehen davon, daß Sauerbruch diese Doppelbelastung

nicht lange aushalten konnte, vermochte er in Berlin nicht voll wirksam zu werden, obwohl gerade die schwierigen Umstände einen ganzen Sauerbruch erfordert hätten. Zu seinen persönlichen Problemen kam noch, daß seine neue Wirkungsstätte ein Provisorium war, die Charité war durch die eingeleiteten Baumaßnahmen ein einziger Bauplatz.

Auch mußte noch für die Familie eine geeignete Wohnung gefunden werden. Durch seine Münchener Wohnverhältnisse verwöhnt, wollte Sauerbruch keineswegs inmitten des Großstadtlärms leben. Lieber nahm er einen längeren Weg zur Charité in Kauf. Schließlich fand er in Berlin-Wannsee das Geeignete. Besonders wichtig war ein großer Garten. Ihn brauchte er für seine große Liebe, die Tiere. Sie waren und blieben seine besten Freunde, die ihm die wenigen Stunden der Freizeit verschönten. Noch ehe die Familie ihren Einzug hielt, bevölkerten Pferde, Hunde und Katzen das Gelände. Zu ihnen gesellte sich später noch ein zahmes Wildschwein. Allerdings hatte Sauerbruch mit den Vierbeinern auch seine Probleme. So war, wie er berichtet, sein Pferd „Artur" in der Münchener Oper der gefragte Star bei „Pferderollen". Hier in Berlin schien Artur nun die Bretter, die für ihn die Welt bedeuteten, allzusehr zu vermissen, und manchem sangeskräftigen Besucher fiel deshalb die Aufgabe zu, den traurigen Artur aufzumuntern.

Auf seinen Spaziergängen waren der neue Nachbar, Max Liebermann (1847–1935), und dessen Dackel oft Sauerbruchs Begleiter. Der häufige Kontakt mit Liebermann, der Sauerbruch mit dem Porträt „Der Chirurg" ein bleibendes Denkmal setzte, mag dazu beigetragen haben, daß sich sehr zum Unwillen des Vaters der Sohn Hans Sauerbruch für die Künstlerlaufbahn entschloß. Der zweite Sohn Friedrich studierte zu seiner Freude Medizin.

Während der schweren Zeit des Anfangs stand Sauerbruch der Direktor der chirurgischen Abteilung des städtischen St. Urban-Krankenhauses, Werner Körte (1853–1937), freundschaftlich zur Seite. Auch sein Freund Walter Stoeckel, der ein Jahr vor ihm zum Direktor der Universitätsfrauenklinik berufen worden war, gab ihm Unterstützung. Zur personellen Situation der Fakultät, wie sie die beiden „Neuen" antrafen, äußert sich Stoeckel in seiner Autobiographie: „In der Medizinischen Fakultät saßen, als ich berufen wurde, bedeutende Männer, meist recht betagt und infolgedessen weder anpassungsfähig noch kontaktbedürftig, zuweilen hochnäsig, grantig und zu keinem Kompromiß bereit. Deshalb ging es in den Fakultätssitzungen nicht so gemütlich zu wie in Erlangen, Marburg oder Kiel (frühere Stationen seines Wirkens – W. G.), sondern oft bissig und aggressiv."

Die Jahre 1930/1931 waren von der in Aussicht genommenen Schließung des seit 1907 von Bier geleiteten alten Klinikums in der Ziegelstraße überschattet. Die Mitarbeiter der Klinik sahen in der Maßnahme eine Intrige Sauerbruchs. Diese Vermutung wurde auch von der Tagespresse aufgenommen und bereitete Sauerbruch viel Ärger.

Es konnte kein Zweifel darüber bestehen, daß das alte unansehnliche Gebäude für die klinische Arbeit völlig unzulänglich war. Mochte es noch unter der Leitung Bernhard von Langenbecks, später Ernst von Bergmanns den Anforderungen genügt haben, so hätte es in seinem nüchternen preußischen Kasernenstil längst baulichen Veränderungen oder einem Neubau weichen müssen. Nachdem der preußische Landtag die Ersuchen, die Schließung der Klinik rückgängig zu machen, negativ beschieden hatte, sollte mit dem Wintersemester 1931/32 das letzte Jahr der Klinik anbrechen, und es wurde damit begonnen, die Patienten in andere Kliniken zu überweisen. Daran vermochten auch Protestversammlungen der Mitarbeiter nichts zu ändern. Während dieser Auseinandersetzungen, in denen sich auch die Mehrheit der Mitglieder der „Deutschen Chirurgischen Gesellschaft" für das Weiterbestehen der Klinik aussprach, war Stoeckel Dekan. Er berichtet: „Als dies alles vor sich ging, war ich Dekan der Medizinischen Fakultät (1930/31) und hatte die unangenehme Aufgabe, die Temperamente auszugleichen. Die Assistenten der Bierschen Klinik waren darüber empört, daß heimlich daran gearbeitet wurde, ihren Wirkungsbereich verschwinden zu lassen, und die Mitglieder der Fakultät vermochten nicht daran zu glauben, daß die maßgebliche preußische Behörde auf die unselige Idee kommen sollte, ein durch Namen wie Dieffenbach, von Langenbeck, von Bergmann und Bier weltberühmt gewordenes Institut ohne Grund zu schließen."

Was Ferdinand Sauerbruch anbetraf, bezog er folgende Stellungnahme: „Von Anfang an war Ferdinand Sauerbruch als Nachfolger August Biers ausersehen. Er siedelte aber schon 1927 von München nach Berlin über, weil Otto Hildebrand gestorben war und die Chirurgische Klinik der Charité einen neuen Chef brauchte. Konnte man es Sauerbruch verübeln, daß er nach Biers Emeritierung keinen großen Wert darauf legte, in dessen veraltete, verbaute und in jeder Beziehung miserable Universitätsklinik in der Ziegelstraße überzusiedeln, die als steinernes Dokument der Unterlassungssünden nun schon seit Jahrzehnten darauf wartete, nicht immer nur ‚dem Nachfolger" übergeben, sondern gründlich um- und auf- und neugebaut zu werden?"

Ferdinand Sauerbruch hatte keinesfalls die Schließung der Klinik betrieben. Nachdem er bauliche Veränderungen in der Charité durchsetzen konnte, hatte er sich dieses Ziel auch für die Ziegelstraße gestellt. Da sich die Verdächtigungen und Angriffe häuften, entschloß er sich, wie Rudolf Nissen in seinen Erinnerungen („Helle Blätter – dunkle Blätter", Stuttgart 1969) berichtet, zu einer Richtigstellung des Sachverhalts:

„Zur Schließung der Bierschen Klinik an der Ziegelstraße, ein Wort in eigener Sache.

Die amtliche Entscheidung zur Schließung der Chirurgischen Klinik der Ziegelstraße hat in weiten Kreisen Bestürzung ausgelöst. Leider ist eine durchaus berechtigte und verständliche Erregung in unsachlicher, unrichtiger Form vielfach zum Ausdruck gekommen. Äußerungen in der Tages- und Fachpresse und in Protestversammlungen steigerten die Verzerrung des Tatbestandes bis zur persönlichen Verunglimpfung. Trotzdem dic Fakultät die Angriffe als ungerechtfertigt zurückwies und der Dekan, Herr Professor v. Bergmann, den Sachverhalt kund tat, hält eine verletzende Hetze an. Einige Zeitungsartikel der letzten Tage zwingen mich, aus meiner bisherigen Zurückhaltung herauszutreten, um nun auch meinerseits einmal zu dem ganzen Sachverhalt Stellung zu nehmen.

Im Jahre 1926 erhielt ich einen Ruf als Nachfolger des zurücktretenden Professors Hildebrand. Gleichzeitig wurde mir von Fakultät und Regierung der Lehrstuhl der Chirurgischen Klinik in der Ziegelstraße nach Emeritierung von Herrn Geheimrat Bier zugesichert. Diese ehrende Doppelberufung verlangte eine sehr schwierige Entscheidung. Die Annahme des Rufes nach Berlin bedeutete Verzicht auf eine umfangreiche und befriedigende Lehrtätigkeit und auf die Leitung der größten Klinik Deutschlands (München).

Auf der anderen Seite aber empfand ich meinem Fach gegenüber eine Verpflichtung. Der Rat namhafter Chirurgen, den Ruf anzunehmen, vor allem aber das mir von Herrn Geheimrat Bier geschenkte Vertrauen, die Tradition des Lehrstuhles in der Ziegelstraße zu wahren, gaben den Ausschlag. Dazu kam die Begeisterung für die gewaltige Aufgabe, die meiner harrte.

Durch eine ausführliche Denkschrift ließ sich das Ministerium von der Notwendigkeit weitgehender Reorganisationen überzeugen. Zunächst mußte die alte, unzureichende Klinik der Charité zu einem modernen Krankenhaus mit wissenschaftlicher Arbeitsstätte für mich und meinen Nachfolger umgebaut und erweitert werden. Dann aber sollte baldigst mit dem Neubau der Chirurgischen Klinik der Ziegelstraße, der Bier vor 25 Jahren zugesichert war, begonnen werden. In meinem Anstellungsvertrag wurden die materiellen Voraussetzungen für diesen Plan vom Finanz- und Kultusministerium zugesichert. Der Etat des Jahres 1928 enthielt in der Tat 500000 Mk. als erste Baurate. Daraufhin nahm ich den Ruf an.

Der Umbau der Charité begann im Spätsommer 1927 und wurde im Juli 1929 vollendet. Dem Angebot der Regierung und Herrn Geheimrat Biers, schon im Frühjahr 1928 mit dem Neubau der Klinik in der Ziegelstraße zu beginnen, stellten sich Schwierigkeiten entgegen (Kauf der Luisenschule, der benachbarten Mietshäuser und Verzögerung des Neubaus der Augenklinik, deren Terrain benötigt wurde). Vor allem aber hielt mich damals die Rücksicht auf Herrn Geheimrat Bier, dessen wertvolle und von ihm selbst geliebte Lehrtätigkeit vor Erreichung der Altersgrenze nicht unterbrochen werden sollte, davon ab, den Neubau vor seiner Emeritierung zu beginnen.

Inzwischen hatte sich die Finanzlage unseres Staates verschlechtert; der Kultusetat wurde gekürzt. So kam es, daß der Neubau wiederum verschoben wurde. Durch erneute Verhandlungen mit Ministerium und Fakultät gelang es im März, die bindende Zusage zu erhalten, daß endgültig im Frühjahr 1932 begonnen werden sollte. Ministerium und Fakultät baten Herrn Geheimrat Bier, bis dahin im Amte zu bleiben. Dazu war er bereit.

Weiter wurde, wieder in gemeinsamer Zustimmung aller Beteiligten (Ministerium, Fakultät, Geh. Rat Bier), die Auflassung der Chirurgischen Klinik mit Ausnahme der Poliklinik und der Unfallstation ab 1. April 1932 beschlossen; ich selbst sollte dann schon nach Fertigstellung des ersten Bauabschnittes übersiedeln, um die Charité für einen Nachfolger frei zu machen. Man schätzte diese Übergangszeit auf etwa zwei, drei Jahre. In ihr wäre der chirurgische Unterricht auf die Charité, die Klinik des Moabiter Krankenhauses und die alte Poliklinik beschränkt gewesen.

Erneute Zweifel an der Durchführbarkeit des Neubaus wurden noch im Juli durch das Ministerium zerstreut, um so mehr, als der Landtag mit Nachdruck für ihn eingetreten war.

So standen die Dinge hoffnungsvoll bis zum Herbste dieses Jahres. Da setzte die katastrophale Verschlechterung der Finanzlage ein. Sie zwang die Behörden zu außerordentlichen Maßnahmen. Die Klinik der Ziegelstraße wurde durch Beschluß des Staatsministeriums geschlossen.

Ich erfuhr diese Tatsache in meinem Urlaub aus einer Zeitungsnotiz, die mich genauso überraschte wie jedes andere Mitglied der Fakultät. Erst später folgte eine telegraphische Aufklärung. Man lud mich zu Samstag, 10. Oktober, zu einer außerordentlichen Fakultätssitzung ein, an der ich auch teilnahm. Inzwischen hatten der Dekan, jetzt Herr Geheimrat Stoeckel, und Herr Geheimrat Bier, ohne mich, bereits Abwehrschritte unternommen. Die Presse aber brachte zahlreiche unrichtige und unsachliche Artikel sowie persönliche Angriffe, deren Eigenart ich oben gekennzeichnet habe. In der anberaumten Sitzung erhielt die Fakultät durch Herr Ministerialdirektor Richter amtliche Aufklärung über die Vorgänge im Staatsministerium.

Das ist der Sachverhalt.

Er zeigt jedem, daß ich selbst wohl am schwersten von ihm getroffen bin. Mir wird eine vertragsmäßige Zusage nicht gehalten; eine Tatsache, die ich persönlich auf das tiefste beklage, weil damit der eigentliche Sinn meiner Berufung nach Berlin hinfällig geworden ist und die Universität eine wertvolle Lehrstätte verliert. Die Annahme meiner Berufung nach Berlin zeigt, daß gerade ich Verständnis für Tradition habe. Tradition aber ist kein starrer Begriff, sondern eine lebendige Idee. Sie ist nicht an Steine und Stätten gebunden; sie lebt in der Fortführung des Geistes, der die deutsche Chirurgie schuf. Sie ist abhängig von Leistungen und Persönlichkeiten, die sich unter wechselnden Bedingungen an jeder Stelle finden können."

In den ersten Jahren seiner Berliner Tätigkeit widmete sich

Ferdinand Sauerbruch in Praxis und Forschung weiterhin der Lungenchirurgie. In den Kreis seiner Schwerpunktaufgaben nahm er den Morbus Basedow und den Krebs auf.

Die größten Erfolge Sauerbruchs in dieser Zeit sind zweifellos die erstmals gelungene Beseitigung eines perforierten Herzwandaneurysmas, sowie seine Herzoperation, über die er auf der 55. Tagung der Deutschen Gesellschaft für Chirurgie am 10. April 1934 berichtete.

Zum Wesen der Basedowschen Krankheit

Während der gleichen Tagung hielt Sauerbruch ein Hauptreferat zu dem Thema „Die Chirurgie des Morbus Basedow".

In der Auffassung dieser erstmals 1780 von Perey erwähnten Krankheit hatte sich viel geändert. Nach einer früheren Beschreibung des klinischen Bildes (1835) durch Robert James Graves (1796–1853) gab der Merseburger Kreisarzt Karl von Basedow (1799–1854) eine erste erschöpfende klassische Darstellung des gesamten Krankheitsbildes (1840). Die Krankheit hatte zunächst als Nervenleiden gegolten, an dem die Schilddrüse nur sekundär beteiligt sei. In der sich mehr und mehr wandelnden Auffassung von der Ätiologie dieser Krankheit wurde der Einfluß der Schilddrüse zunehmend erkannt, bis sich in den achtziger Jahren die Möbiussche Lehre durchsetzte, die das Wesen der Krankheit in einer Hyperfunktion der Schilddrüse sah. War das auch eine Vereinfachung, so war die daraus abgeleitete Möglichkeit des operativen Eingriffs doch ein bedeutender Fortschritt. Pioniere der chirurgischen Behandlung waren Tillaux, Ludwig Rehn, Theodor Kocher und Sauerbruchs Lehrer Johannes von Mikulicz.

Als nachteilig erwies es sich jedoch, daß die operative Behandlung dogmatisch gesehen wurde. Es machte sich notwendig, die Erkrankung im Zusammenhang mit dem Gesamtorganismus zu sehen.

Mikulicz hatte bereits nur bedingt die Möbiussche Lehre akzeptiert und die Krankheit komplexer gesehen. Die wachsenden klinischen Erfahrungen und eine Fülle pathologischer und experimenteller Forschungsergebnisse ließen schließlich die Beziehung der Schilddrüse zum Organismus erkennen.

Während die eine Richtung bei bewußt betonter Berücksichtigung konstitutioneller Faktoren den anatomischen Aspekt abschwächte und die gesamte Persönlichkeit des Patienten mit seinen psychischen und physischen Krankheitserscheinungen in den Mittelpunkt stellte, sah eine andere Richtung in Anlehnung an die Möbiussche Theorie unter Bezugnahme auf experimentelle Forschungen im Morbus Basedow nur eine besondere Form der Überfunktion der Schilddrüse, die in verschiedenen Graden zum Ausdruck komme. Man verzichtete auf schärfere Abgrenzungen der einzelnen Krankheitsbilder und sah in ihnen nur die übersteigerte Schilddrüsentätigkeit. Bei aller Anerkennung der Bedeutung anatomischer und funktioneller Schilddrüsenveränderungen sprach sich Sauerbruch als Kliniker für eine notwendige Differenzierung aus: „Vielmehr sollten wir versuchen, die abwegige Tätigkeit der Schilddrüse als Ursache und Folge, im Rahmen anderer Störungen zu begreifen und sie einzuordnen in das Gesamtbild der ganzen krankhaften Persönlichkeit ... Damit hört freilich der M. B. auf, ein chirurgisches Problem zu sein. Er wird vielmehr in gleicher Weise Anatomen, Physiologen, Neurologen, Interne und Chirurgen fesseln. Nur aus ihren gemeinsamen Erfahrungen und Anschauungen heraus wird man Verständnis für die Eigenart dieser komplexen Krankheit gewinnen.

Eine solche klärende Ordnung, die dringend not tut, kann nur der Kliniker bringen. Nur er vermag auseinandergerissene Einzelbeobachtungen lebendig zu verschmelzen und zu einem Ganzen zu formen. Nur er kann in kritischer, dabei zusammenfassender ärztlicher Betrachtungsweise Enges durch neue Ergebnisse weiten, aber auch allzuweites durch feststehende Tatsachen abgrenzen.“ [59, S. 334]

In diesem Sinne wollte er seine Ausführungen verstanden wissen. „Es soll ein Bild vom M. B. gezeichnet werden, an dem wir Sinn und Berechtigung unserer chirurgischen Arbeit prüfen und abschätzen können.“

Nach den medizinhistorischen und grundsätzlichen Bemerkungen gab Sauerbruch, seine klinischen Darstellungen einleitend, eine kurze Schilderung vom Wesen der Schilddrüse und des von ihr produzierten Hormons, Thyroxin: „Die Schilddrüse, die in sich selbst die Fähigkeit zur Arbeit trägt, bedarf des nervösen Antriebes und der Regelung durch das vegetative

System. Für dieses ist sie Erfolgsorgan. Umgekehrt aber ist, und das sei besonders betont, das Nervensystem auch peripheres Organ der Schilddrüse ...

Je weiter man den Rahmen für alle Zusammenhänge zwischen Organen, innersekretorischen Drüsen und Nervensystem faßt, desto größer wird auch das Verständnis für die krankhaften Vergänge beim M. B."

Auf der Grundlage der verschiedenen Krankheitsbilder empfahl Sauerbruch aus praktischen Erwägungen eine Dreiteilung. In

1. den nervösen Morbus Basedow. Hierbei ließe sich in etwa 60% aller Fälle ein psychisches Trauma als ätiologisches Moment ermitteln. Sorge, Kummer, Schreck leiten als nervöse Erregungen akut die Krankheit ein. Die nervösen Zustandsüberspannungen führten schließlich zum Versagen der vegetativen Regelung der Schilddrüsentätigkeit. Zu der funktionellen Überbelastung treten anatomische Veränderungen. So summieren sich kompensatorische, mechanische und toxische Momente. Nach zunächst einzuleitenden internistischen Behandlungen ist bei ausbleibendem Erfolg eine frühzeitige Schilddrüsenoperation vorzunehmen.
2. den pluriglandulären Basedow (Basedow infolge von Störungen des innersekretorischen Systems). Auch hierbei muß die Ursache nicht in der Schilddrüse liegen, sondern kann durch Ausfall eines anderen Faktors des vegetativen Systems bedingt sein. Häufig treten Spontanheilungen auf. Auch Röntgenstrahlen führten zum Erfolg. Neben der Thyreoidektomie (operative Entfernung der Schilddrüse) können andere operative Maßnahmen zweckmäßig sein, eine Strumektomie (operative Entfernung des vergrößerten Teiles der Schilddrüse, einer Struma) jedoch erst in letzter Linie.
3. die Hyperthyreose (Überfunktion der Schilddrüse). Sie entsteht primär in der Schilddrüse. Nur bei dieser Art des Morbus Basedow sei eine Operation völlig erfolgreich, so daß sich hier eine chirurgische Therapie als kausale Therapie an erster Stelle anbiete.

Sauerbruch wandte sich im weiteren Verlauf seines Referates gegen eine häufig praktizierte Überschätzung des Grundumsatzes, nach dessen Höhe manche Ärzte glaubten, Art und Grad der Erkrankung geradezu mit mathematischer Exaktheit ermitteln zu können, wobei zwangsläufig wichtige andere Befunde vernachlässigt wurden:

„Der Grundumsatz ist ein wichtiges, aber nicht ausschlaggebendes Zeichen der Krankheit und hat nur Wert im Rahmen allgemein klinischer Feststellungen."

Sauerbruch warnte weiterhin vor einer Überschätzung der Röntgenbehandlung, die noch eine Mortalität von 12–20% aufwies, während sie nach Einführung der Plummerschen Vorbereitung (Jodgabe vor der Operation) bei einer chirurgischen Behandlung nur bei 2–10% lag. Besondere Bedeutung forderte Sauerbruch der sorgfältigen und zielgerichteten Vorbereitung des Patienten einzuräumen, die technische Gestaltung des Eingriffs habe demgegenüber eine sekundäre Rolle. Sauerbruch war sich bewußt, zu seinen neuen Gedanken keineswegs allgemeine Zustimmung zu erhalten: „Wer es unternimmt, ein schwieriges und ausgedehntes Krankheitsgebiet mit vielen ungelösten Problemen im Zusammenhang zu besprechen, muß auf Kritik gefaßt sein. Bei allem Bestreben, den Erfahrungen und Überzeugungen seiner Fachkollegen gerecht zu werden und sie gebührend einzuschätzen, wird man schließlich doch immer nur ein Bild seines eigenen klinischen Denkens entwerfen können.

Der Versuch einer Zusammenfassung eines spröden zersplitterten Stoffes zu einer Einheit durch persönliche Prägung und Färbung ist aber schließlich nur ein Symbol unserer täglichen Arbeit am Krankenbett. Ihr haften dieselben Unzulänglichkeiten an. Auch hier gewinnen objektive Feststellungen erst Wert, wenn sie eingefügt werden in den größeren Rahmen, den subjektive Erfassung und Deutung der Befunde formt." [59, S. 356]

Bereits sein Korreferent, der Internist Morawitz, sprach sich gegen eine zu scharfe Klassifizierung aus. Es gäbe zu viele Übergänge, die durch Gesamtkonstitution, Zustand des vegetativen Nervensystems, Beschaffenheit der endokrinen Organe bedingt seien. Völlige Übereinstimmung hatte man in bezug auf den klassischen Morbus Basedow und in der Auffassung, daß es keinen Ressortstreit geben dürfe, denn nicht die Frage, wer dem Kranken helfe, ist entscheidend, sondern vielmehr, wie man ihm am besten hilft.

Mit seinen Arbeiten über die Basedowsche Krankheit hatte Sauerbruch erneut ein internationales Schwerpunktproblem aufgegriffen. Es bildete ein echtes Grenzgebiet, an dessen

Klärung Chirurgen, Internisten, Pathologen, Röntgenologen und physiologische Chemiker nach Kräften wirkten. Sauerbruch trug wesentlich zur Lösung offener Fragen vom Standpunkt des Chirurgen bei.

Kampf dem Krebs

Ebenfalls auf dem 55. Chirurgenkongreß hatte dessen Vorsitzender Victor Schmieden erklärt: „Kein Problem bewegt die Menschheit heute mehr als das der Bekämpfung der Krebskrankheit.“

Die Krebskrankheit ist bereits seit der Antike bekannt. Bis ins letzte Drittel des 19. Jahrhunderts hatte sie mehr als zweitausend Jahre als unheilbar gegolten. Eine Wende in der Krebsforschung wurde eingeleitet, als es erstmals gelang, den Krebs experimentell zu erzeugen. Der dänische Pathologe Johannes Fibiger (1867–1928) entdeckte 1913 das Spiropterakarzinom, einen durch Verfüttern von Küchenschaben, die Fadenwurmlarven enthielten, erzeugten Magenkrebs bei Ratten. Pioniertaten leistete auch Paul Ehrlich (1854–1915) mit der Begründung der Immunologie und dem Modell des Ehrlich-Aszites-Tumors, das auch heute noch Verwendung findet. Japanischen Forschern gelang es, im Tierversuch mit Teerpinselung einen Hautkrebs zu erzeugen. Die Idee eines krebserregenden Virus geht auf Tierversuche der Dänen Ellermann und Bang zurück.

Seit 1872 hatte sich die „Deutsche Gesellschaft für Chirurgie“ aktiv am Kampf gegen den Krebs beteiligt. Umso befremdender war es deshalb für die 2500 Mitglieder, daß der am 25. Februar 1931 gegründete „Reichsausschuß für Krebsbekämpfung“ die Chirurgen zunächst nicht einbezog. Der Ausschuß stellte sich die Aufgabe, „den Austausch der Erfahrungen zu vermitteln, Maßnahmen anzuregen und die von den Ländern und Provinzen für die Krebsbekämpfung ins Leben zu rufenden Einrichtungen zu fördern“.

Im Rahmen dieser Zielstellung hatten zweifellos auch die Chirurgen eine wesentliche Funktion zu erfüllen, und die Professoren Sauerbruch, H. Küttner und V. Schmieden erhielten den Auftrag, dieser berechtigten Forderung nach Mitwirkung Ausdruck zu verleihen. Doch es galt nicht nur, den Reichsausschuß von der Notwendigkeit chirurgischer Mitwirkung zu überzeugen.

Das erwies sich als relativ einfach. Schwieriger war es, die vorherrschende Überschätzung der Strahlenbehandlung zu revidieren. Diese verbreitete Auffassung kam unter anderem in den Publikationen des Strahlentherapeuten Werner Teschendorf zum Ausdruck. Seiner Forderung nach einer Zentralisation der Geschwulstbehandlung wurde selbst auf der Jahrestagung der Deutschen Röntgengesellschaft 1931 widersprochen. Sauerbruch und seine Kollegen stellten klar, daß die Krebsbehandlung im Interesse der Kranken niemals ein Monopol der Strahlentherapie sein kann und daß die Errichtung von „Strahlenzentralen“ in Krebskrankenhäusern einen verhängnisvollen Irrweg darstelle:

„Wir möchten besonders darauf hinweisen, daß die Röntgendiagnostik in der Erkennung des Krebses, die Krebsfrühdiagnostik nicht der Allgemeinheit der Ärzte entzogen werden darf, sondern daß jeder Arzt soweit wie möglich in dieser Kunst ausgebildet werden muß. Wir glauben ferner, daß es keine besseren diagnostischen Institute als die bestehenden fachärztlichen Universitätskliniken und Krankenhausabteilungen geben kann; die Erkennung der einzelnen Organkrebse, so z. B. diejenige des Uteruscarcinoms, darf unter keinen Umständen aus der Hand des Gynäkologen in die einer ‚Zentrale‘ überwandern, da nur der Fachvertreter, der die Anatomie und Funktion der einzelnen Organe und Organsysteme unter normalen und krankhaften Verhältnissen und alle ihre Eigentümlichkeiten von Grund aus kennt, in der Lage ist, die Frühsymptome des Krebses mit der genügenden Eindringlichkeit zu erfassen.“ [54, S. 982]

In verantwortungsloser Weise war in den letzten Monaten in verschiedenen Publikationen, die in entstellender und übertriebener Weise auch von der Tagespresse interpretiert wurden, die Erkrankungshäufigkeit und Sterblichkeitsrate des Krebses dramatisiert und damit die Öffentlichkeit stark beunruhigt worden. Auch dagegen wandten sich Sauerbruch und seine Kollegen:

„Die Krebsforschung darf aber ebensowenig wie irgendeine andere nach Erkenntnis strebende Wissenschaft mit Angaben operieren, die offenbar der kritischen Nachprüfung nicht standhalten. Eine solche Angabe ist die in wissenschaftlichen und populären Veröffentlichungen immer wiederholte Nachricht von einer ungeheuren Zunahme der Krebssterblichkeit in den Kulturstaaten. Es ist ein naiver Optimismus, wenn man glaubt, mit solchen Alarmnachrichten die öffentliche Aufmerksamkeit künstlich erregen zu müssen. Das Krebsproblem ist in seinen sozialbiologischen Ausmaßen – auch ohne falsche Übertreibung – ernst genug." [54, S. 984]

Sie vertraten unter der Voraussetzung des gegebenen Standes der Krebsforschung den Grundsatz, „daß jeder irgendwie der Operation mit Aussicht auf Erfolg erreichbare Krebs zunächst operiert werden muß ... Erst nach Erschöpfung oder nach begründeter Ablehnung operativer Maßnahmen soll im allgemeinen der Strahlentherapeut in Aktion treten." Sie versicherten jedoch zugleich: „Wir werden die letzten sein, welche die namhaften Erfolge verkennen, welche der Strahlentherapeut oft gerade auf Krebsgebieten zu verzeichnen hat, die für uns nicht mehr zugänglich oder nur mit übergroßen Opfern angreifbar sind."

Die Auffassung zu verbreiten, das Krebsleiden sei nur noch ein Bestrahlungsproblem, sei in mehrfacher Hinsicht gefährlich. Es erwecke bei den Patienten völlig unzutreffende Illusionen und leiste der ohnehin vorhandenen Scheu vor operativen Eingriffen Vorschub.

Um der wachsenden Angst vor der Krebsgefahr zu begegnen, wandte sich Ferdinand Sauerbruch mit einem Rundfunkvortrag an die Bevölkerung. Vom Standpunkt des Chirurgen erklärte er:

„Sobald es gelingt, die ersten Anfänge dieser Geschwulst radikal aus der gesunden Umgebung herauszuschneiden, wird der Krebs an seiner Weiterentwicklung gehindert, und seine Heilung ist zu erwarten." Krebs „tritt an ganz umschriebener Stelle auf. Als solches ist jeder Krebs, rechtzeitig erkannt, örtlich entfernbar, vorausgesetzt, daß ihn der Chirurg seiner Lage nach erreichen kann. Diese Tatsache ist der Maßstab unseres ärztlichen Handelns, sie muß aber auch ein Kardinalpunkt der Aufklärung sein. Nur der zu spät erkannte und zu spät behandelte Krebs ist ein mit Sicherheit tödliches Leiden."

Sauerbruch beschränkte sich in seinem Vortrag nicht auf die Darstellung der anatomisch-chirurgischen Krebsauffassung, sondern wertete zugleich die verschiedenen Theorien der Krebsentstehung und widmete sich der modernen experimentellen Krebsforschung. Das Hauptanliegen seines Vortrages war es, die Früherkennungsmöglichkeit zu beweisen, um einerseits die weitverbreitete Furcht zu mildern und andererseits zu einer rechtzeitigen Arztkonsultation aufzufordern.

Er beschrieb einige wichtige Anhaltspunkte des Erkennens und zeigte die Möglichkeiten der Heilung: „Ist der Krebs einmal erkannt, so ist keine Zeit zu verlieren, es muß sofort und zwar nachdrücklich, gehandelt werden. Die Neubildung muß mit Stumpf und Stiel bis in die feinsten Wurzeln hin ausgerottet werden. Diese Forderung ist nur auf dem Wege einer restlosen chirurgischen Entfernung aller Krebszellen zu erreichen."

Sauerbruch wandte sich entschieden gegen damals verbreitete Methoden der sogenannten „Naturheilkunde": „Daher bedeutet die Anwendung jener Mittel, die die laienhafte Naturheilkunde und sonstige Kurpfuscher aller Art bisher empfehlen, einen Schlag ins Wasser. Man kann diese Behandlungsarten nur als Betrug den Krebskranken gegenüber bezeichnen. Dieses Urteil ist nicht zu scharf, wenn man, wie ich, im Laufe der Jahre so viele Krebskranke in völlig hoffnungslosem Zustande aus den Händen solcher Personen hat übernehmen müssen." Er schloß seine Rede:

„Ich hoffe, Ihnen in meinen Ausführungen gezeigt zu haben, zu welcher Auffassung des Krebsproblems die klinischen wie die anatomischen Erfahrungen und die Ergebnisse der experimentellen Krebsforschung uns heute führen. Mancher von Ihnen wird vielleicht erleichtert aufatmen, der bisher uns Ärzte für wehrlos und den Krebs für unheilbar hielt. Der vermeintlichen Zunahme der Gefahr halten wir die unbestrittene Wirksamkeit operativer Maßnahmen entgegen und ebenso die rastlose Weiterarbeit der Wissenschaft. Was wir erreicht haben, ist schon viel, aber viel mehr ist noch zu leisten. Sollte es mir heute gelungen sein, das Vorurteil, daß der Krebs unheilbar ist, zu brechen und Sie zu überzeugen, daß eine frühzeitig operative Behandlung die besten Dauerheilungen sichert, dann wäre der Zweck dieses Vortrages erreicht." [7, S. 355]

In seiner Krebsforschung widmete sich Sauerbruch vor allem dem Erkennen und der Behandlung bösartiger Lungengeschwülste. Er warnte vor übereilten Diagnosen auf der alleinigen Grundlage von Röntgenbefunden, und legte Wert auf die Einbeziehung aller diagnostischen Möglichkeiten, denn „große Bedeutung wird immer das klinische Gesamtbild haben".

Die Ansichten Sauerbruchs besitzen auch heute noch weitgehend Gültigkeit. Die Krebsbekämpfung stellt sich uns als interdisziplinäre Gemeinschaftsaufgabe, an der onkologisch ausgebildete Spezialisten aus mehreren Fachdisziplinen beteiligt sind. Daraus resultiert die Forderung nach einer Zentralisation von Diagnostik und Therapie der Geschwulsterkrankungen. Heute werden in der DDR 33% aller Krebskranken allein chirurgisch, 14,5% chirurgisch und radiologisch, 14,5% nur radiologisch und der Rest symptomatisch behandelt. Für jeden Krebskranken ist die Therapie individuell zu gestalten.

Daneben beschäftigte sich Sauerbruch mit weiteren Problemkreisen. So vertrat er noch immer die Zweckmäßigkeit einer Diätbehandlung bei Tuberkulose. Gemeinsam mit Herrmannsdorfer hatte er am 3. Juli 1929 in einem Vortrag vor der Berliner Medizinischen Gesellschaft neue Erfolge demonstriert. Anwesende Pressevertreter bauschten das Gesehene zu einer Sensation auf, so daß sich Sauerbruch in der Zeitschrift „Medizinische Welt“ zu einer Erklärung veranlaßt sah: „das Tatsächliche wurde (in den Presseartikeln – G. W.) zur Sensation; diese schwoll lawinenartig an und blieb nicht einmal frei von tendenziöser Aufmachung.

Mit allen Fachgenossen bedauern wir diese Entgleisungen, die der Sache und unserem Stande nur schaden können. Noch beklagenswerter aber ist, daß viele Schwerkranke in einseitiger Überschätzung dieser übertriebenen Berichte zu dem Glauben kommen mußten, das Behandlungsproblem der Tuberkulose sei gelöst. Es ist zu befürchten, daß Enttäuschungen, die nach einer so kritiklosen Darstellung nicht ausbleiben werden, zur Ablehnung eines hoffnungsvollen und aussichtsreichen Verfahrens führen.“

Im Gegensatz zu Sauerbruchs seriöser Haltung hatte sein früherer Mitstreiter Gerson, den er erst bekannt gemacht hatte, das Geschäftsinteresse dem selbstlosen Kampf für die Gesundheit der Menschen vorgezogen und damit dem gemeinsamen Grundanliegen schweren Schaden zugefügt. Auch gegen ihn wandte er sich mit aller Konsequenz:

„Leider hat nicht nur die Tagespresse in den letzten Monaten über Ergebnisse und Begründung der Diätbehandlung in marktschreierischer und unrichtiger Weise berichtet, sondern auch Gerson selbst hat nicht die Zurückhaltung und Selbstzucht bewiesen, die von ihm im Interesse der Sache, der Kranken und der Ärzte verlangt werden mußte. Wir lehnen es mit aller Entschiedenheit ab, mit solchen Auswüchsen und Entgleisungen in Verbindung gebracht zu werden." Leider hatten auch Aussprachen mit Gerson diesen nicht an „haltlosen Phantasien" und „kritiklosen Übertreibungen der eigenen Wirkungsmöglichkeiten" gehindert.

Wenige Monate vor der faschistischen Machtübernahme fand die 56. Jahrestagung der Deutschen Gesellschaft für Chirurgie statt. Sauerbruch hatte einen langen Vortrag zur Thoraxchirurgie vorgesehen, erkrankte jedoch, so daß er gezwungen war, sich auf einige Demonstrationen aus dem Gesamtgebiet der Thoraxchirurgie zu beschränken, mit denen er hoffte, die Anwesenden zu überzeugen, „daß bei richtiger Indikationsstellung und richtiger Methodik in der Thoraxchirurgie sehr viel operativ erreicht werden kann".

Herr im Hause

Die hervorragenden Leistungen Sauerbruchs begründeten seinen internationalen Ruf. Die Chirurgische Klinik der Charité wurde zum Mekka auf dem Gebiet der Chirurgie, und in der Thoraxchirurgie hatte sie die führende Position inne. Durch die bahnbrechenden Leistungen wurde die Autorität des Chefs gestärkt, der mehr und mehr die Stellung eines absoluten Herrschers in seinem Reich einnahm. Sein erster Oberarzt, E. K. Frey, hatte eine Berufung nach Düsseldorf in Aussicht und vermied jede Auseinandersetzung. Oberarzt Rudolf Nissen führte weitestgehend die Geschäfte und war bemüht, alle Mißhelligkeiten von seinem Chef fernzuhalten. Außerdem gehörte es zu seiner Aufgabe, die Operationspläne zu erstellen, da die Vielzahl der von Sauerbruch ausgeführten Operationen eine bis ins Detail geplante Organisation erforderlich machte. Der Nimbus der Genialität tat ein Übriges, um vor Sauerbruch eine für Untergebene schier unüberwindliche Schranke zu errichten. Willi Felix kämpfte dagegen an, daß die alleinentscheidende Auffassung des Chefs zur Dogmatisierung führte, was eine Stagnation der wissenschaftlichen Arbeit bedeutet hätte. Übrigens waren Sauerbruch selbst diese Erscheinungen keineswegs bewußt.

Der Entdecker des Herzkatheters und spätere Nobelpreisträger Werner Forssmann (geb. 1904) kam im Oktober 1929 als junger Assistent an die „Sauerbruchklinik“ und berichtet darüber in seiner Autobiographie: „Die von Nissen hervorragend durchgeplanten Operationsprogramme für sechs Operationstische, an denen gleichzeitig gearbeitet wurde, konnten nur dann reibungslos ablaufen, wenn eigens dafür ein Arzt verantwortlich war. Er mußte dauernd am Telefon hängen, um den rechtzeitigen An- und Abtransport der Patienten von und zu den teilweise weit entfernten Stationen sicherzustellen und die jeweils zu Assistenz und Narkose eingeteilten Ärzte beizeiten heranzuholen. Die laufenden Eingriffe mußten beobachtet werden, um pünktlich den Startschuß für die Betäubungen der darauffolgenden Operationen geben zu können oder sie notfalls selbst einzuleiten und zu übernehmen, bis der dafür eingeplante Narkotiseur zur Stelle war. Bei diesem Betrieb und dieser Tätigkeit lauerten unzählige Pannen. Es gab Ärger über Ärger, besonders mit den älteren Assistenten, die langes Herumstehen haßten, denn sie hatten ja schließlich auf ihren Stationen einiges zu tun ...

Noch verrückter ging es beim ‚Maskenball‘ zu. Diese ‚heitere Veranstaltung‘ war ein besonderes Charakteristikum der Klinik an Tagen, an denen die schlechte Laune des Alten Orgien feierte. Dann verschliß Sauerbruch eine sagenhafte Menge von Assistenten. An jedem fand er irgend etwas zu bemäkeln und jagte den ‚völligen Idioten‘ fort. Natürlich mußte sofort ein neuer ‚Idiot‘ einspringen. An solchen Krisentagen bot die ganze Klinik ein köstliches Bild. Alles schlich auf Zehenspitzen und suchte eine möglichst sichere Deckung. Alle verfügbaren Mannen waren zum Kampf aufgerufen. Sie wuschen sich, verkleideten sich steril und warteten mit zur Brust erhobenen gefalteten Händen in Gummihandschuhen hintereinander als Reserve im Vorbereitungsraum, bis die Reihe an sie kam. Wer abgeschossen war, zeigte beim Abtreten dem Gewaltigen offiziell eine Geste der Zerknirschung. Dann schlenderte er über den langen Flur zum Waschraum zurück, sterilisierte sich wieder, zog frische Operationskleidung an und stellte sich erneut in der Schlange der Wartenden hintenan. So verbrauchte Sauerbruch an solchen Vormittagen seine ganze Mannschaft bis zu dreimal. Merkwürdigerweise machten alle diese Posse ohne Murren mit. Jeder hoffte im stillen, dem Alten bei einer solchen Gelegenheit einmal angenehm aufzufallen und damit vielleicht sein Glück zu machen."

Auch die langjährige Mitarbeiterin Else Knake berichtet über die unerbittlich hohen Anforderungen Sauerbruchs an seine Mitarbeiter: „Sauerbruchs Schule war hart. Der ‚Dienst' endete nicht eher, als bis der Chef die Klinik endgültig verlassen hatte, und das war selten vor 9 Uhr Abend ...

Sauerbruchs Maßstäbe waren riesig, seine Ansprüche im Interesse der gemeinsamen Arbeit für die Kranken gewaltig. Er erwartete uneingeschränkte, bedingungslose Hingabe an den ärztlichen Beruf."

Über Sauerbruchs geniale Fähigkeiten als Operateur äußerte sich Walter Stoeckel: „Zweifellos war er für schwierige, ungewöhnliche, außerordentliche Fälle, an die sich niemand heranwagte, der richtige Mann. So etwas erledigte er mit Schwung, meisterhaftem Können und einem natürlichen Instinkt für das medizinisch Richtige.

Entschlossene und kompromißlose Einsatzbereitschaft gehörten zu seinen hervorragendsten Eigenschaften."

Werner Forssmann sollte bald mit dem „Leitungsstil" Sauerbruchs konfrontiert werden. Am 5. November 1929 erschien in der Klinischen Wochenschrift seine bedeutende Arbeit „Über die Sondierung des rechten Herzens" (Herzkatheter). Ohne sein Wissen hatte die Berliner „Nachtausgabe" in reißerischer Aufmachung über diesen sensationellen Selbstversuch berichtet.

Das Problem des Herzkatheters hatte bereits Johann Friedrich Dieffenbach im Jahre 1831 im Zusammenhang mit der Choleraforschung beschäftigt.

Der Chefchirurg des Rudolf-Virchow-Krankenhauses Ernst Unger hatte diese Problematik erneut aufgegriffen. Am 23. Mai 1912 hielt er im Rahmen der Hufelandischen Gesellschaft neben Bleichroeder und Loeb ein Referat. Alle drei Vorträge wurden unter dem Sammeltitel „Intraarterielle Therapie" in der „Berliner Klinischen Wochenschrift" veröffentlicht. Da Forssmann in seinem Literaturstudium unter diesem Thema keine Beziehung zu seiner Arbeit vermutete, ließ er Ungers Beitrag unberücksichtigt. Nun erhob dieser Anspruch auf Priorität. Sauerbruch hatte von der Problematik erfahren und beorderte Forssmann in sein „Heiligtum". Ohne die Angelegenheit näher zu prüfen, warf er, wie Forssmann berichtet, diesen mit den Worten „Mit solchen

Kunststückchen habilitiert man sich in einem Zirkus und nicht an einer anständigen deutschen Klinik“ kurzerhand hinaus.

Hier verließ ihn sein Instinkt, er hatte eine der hervorragendsten Methoden der Herzdiagnostik in seinem Temperamentsausbruch nicht beachtet. Doch Sauerbruch war auch bereit, Fehler einzusehen und wieder gutzumachen. Forssmann führte seine Arbeiten im Berliner Städtischen Krankenhaus Neukölln weiter und vervollkommnete die Methode durch die Anwendung von Kontrastmitteln. Auf dem Chirurgenkongreß 1931 hatte er die Möglichkeit, über die Ergebnisse seiner heroischen Selbstversuche zu berichten. Unbelastet von dem Zorn, in den ihn das vermeintliche „Plagiat“ gestürzt hatte, erweckten die Ausführungen Sauerbruchs Aufmerksamkeit, und während der nächsten Zusammenkunft der Berliner Chirurgischen Gesellschaft machte er Forssmann das Angebot, in seine Klinik zurückzukommen.

Sauerbruch forderte von seinen Mitarbeitern, besonders von den Assistenten, den Einsatz aller Kräfte. Mit besonderem Nachdruck verlangte er von ihnen neben der stationären Arbeit Forschungs- und Publikationstätigkeit. Forssmann wurde Zeuge eines „Zwiegesprächs“ mit dem Assistenten Mollier:

„Ich habe seit Monaten keine wissenschaftliche Arbeit mehr von Ihnen zu sehen bekommen!“

„Herr Geheimrat! Ich habe eine große operative Station zu versorgen und komme daneben zu nichts anderem!“

„Was machen Sie denn den ganzen Tag?“

„Ich stehe morgens um sechs auf, bade, rasiere mich und frühstücke um dreiviertelsieben. Um viertel nach sieben bin ich auf Station und verlasse sie, abgesehen von den Mahlzeiten im Kasino, gegen zweiundzwanzig Uhr.“

„Und was tun Sie dann? Wann legen Sie sich zu Bett?“

„Ich lese noch etwas und gehe danach um zwölf Uhr schlafen, Herr Geheimrat!“

„Sagen Sie mal, Mollier! Der Tag hat doch vierundzwanzig Stunden! Und ein junger Mensch wie Sie! Von Mitternacht bis sechs Uhr im Bett! Liegen Sie sich eigentlich nicht wund?“

Hören wir erneut Else Knake zu Sauerbruchs impulsiven „Gefühlsäußerungen“:

„Sauerbruchs Temperament war niemals ruhig, und die Gewitter, die er entlud, durchschallten die ganze Klinik, die Operationssäle, die Stationen, die Laboratorien, die Versuchstierställe, die Büros. Sauerbruchs Auftreten war schwungvoll, oft stürmisch, immer energiegeladen."

Auf Chirurgenkongressen und in Fachzeitschriften hatte Sauerbruch nachdrücklich hohe wissenschaftliche und stilistische Qualitätsanforderungen an die Publikationstätigkeit gestellt. Naturgemäß war er bestrebt, diese Kriterien vor allem im eigenen Hause in die Tat umzusetzen. Seine Mitarbeiter wußten davon ein Lied zu singen. Jede Arbeit mußte ihm eingereicht werden und „verschwand monatelang in einer der vielen Mappen in seinem Schreibtisch". Wenn er Zeit hatte, sie durchzusehen, fand er so viel daran auszusetzen, daß ein zehnmaliges Umarbeiten die Regel war.

Doch auch mit den eigenen Arbeiten ging Sauerbruch nicht weniger kritisch zu Gericht:

„An seine eigenen Publikationen legte er natürlich einen noch strengeren Maßstab. Das Manuskript wurde von ihm mit einem dazu auserwählten Oberarzt zahllose Male gründlich durchgearbeitet. Es wurde unermüdlich gefeilt, verbessert, verkürzt und vereinfacht, bis eine Arbeit von ihm selbst in den Druck ging."

Sein Verleger wußte davon ein Klagelied zu singen. Er überreichte Sauerbruch 1935 zu dessen 60. Geburtstag als „beredtes Zeichen" die 17. Ausfertigung der Fahnenkorrektur der „Chirurgie der Brustorgane".

Von allen ehemaligen Mitarbeitern und Patienten wird übereinstimmend die grenzenlose Aufopferung und Fürsorge Sauerbruchs für seine Patienten hervorgehoben. Auch darüber informiert Forssmann: „Noch heute ist mir Sauerbruchs Charakter ein Rätsel. So rücksichtslos er einen Teil seiner nachgeordneten Ärzte behandelte, seine menschliche Einstellung zu seinen Patienten war über jedes Lob erhaben, ganz gleich, welcher Gesellschaftsschicht sie angehörten. Privatpatienten operierte er fast ausnahmslos in der Landhausklinik. Die stete Sorge um die ärmeren Kranken in der Allgemein-Abteilung der Charité lag ihm ehrlich am Herzen. Kein Fürst hätte von ihm sorgfältiger und teilnehmender behandelt werden können als sie. Für jeden war er zu sprechen und hatte für all ihre Sorgen ein offenes Ohr, selbst wenn sie auf einem ganz anderen Gebiet als ihre Krankheit lagen. Wo Not war, half er, oft auch großzügig mit Geld."

Sauerbruch war wegen seiner großen Volkstümlichkeit, wie

Stoeckel berichtet, für die einfachen Menschen der Arzt des Vertrauens: „Großartig an ihm fand ich auch seine Fähigkeit, sich einfachen Menschen gegenüber verständlich auszudrücken. Er machte aus der Medizin keine Geheimwissenschaft. Dem Patienten erklärte er sein Leiden. Das schuf Vertrauen."

Sauerbruchs soziale Einstellung reduzierte sich nicht auf seine ärztliche Tätigkeit. Während der Krise fand er, wie sich Forssmann erinnert, eine Möglichkeit zur Unterstützung der Arbeitslosen:

„Auf jeder chirurgischen Station der Charité blieb wegen der Frischoperierten und Schwerkranken von der nach Kopfzahl angelieferten Verpflegung viel übrig. Bei einer Chefvisite, die zufällig nach der Essenausteilung stattfand, bemerkte Sauerbruch auf dem Flur noch ein paar halbvolle dampfende Essenbehälter. Auf seine Frage, was das für Essen sei, antwortete die Schwester Betty: ‚Das sind die Abfälle für die Schweinemästerei.' Er tobte: ‚Abfall ist doch nur das, was die Patienten auf ihren Tellern zurücklassen. Wir können doch nicht dieses völlig unberührte Essen wegschütten, wo Zehntausende von Arbeitslosen in Berlin hungern', und zu Stahl gewandt: ‚Sorgen Sie dafür, daß diese Mahlzeiten an arme Leute ausgegeben werden, die zu uns aus der Stadt in die Poliklinik kommen.' Diese Speisung lief schon am folgenden Tage an und hatte noch ein Nachspiel. Der Schweinemäster, Vetter eines Inspektors der Charité-Verwaltung, klagte wegen Nichterfüllung des Pachtvertrages. Aber mit Sauerbruch hatte er nicht gerechnet. Dieser verlangte, als Zeuge bei dem Prozeß gehört zu werden und hielt vor Gericht eine seiner zündenden Reden, nicht ohne vorher die gesamte Presse alarmiert zu haben. Die Klage des Schweinemästers wurde abgewiesen."

Obwohl Sauerbruchs Name sowohl auf die Patienten als auch auf die Fachkollegen wie ein Magnet wirkte, blieb er in seinem fachlichen Auftreten bescheiden. Elitedenken war ihm fern. Als man ihm 1931 antrug, wegen des gesunkenen Niveaus der Chirurgenkongresse, im Interesse der Koryphäen des Faches eine elitäre Fachgruppe zu bilden, lehnte er nach Forssmanns Information ein solches Ansinnen entschieden ab:

„... In einem stimme ich mit dem Inhalt Ihres Briefes überein: in der Beurteilung der wissenschaftlichen Norm der Kongresse. Sie ist in der Tat besserungsbedürftig. Aber, liegt es nicht an uns, die wir Vertrauensstellungen im Vorstand der Gesellschaft einnehmen, eine Änderung herbeizuführen? Mir widerstreben solche ‚Vereine auf gegenseitige Anbetung'; sie verstärken die unerfreuliche Neigung zur Augendienerei und die schon bei Berufungen vielfach geübte Methode der geheimen Verabredung zur Förderung unserer Schüler auf dem Kompensationswege. Der Geist einer Elitezugehörigkeit, der auf diese Weise gezüchtet wird, verdirbt den Charakter, und ich kenne wenig abstoßendere Gewohnheiten als die mancher Chirurgen, von dem Piedestal einer gehobenen Vereinsstellung über die (in diesem Punkte) weniger Glücklichen zu spötteln. Nehmen Sie mir meine Absage nicht übel. Aber eine positive Antwort ginge gegen meine Überzeugung."

Faschistischer Terror

Nachdem Adolf Hitler am 30. Januar 1933 zum Reichskanzler ernannt worden war, erstrebten die herrschenden Kreise des deutschen Imperialismus die Konsolidierung der Diktatur. Es galt zunächst, die Reste des bürgerlich-parlamentarischen Systems zu beseitigen und den Terror zu legalisieren. Am 4. Februar setzte die „Verordnung zum Schutze des deutschen Volkes" faktisch ganz Deutschland in den Ausnahmezustand. Auf Antrag der Regierung löste Hindenburg den Reichstag auf. Neuwahlen wurden für den 5. März festgesetzt. Um bei diesen Wahlen die absolute Mehrheit zu erringen, waren die Nazis bestrebt, gegen die Kommunisten eine Pogromstimmung zu erzeugen und die Sozialdemokraten sowie andere antifaschistische Kräfte einzuschüchtern. Der am 27. Februar 1933 angelegte Brand des Reichstagsgebäudes bot den Anlaß, mehr als zehntausend Gegner des Faschismus zu verhaften. Obwohl die Reichstagswahlen des 5. März in einer Atmosphäre der Hetze und des Terrors stattfanden, gaben nahezu $^1/_3$ aller Wähler ihre Stimme für die beiden Arbeiterparteien ab. Den Nazis blieb die absolute Mehrheit versagt. Um das angestrebte Ermächtigungsgesetz zu erreichen, mit dessen Hilfe die Kontrolle der Regierung durch den Reichstag ausgeschaltet und die Regierung ermächtigt wurde, ohne Zustimmung des Reichstages Gesetze zu erlassen, wurden wenige Tage nach der Wahl die 82 Reichstagsmandate der KPD annuliert. Erpressungen und Versprechungen gegenüber den bürgerlichen Parteien der Mitte führten schließlich weiterhin dazu, am 23. März das Ermächtigungsgesetz durchzubringen. Parallel zu dieser staatlichen Konsolidierung der Diktatur lief die Zerschlagung der Parteien und Gewerkschaften.

Ferdinand Sauerbruch war, wie viele andere Vertreter des Kleinbürgertums, zu Beginn der Machtübernahme der Nazis der demagogischen sozialen und nationalistischen Propagandawelle erlegen. Die von ihm am 8. Februar 1933 im Auditorium Maximum der Münchener Universität gehaltene Rede über „Universität und Volk“ war zumindest den politischen Zielen der Nazis nicht entgegengesetzt. Ähnlich war seine Haltung, als er sich auf Betreiben der Naziführung am 30. 9. 1933 in der „Klinischen Wochenschrift“ zu einem offenen Brief „An die Ärzteschaft der Welt“ bereit zeigte und darin von der „Wiedergeburt“ des „unwürdig behandelten und zurückgesetzten Volkes“ schrieb. Vom faschistischen Terror verfolgte und emigrierte deutsche Ärzte antworteten ihm 1934 im „Internationalen ärztlichen Bulletin“, dem in Prag erscheinenden Organ der Internationalen Vereinigung sozialistischer Ärzte: „Die anfänglichen Begleiterscheinungen, die Sie mit ernster Sorge erfüllten, sind in einen sich ständig verschärfenden Dauerzustand übergegangen. Aber unsere Hoffnung, daß Ihr Mut ... anhalten wird, ist leider enttäuscht worden. Ihr Protest ist verstummt und der Zustimmung gewichen.“

Die in der Stellungnahme erwähnten Proteste Sauerbruchs waren zu dieser Zeit allerdings nur privat geäußert worden. Sie richteten sich vor allem gegen den Terror und die Primitivität der braunen Machthaber. Noch aber gab sich Sauerbruch der trügerischen Hoffnung hin, durch „mäßigenden Einfluß“ die „nationale Wiedergeburt“ in „geordnete Bahnen“ lenken zu können. Rudolf Nissen, der in dieser Zeit Sauerbruchs häufiger Gast war, berichtet: „Er weigerte sich hartnäckig, die politischen Tatsachen und ihre weitreichenden Konsequenzen zu sehen, und war überzeugt, daß der ganze Spuk dieser Herrschaft der Minderwertigen und Gescheiterten verfliegen würde ...“ Es mangelte ihm auch nicht an Zivilcourage. Als in den Tagen nach dem Reichstagsbrand ein Trupp von SA-Männern anrückte, um auf der Klinik die Naziflagge zu hissen, wies er sie entrüstet aus dem Haus. An der Klinik hatte Sauerbruchs Einfluß dazu geführt, daß sich hier nur sehr wenig Nazis einnisten konnten, so daß das Niveau der fachlichen Arbeit nicht nennenswert behindert wurde.

Unmittelbar nach ihrem Machtantritt begannen die Faschisten mit der Realisierung ihres antisemitischen Programms. In Berlin fanden die ersten größeren Pogrome am 3. März 1933 statt. Es handelte sich dabei noch um Einzelausschreitungen, da sich der systematische Terrorfeldzug vor allem gegen die KPD und andere Arbeiterorganisationen richtete.

Zu den Hauptzielscheiben der ersten Verfolgungsmaßnahmen gegen Juden zählten die Intellektuellen. Am 1. April 1933 bezogen Rollkommandos des „Nationalsozialistischen Deutschen Studentenbundes" vor den Hörsälen jüdischer Hochschullehrer Posten, um „vor dem Besuch solcher Vorlesungen und Seminare zu warnen". Straßenterror und individuelle Aktionen reichten jedoch nicht aus, um das antisemitische Programm in die Tat umzusetzen.

Die nächste Etappe der Verfolgung wurde am 7. April 1933 mit dem „Gesetz zur Wiederherstellung des Berufsbeamtentums" eingeleitet und war neben der Fortsetzung des individuellen Terrors durch eine Fülle von antisemitischen Gesetzen und Verordnungen gekennzeichnet. Der im Berufsbeamtengesetz enthaltene „Arierparagraph" richtete sich in erster Linie auf Bereiche der Justiz, des Hochschulwesens, der Kultur und des Gesundheitswesens. Mit dem am 22. April vollzogenen Ausschluß jüdischer Ärzte aus den Krankenkassen wurde diesen weitgehend die Existenzgrundlage entzogen.

Nach einer Statistik des Academic Assistance Council in London waren bereits Mitte 1933 über 750 Wissenschaftler als „Nichtarier" oder politisch Unzuverlässige entlassen worden. Davon aus dem Bereich der Medizin und Biologie 235.

An der Berliner Universität wurden am 13. April 1933 „Thesen wider den undeutschen Geist" angeschlagen. Darin hieß es:

„Unser gefährlicher Widersacher ist der Jude und der, der ihm hörig ist. Der Jude kann nur jüdisch denken, schreibt er deutsch, dann lügt er."

Die „Preußische Zeitung" begründete die Vertreibung jüdischer Wissenschaftler folgendermaßen: „Wissenschaft bedeutet für einen Juden nicht eine Aufgabe, nicht eine Verpflichtung, nicht einen Bereich für schöpferische Gestaltung. Wissenschaft bedeutet für einen Juden ein Geschäft. Wissenschaft wird aber weiter für den Juden ein Mittel zur Zerstörung der Kultur seiner Wirtsvölker ... Die Aufräumung dieses verjudeten Wissenschaftsbetriebes nimmt ihren Anfang. Sie wird fortgesetzt werden, bis die Wissenschaft wieder auf deutsche Art von deutschen Männern verwaltet wird. Wenn die Juden Wissenschaft treiben wollen, dann sollen sie jüdische Wissenschaft betreiben und können nach Jerusalem ziehen ... Aber sie sollen uns damit verschonen."

Von welcher „jüdischen Wissenschaft" man künftig „verschont" sein wollte, zeigen Namen wie die der Nobelpreisträger Albert Einstein und Fritz Haber, um nur einige aus dem Bereich der Naturwissenschaft zu nennen.

Größer noch war die Zahl der Geschmähten aus dem Bereich der Kultur. Nachdem bereits Anfang des Jahres 1933 etwa 4000 Buchtitel auf den Index kamen, veranstalteten die Faschisten am 10. Mai 1933 die schändliche Bücherverbrennung. Die Brüder Thomas und Heinrich Mann, Alfred Döblin, Lion Feuchtwanger, Kurt Tucholsky, Arnold Zweig zählten zu den Entrechteten. Im Bereich von Theater, Film und Musik wurden weltbekannte Künstler wie Max Reinhardt, Elisabeth Bergner, Fritz Kortner, Helene Weigel, Arnold Schönberg, Hanns Eisler, Otto Klemperer, Bruno Walter und viele andere von ihrer Wirkungsstätte vertrieben. Wissenschaft und Kultur erlitten durch diese finstere antisemitische Barbarei einen katastrophalen Niedergang.

Die antisemitische Hysterie richtete sich in gleicher Weise auch gegen jene „undeutschen Elemente", die die Forschungsergebnisse und kulturellen Leistungen ihrer jüdischen Kollegen anerkannten. Viele von ihnen zogen es vor, aus Protest gegen die Willkür das Land zu verlassen. So die Nobelpreisträger James Franck, Max Born, Erwin Schrödinger.

Beeindruckend ist die Haltung des Schriftstellers Oskar Maria Graf, der im Ausland mit Entsetzen davon Kenntnis nehmen mußte, daß die Faschisten seine Bücher im Gegensatz zu denen der von ihm verehrten Schriftstellerkollegen auf eine Liste empfohlener Blut-und-Boden-Literatur gesetzt hatten. In einem zornigen Protest schrieb er:

„... Ich bin also dazu berufen, einer der Exponenten des ‚neuen' deutschen Geistes zu sein!

Vergebens frage ich mich, womit ich diese Schmach verdient habe. Das Dritte Reich hat fast das ganze deutsche Schrifttum von Bedeutung ausgestoßen, hat sich losgesagt von der wirklichen deutschen Dichtung, hat die größte Zahl ihrer wesentlichsten Schriftsteller ins Exil gejagt und das Erscheinen ihrer Werke in Deutschland unmöglich gemacht. Die Ahnungslosigkeit einiger wichtigtuerischer Konjunkturschreiber und der hemmungslose Vandalismus der augenblicklich herrschenden Gewalthaber versuchen all das, was von unserer Dichtung und Kunst Weltgeltung hat, auszurotten und den Begriff ‚deutsch' durch engstirnigen Nationalismus zu ersetzen. Ein Nationalismus, auf dessen Befehl alle meine aufrechten sozialistischen Genossen verfolgt, eingekerkert, gefoltert, ermordet oder aus Verzweiflung in den Freitod getrieben werden.

Und die Vertreter dieses barbarischen Nationalismus, der mit Deutschsein nichts, aber auch rein gar nichts zu tun hat, unterstehen sich, mich als einen ihrer ‚Geistigen' zu beanspruchen, mich auf ihre sogenannte weiße Liste zu setzen, die vor dem Weltgewissen nur eine schwarze Liste sein kann!

Diese Unehre habe ich nicht verdient!

Nach meinem ganzen Leben und nach meinem ganzen Schreiben habe ich das Recht, zu verlangen, daß meine Bücher der reinen Flamme des Scheiterhaufens überantwortet werden und nicht in die blutigen Hände und die verdorbenen Hirne der braunen Mordbanden gelangen!

Verbrennt die Werke des deutschen Geistes! Er selber wird unauslöschlich sein, wie eure Schmach!"

Der weltbekannte Physiker Nobelpreisträger Werner Heisenberg wurde am 10. November 1934 bei Alfred Rosenberg, dem „Beauftragten des Führers zur Überwachung der gesamten geistigen und weltanschaulichen Schulung und Erziehung der NSDAP" wie folgt denunziert: „Wenn es schon ein Skandal ist, daß der amerikanische Jude Michelson und der niederträchtige Jude Einstein von den rasseverräterischen Schweden den Nobelpreis erhielten, den ihnen die jüdische Internationale zuschanzte, so ist es doch noch weniger zu verstehen, wenn ein deutscher Hochschulprofessor, der schon auf Grund seiner Lehrtätigkeit der nationalsozialistischen Bewegung anzugehören hat, für diesen Verbrecher eintritt ... Gehört ein solcher Mann auf den Lehrstuhl einer deutschen Hochschule? Nach meiner

Ansicht sollte man ihm Gelegenheit geben, sich einmal gründlich mit den Lehren der Juden von der Sorte Einsteins und Michelson zu befassen. Das Konzentrationslager ist zweifellos der geeignete Platz. Auch dürfte eine Anklage wegen Volks- und Rasseverrats fällig sein."

Mit den auf dem Nürnberger Parteitag am 15. September 1935 verkündeten „Nürnberger Gesetzen" war die Verfolgung der Juden in ein neues Stadium getreten. Das „Reichsbürgergesetz" differenzierte die Bevölkerung in „Reichsbürger deutschen oder artverwandten Blutes" als „alleinige Träger der vollen politischen Rechte" und in die zur Rechtlosigkeit Verurteilten. Das „Gesetz zum Schutze des deutschen Blutes und der deutschen Ehre" verbot Eheschließungen und außerehelichen Verkehr zwischen jüdischen und nichtjüdischen Bürgern. Diese Gesetze wurden am 18. Oktober 1935 noch durch das „Gesetz zum Schutz der Erbgesundheit und des deutschen Volkes (Ehegesundheitsgesetz)" ergänzt, das sich nicht nur gegen Juden, sondern auch, die späteren Euthanasie-Verbrechen einleitend, gegen sogenannte „Erbkranke" richtete.

Diese Nürnberger Gesetze waren nicht schlechthin ein Rückfall in die Barbarei, ein Terrorinstrument gegen die jüdische Bevölkerung, sie bildeten zugleich das Modell, nach dem später alle „Fremdvölkischen", die vom Faschismus überfallenen und entrechteten Völker, behandelt werden sollten. Ergänzt wurden die Nürnberger Gesetze durch eine Fülle diskriminierender Verordnungen und Verfügungen. So wurde mit der 4. Verordnung vom 25. Juli 1938 allen jüdischen Ärzten die Approbation entzogen.

Hilfe für Verfolgte

Ferdinand Sauerbruchs zunehmende Abneigung gegen den Nationalsozialismus wurde vor allem durch die niederträchtigen Drangsalierungen seiner jüdischen Kollegen hervorgerufen. In den Jahren 1933 bis 1935 waren aus der von ihm geleiteten Klinik 13 Professoren und Dozenten aus rassischen und politischen Gründen entlassen worden. Wo es ihm möglich war, versuchte er, ihnen zu helfen. Als ihm sein Freund und Mitarbeiter Rudolf Nissen mitteilte, daß er beabsichtigte zu emigrieren, um sich vor den antisemitischen Ausschreitungen zu schützen, riet ihm Sauerbruch in der Hoffnung, das „Reich der niederen Dämonen“ könne nicht von Bestand sein, noch abzuwarten. Er schrieb:

„Ich selbst habe, wie Sie wissen, auch große Schwierigkeiten zu überwinden, wenn sie auch anderer Art sind. Aber ich will kämpfen bis zuletzt und dieser Kampf geschieht für eine Sache, der ich mein Leben lang gedient habe, an die ich glaube und die das Schicksal und die Zukunft Ihrer Person mit umschließt. Ich würde vorschlagen, daß wir uns in der Woche nach dem Chirurgenkongreß, wenn ich zur Jahrhundertfeier in Zürich bin, treffen und noch einmal alles ausführlich besprechen. Benutzen Sie diesen Ihnen vom Schicksal aufgezwungenen Urlaub, um sich zu erholen, denn, wie es auch kommen mag, wir alle brauchen für das, was uns noch bevorsteht, Ruhe, Sicherheit, Entschlossenheit, deren Voraussetzungen Gesundheit und Kraft sind.“

Mangels der politischen Einsicht in Wesen und Klassencharakter des Faschismus glaubte Sauerbruch, in einem persönlichen Gespräch mit dem faschistischen Kultusminister Rust eine Revision des verderblichen Antisemitismus anregen und sich für Nissen einsetzen zu können. Nur die Rücksicht auf das Ansehen Sauerbruchs im In- und Ausland hielt die Machthaber davon ab, auch ihn im Rahmen der „Hochschulreinigung“ von seiner Stellung zu suspendieren. Sauerbruch traf sich nochmals mit Nissen, der inzwischen emigriert war, in der Schweiz. Der Abscheu vor dem Vandalismus der Faschisten sowie die Erkenntnis, daß deren Unrechtregime nicht von selbst zerfallen würde, vertieften sich. Sauerbruch wollte durch persönliche Anständigkeit und Hilfeleistungen für Verfolgte nach Kräften versuchen, das Unrecht, für das er sich als Deutscher mitverantwortlich fühlte, zu mindern: Nissen schreibt 1936:

„Seine Unruhe und Unstetigkeit hatte zugenommen. Zum Teil trug daran die politische Situation in Deutschland schuld. Er fühlte sich immer wieder veranlaßt, antinazistische Demonstrationen zu machen ... In den folgenden Wochen lebte er dann in der Vorstellung, daß Nazis und Gestapo ihn zur Verantwortung ziehen würden.“

Als Sauerbruch erkennen mußte, daß die faschistische Gewaltherrschaft keine kurze vorübergehende Erscheinung war, trug er sich mit dem Gedanken zu emigrieren, erstmals auf der Türkeireise im August 1933 und vor allem nochmals im Jahre 1937 als Teilnehmer eines Fortbildungskurses der „Schweizerischen Medizinischen Wochenschrift“ in Luzern.

In Berlin waren von dem „Arierparagraphen“ eine Vielzahl Ärzte betroffen. Einige von ihnen konnten als „Judenbehandler“ in dem jüdischen Krankenhaus eine Anstellung finden und hier den Mißhandelten Hilfe leisten. Chefarzt der inneren Abteilung war Hermann Strauß (1868–1944), der für die Behandlung der Nierenkrankheiten Bahnbrechendes geleistet hat. Bei Betreten einer U-Bahn-Station fühlte sich ein uniformierter Parteifunktionär von ihm „behindert“. Er schlug den 70jährigen Arzt auf der Treppe zusammen und veranlaßte seine Deportation ins KZ, wo Strauß, nachdem er auch hier noch voller Aufopferung Kranke gepflegt hatte, verstarb. Ein guter Freund von Strauß und zugleich auch von Sauerbruch war der jüdische Chirurg Paul Rosenstein. Auch er, dem es nach vielen Schwierigkeiten gelang, in die USA zu emigrieren, legt in seinen Memoiren „Narben bleiben zurück“ Zeugnis ab von Sauerbruchs Lauterkeit:

„Ich war mit Sauerbruch recht gut bekannt und habe an ihm immer die hochanständige Gesinnung geschätzt, die sich auch in der Hitlerzeit nicht verleugnet hat. Er war nie ein Nazi, was ja auch aus seiner Lebensbeschreibung hervorgeht. Als der braune Terror an die Regierung kam, war er Vorsitzender der Chirurgischen Gesellschaft. Ich war damals Vorsitzender der Berliner Urologischen Gesellschaft und habe mein Amt sofort niedergelegt und bin nie mehr in eine Versammlung medizinischer Gesellschaften gegangen. Sauerbruch bat mich um einen Besuch und redete mir zu, doch bei der Stange zu bleiben. Er würde alles tun, um die jüdischen Chirurgen nicht aus den Vereinigungen ausschließen zu lassen. Ich machte ihm klar, daß wir bei dem System als Bürger zweiter Klasse auch Wissenschaftler zweiter Klasse bleiben und bei unseren Vorträgen und Diskussionen nicht die gleichen Rechte genießen würden. Er sah das ein und bedauerte es sehr, da, wie er sagte, ‚er sich stets auf unsere Abende gefreut habe, weil wir immer wissenschaftliches Neuland gebracht hätten‘.

Er gab auch sonst mutig seiner Abneigung gegen das neue Regierungssystem Ausdruck. Da man gegen Sauerbruch manches vorgebracht hat, was ihn in einem schiefen Licht erscheinen lassen könnte, halte ich es für meine Pflicht darauf hinzuweisen, daß sein Name in der deutschen Schreckenszeit politisch sauber geblieben ist. Er hat auch in dieser Zeit niemals in der mir bewiesenen Freundschaft nachgelassen. Ich traf mich mit ihm recht häufig, auch in der Hitler-Zeit, in der er mir offenherzig seine Abneigung gegen den Nationalsozialismus bekannte.“

Zweifellos war es eine mutige Haltung, als Ferdinand Sauerbruch mit seinem Sohn Hans dem von den Faschisten geächteten Freund Max Liebermann die letzte Ehre erwies. Die Beisetzung fand Anfang Februar 1935 in der Familiengruft auf dem jüdischen Friedhof in der Schönhauser Allee statt. Aus Furcht vor Repressalien hatten außer dem engsten Familienkreis nur wenige Trauergäste den Mut aufgebracht, dem großen Künstler und Humanisten, der aus Protest gegen den Naziterror am 8. Mai 1933 sein Amt als Präsident der Preußischen Akademie der Künste niedergelegt hatte, die letzte Ehre zu erweisen. Zu ihnen zählten neben Ferdinand Sauerbruch und seinem Sohn Hans auch Käthe Kollwitz (1867–1945) und der Verleger Bruno Cassirer (1872–1941).

In Begleitung seines Vaters erlebte Peter Edel (1921–1983) aus dem Hintergrund die beklemmende Szenerie. Er erinnert sich in seiner Autobiographie „Wenn es ans Leben geht“: „Auch hier auf dem Friedhof, dessen Gedenksteine Hieroglyphen trugen, die nur allzu offensichtlich auf diese Artfremden hindeuteten, waren vermutlich lauernde Augen hinter Lebensbaumhecken und Nadelgezweig verborgen; Augen, die geübt registrieren, ob es da einige Ehrvergessene gebe, die sich auf den Judenfriedhof wagten, Leute, die hier nichts zu suchen noch etwas verloren hatten und trotzdem zusammen mit den Geächteten gingen, Blumen in den Händen sogar, deutsche Blumen für einen Leichnam des ‚Orientalen‘ Liebermann – man würde sich die Kranzschleifen schon genauer ansehen, und die Spender sollten sich hüten. ... Und nicht viele Menschen waren gekommen, eine beschämend kleine Gruppe umstand die ausgehobene Grube. Aber diese ängstlich Tapferen standen immerhin dort ...“

Im Gegensatz zu der antisowjetischen Haltung der Faschisten war Ferdinand Sauerbruch bestrebt, die wissenschaftlichen Kontakte mit der sowjetischen Medizin aufrechtzuerhalten und zum beiderseitigen Nutzen auszubauen. Ein enges berufliches, aber auch freundschaftliches Verhältnis verband ihn mit dem bedeutenden russischen Chirurgen N. N. Burdenko, der ihn 1934 in Berlin aufsuchte. „Die Anwesenheit unseres Gastes ergab häufige Erörterungen über wichtige Fragen der Chirurgie, der Medizin und wissenschaftliche Probleme. Burdenkó hatte ein großes Interesse für die Thoraxchirurgie, ein Gebiet, das er später mit Nachdruck und erfolgreich bearbeitet hat."

Der faschistische Krieg unterbrach schließlich die Kontakte. Burdenko wurde Leiter der Chirurgischen Klinik der I. Moskauer Medizinischen Hochschule und Präsident der Akademie der Medizinischen Wissenschaft. Im Großen Vaterländischen Krieg erfüllte er „seine Pflicht als Arzt in vorbildlicher Weise. In Anbetracht seiner Leistung, seiner Hingabe und seiner Zuverlässigkeit wurde er zum leitenden Chirurgen der Streitkräfte der Sowjetunion ernannt". Bei Burdenkos Tode im November 1946 widmete Sauerbruch seinem Freund einen Nachruf. [72, S.450]

„Sauerbruch geht unter die Ketzer"

Das Streben der Nazis, auch die Wissenschaft gleichzuschalten, rief bei Sauerbruch zunehmenden Unwillen hervor. Neben privat geäußerten Protesten gegen das Unrechtsregime nahm er jetzt auch vereinzelt offiziell gegen dessen dunkle Machenschaften Stellung. So wandte er sich 1934 im „Deutschen Ärzteblatt" in dem Artikel „Zur Abwehr und zur Verständigung" gegen die staatlichen Eingriffe in die Wissenschaft. Besonders wirksamen Ausdruck fand diese Haltung während seiner Eröffnungsrede anläßlich der 94. Versammlung der Gesellschaft Deutscher Naturforscher und Ärzte, deren erster Vorsitzender er war, am 20. September 1936 in Dresden.

Vor ihm hatte Louis R. Grote als Vorstandsmitglied in seiner Begrüßungsrede sich bemüht, den „Deutschen Männern und Frauen" das „seelische Erlebnis der nationalen Wiedergeburt" in seiner „Unbedingtheit und Stärke" nahezubringen. Abschließend hatte er einer nazistischen Lieblingsidee, der sogenannten „Naturheilkunde" in der Medizin, er nannte sie „deutsche Heilkunde", Ausdruck verliehen: „Die heutige Lage der deutschen Heilkunde kennzeichnet sich durch das Bestreben, die naturwissenschaftlichen Behandlungswege durch Anschauungen und Verfahren der Volksmedizin, der Naturheilkunde und anderer von der wissenschaftlichen Bahn abseits liegender Richtungen zu erweitern. Freilich nicht nur im Sinne einer einfachen Vermehrung unseres methodischen Könnens, sondern in der Erwartung, daß das Studium der geistigen Grundlagen der nichtnaturwissenschaftlichen Medizin die Vertiefung und Umschaffung unserer allgemeinen Vorstellungen und Gedanken über Gesundheit und Krankheit wesentlich fördern."

Er machte sich damit zum Fürsprecher der wissenschaftsfeindlichen irrationalen Blut-und-Boden-Ideologie, die nach den Vorstellungen der Nazis die geistige Grundlage der zur „deutschen Heilkunde" umzufunktionierenden Medizin werden sollte. In demagogischer Weise bauschte man Selbstverständlichkeiten zur „neuen Heilslehre" wahren Arzttums „im Dienste des Volksgedeihens" auf und verbrämte sie mit mystischem „Ideengut".

Das traf auf den Widerstand vieler Wissenschaftler, und Sauerbruch machte sich zu ihrem Sprecher. Zu den „Empfehlungen" seines Vorredners bemerkte er: „Der neue Weg, der jetzt vielfach empfohlen wird, ist in Wirklichkeit nicht neu. Denn jeder gute Arzt hat zu allen Zeiten gewußt, daß die einfache naturwissenschaftliche Prüfung und Deutung eines Befundes nicht genügt, sondern daß darüber hinaus ein Verständnis für die ganze Persönlichkeit des Kranken, wie sie sich aus Abstammung, Konstitution und Einflüssen der Umwelt zwangsläufig ergeben hat, notwendig ist. Zugegeben ist, daß unter dem beherrschenden Einfluß einseitiger naturwissenschaftlicher Forschung in der Medizin diese zweite ärztliche Aufgabe in den letzten Jahrzehnten oft verkannt oder unterschätzt worden ist ... Aber eine ‚neue Heilkunde' im Sinne von etwas noch nicht Dagewesenem ist kein richtiges Namensschild für diese ewige, von echtem Arzttum unlösliche Selbstverständlichkeit." [67, S. VI]

Noch deutlicher wird Sauerbruch in bezug auf den nazistischen „Ideengehalt" der „deutschen Heilkunde": „Wer aber die Bemühungen der Naturwissenschaften und ihrer Ergebnisse gering achtet oder beiseite wirft oder gar mit anderen Mitteln die Natur nützen oder beherrschen will, dem wird sie sich versagen, und er wird rettungslos der Spekulation und der Mystik anheimfallen. Man sollte sich ... daran erinnern, daß biologische Rätsel ... nur in exakter, naturwissenschaftlicher Forschung ihre Lösung finden können. Das ist hippokratische Medizin, und das ist auch die Medizin des Paracelsus gewesen, den man immer als Kronzeugen einer besonderen Naturheilkunde anruft.“

Den naturheilkundlichen Blut-und-Boden-Fanatikern, die sich in völliger Entstellung der historischen Tatsachen auf Paracelsus glaubten berufen zu können, schleuderte er dessen Ausspruch entgegen: „Wenn du von Arztkunst nicht Wissen und Können hast, so bist du ein Volksfeind.“

Sauerbruchs Anliegen war jedoch nicht nur die Abwehr und Widerlegung von wissenschaftsfeindlichen Theorien und Ideologien, die für die Medizin verheerende Konsequenzen haben konnten, er faßte seine Rede wesentlich weiter als programmatische Stellungnahme zur Situation der Naturwissenschaften und Medizin unter dem herrschenden System der politischen und geistigen Unfreiheit auf: „Es sei mir aber gestattet, Grundsätzliches über die gegenwärtige Lage der Naturwissenschaften und der Medizin vor Ihnen auszuführen. Denn es ist Pflicht und Aufgabe unserer seit mehr als 100 Jahren bestehenden Gesellschaft, zur Klärung der Problematik beizutragen, die in allgemeinen und besonderen Fragen der Naturforschung und Medizin sowohl durch die Entwicklung unserer Wissenschaft selbst als auch durch Kritik und Skepsis ... hervorgerufen ist.“ [67, S. VII]

Um wieder wissenschaftlich arbeiten zu können, sei es notwendig, „bei Fachgenossen und unserem akademischen Nachwuchs den Zustand der Ruhe wiederherzustellen und zu befestigen, der nun einmal Grundbedingung erfolgreicher wissenschaftlicher Arbeit ist.“ Sauerbruch setzte sich dann mit den „Neuerungsbestrebungen“ der „nationalen Bewegung“ auseinander:

„Lassen Sie mich nun zunächst in großen Zügen Stellung nehmen zu den Einwänden, die heute immer wieder oder besser immer noch gegen die Naturwissenschaft und Medizin gemacht werden.“ Zweifellos sei vieles verbesserungswürdig, doch ebenso sicher sei, „daß Naturwissenschaft und Medizin in einem Selbstreinigungsprozeß begriffen sind und in ernster Arbeit schon seit langem sich bemühen, Irrtümer auszuschalten und den richtigen Weg wiederzufinden, der nicht durch die Naturwissenschaft an sich, sondern nur durch Einseitigkeit ihrer Anwendung und Überschätzung ihrer Ergebnisse verbaut war. Viele von den heutigen Vorwürfen sind seit langem überholt durch die

Kritik der Wissenschaft selbst, fast alle aber zielen, wie ich hoffe Ihnen zeigen zu können, an dem Kern des ganzen Problems vorbei." [67, S. VII]

In seinem Abriß fundamentaler wissenschaftlicher Forschungsergebnisse, die die „Kenntnisse auf dem Gebiet der Naturwissenschaft und Medizin erweiterten, und (mit) ihren Auswirkungen einen neuen Einfluß auf die Denkweise und die Arbeitsmethoden in allen Bereichen gewannen ... darüber hinaus das ganze Leben bestimmten und beitrugen zu einer gewaltigen Gesamtentfaltung wissenschaftlicher Arbeit", würdigte er nachdrücklich die von Albert Einstein begründete Relativitätstheorie. Das war zweifellos eine mutige Demonstration, denn zwei Wochen vorher hatte Adolf Hitler auf dem Nürnberger Parteitag den Heidelberger Physiker Philipp Lenard (1862–1947) für seine „Widerlegung der jüdischen Relativitätstheorie" hoch dekoriert. Lenard, dereinst ein hervorragender Experimentalphysiker, 1905 mit dem Nobelpreis ausgezeichnet, wurde bereits 1920 geistiger Vater einer antisemitischen „Arbeitsgemeinschaft deutscher Naturforscher zur Erhaltung reiner Wissenschaft". Seine erzreaktionäre, rassistische Haltung veranlaßte ihn nicht nur zu gemeinen Ausfällen gegen Einstein – so protestierte er beim Stockholmer Nobelkomitee gegen die Preisverleihung für Einstein –, sie trieb ihn auch weitab von dem Feld der Wissenschaft. Tiefpunkt seiner wissenschaftlichen Degeneration war seine 1936 veröffentlichte „Deutsche Physik" als Abgrenzung zur „jüdischen Physik", dem „auffallenden Gegenstück zur deutschen Physik".

Sauerbruch appellierte an seine Fachkollegen, sich in ihrer wissenschaftlichen Arbeit nicht beeinträchtigen zu lassen: „Nichts wäre verhängnisvoller, als wenn sich ... eine Abkehr von Wert und Bedeutung naturwissenschaftlicher Arbeit und Denkweise ergäbe, die uns zu Klarheit und Zuverlässigkeit erzog und die den einzigen Weg darstellt, das gesetzmäßige Wirken der Natur, soweit wir es überhaupt verfolgen können, zu erkennen."

Um Mängel und Schwächen in der Wissenschaft, die es zweifellos gäbe, überwinden zu können, bedürfe es keinesfalls der „Hilfe" wissenschaftsfremder Kräfte: „Wir kennen alle die Unsicherheit und die Zweifel, die immer in Zeiten kritischer Spannung einer Übergangsepoche auftauchen und die Geister bewegen. Es setzt dann von selbst ein Reinigungsprozeß ein, der nicht von außen an die Forschung herangebracht zu werden braucht, denn die Wissenschaft ist in sich revolutionär und befreit sich selbst von Schlacken, Fehlern und Irrtümern durch eigene Kraft."

Optimistisch stellte er fest: „Die Naturwissenschaft braucht gewiß nicht von Mißtrauen gegenüber dem eigenen Wirken erfaßt zu sein. Im Gegenteil, sie soll sich selbst treu bleiben für neue Aufgaben und neue Ziele."

Sauerbruch widmete sich mit besonderer Aufmerksamkeit dem wissenschaftlichen Nachwuchs. An ihn wandte er sich, seinen Vortrag beendend, mit der eindringlichen Ermahnung: „Das volle und geschlossene Verstehen der Welt ist das Ergebnis harter, mühevoller Arbeit und aufgeschlossenen inneren Erlebens, die beide geprüft und gesteuert werden müssen durch Geist und Verstand ... Beides aber, Wissen und Können, wird nur in harter Arbeit und sachlichem Dienst am Werk langsam und mühevoll erworben. In diesem Sinne müssen wir alle zusammenwirken, um die großen kulturellen Aufgaben zu lösen." [67, S. XI]

Sauerbruchs Rede fand den begeisterten Beifall der überwiegenden Mehrheit der anwesenden Wissenschaftler. Sie wurde auch im Ausland als bewußter Angriff gegen das faschistische Unrechtsregime gewertet. Leopold Schwarzschild schrieb im „Neuen Tagebuch", einer seit 1933 in Paris erscheinenden antifaschistischen Zeitschrift, über die 94. Jahresversammlung in seinem Aufsatz „Professor Sauerbruch geht unter die Ketzer": „Schon auf der 93. Jahresversammlung der ‚Gesellschaft Deutscher Naturforscher und Ärzte', 1934 in Hannover, hatte die intellektuelle Oberschicht Deutschlands ihren Widerwillen gegen das herrschende Regime demonstriert. Unter anderem gab es damals, angeregt durch Heisenberg, den Leipziger Physiker und Nobelpreisträger, eine regelrechte Solidaritätskundgebung für Einstein und die Relativitätstheorie, die der Nazi-Staat als ‚jüdisch' verfemt hatte. Die 94. Jahresversammlung der gelehrten Vereinigung, die am 21. September in Dresden zusammentrat, ergab das gleiche Bild: diesmal trat Professor Sauerbruch, der berühmte Chirurg, als Hauptsprecher der versteckten ‚Staatsfeinde' auf. Sauerbruch hat neben seiner selbsterworbenen Qualität die eines preußischen ‚Staatsrats', die ihm Herr Göring verliehen hat, und schon darum kann er ungefährdeter als andere ein wahres Wort riskieren. Trotzdem muß anerkannt werden, daß er in seinem Dresdener Vortrag über ‚Grundsätzliche Fragen in der neuen Medizin und Naturwissenschaft' Zivilcourage gezeigt hat. In den meisten reichsdeutschen Zeitungen war freilich der Vortrag Sauerbruchs bis zur Unkenntlichkeit verfälscht und verstümmelt; die Referate des ‚Angriff' und der ‚Berliner Börsen-Zeitung' zum Beispiel erweckten den Eindruck, daß Sauerbruch eine nationalsozialistische Wald- und Wiesenrede gehalten habe. Aber auch den etwas gewissenhafteren Berichten hatten ausländische Blätter lediglich entnommen, daß Sauerbruch gegen die nationalsozialistische Einmischung in den Universitätsbetrieb protestierte. In Wirklichkeit hielt, nach den Berichten von Ohrenzeugen, Sauerbruch eine regelrechte Generalabrechnung mit dem Nationalsozialismus; ihre Heftigkeit, so schreibt man dem NTB, würde man erkennen, wenn erst der Wortlaut des Vortrages im Druck vorliege, und zwar, was freilich kaum zu hoffen sei, unzensiert. Einige Zitate – verschiedenen Berichten entnommen – geben ein instruktives Bild. Schon im Anfang seines Vortrags ergriff Sauerbruch die Offensive gegen die Nazis. Ohne die Rosenberg, Goebbels, Rust und die anderen Banausen bei Namen zu nennen, bestritt er ihnen das Recht, an der Wissenschaft und an den Universitäten auch nur Kritik zu üben. Nur die Wissenschaft selber müsse und dürfe sich kritisieren: ‚Man kann alles übergehen, was nicht von der Eigenkritik der Hochschule ausgeht ...

Die Hochschule hat das Recht, selbst zu bestimmen, wo ihr Ort ist, und zwar kann sie das, trotz aller Versuche, ihr diese Berechtigung abzusprechen ...

Die Wissenschaft hat eine Reinigung von außen nicht nötig. Sie selber ist von jeher die größte Revolutionärin gewesen, und sie hat sich stets aus eigener Kraft von Irrtümern und Fehlern zu befreien gewußt.'"

Auch auf der 94. Jahrestagung gab es „Wissenschaftler", die angesichts der Oppositionshaltung vieler ihrer Kollegen mit besonderer Beflissenheit den Machthabern ihre Ergebenheit und Diensteifrigkeit unter Beweis stellen wollten. So der Verfechter der „Rassenhygiene" W. Groß. Es ist zweifellos auch ein Verdienst Sauerbruchs als erstem Vorsitzenden der „Gesellschaft Deutscher Naturforscher und Ärzte", daß der faschistische Ungeist weitgehend von Plenarsitzungen und Sitzungen der Fachgruppen ferngehalten wurde. Hier dominierte die wissenschaftliche Diskussion. Für Großes Vortrag „Rassengedanke und Wissenschaft" wurde der denkbar ungünstigste Zeitpunkt, der Eröffnungssonnabend der Jahresversammlung 20 Uhr, vorgesehen. Darin entwickelte der Erzfaschist ein erschreckendes Mordprogramm: „Auch auf dem Gebiete der Rassenverschiedenheit der Menschen müssen vom Standpunkt einer politischen Wissenschaft Folgerungen gezogen werden, ehe noch eine völlige Übereinstimmung sämtlicher Fachleute erzielt und alle Einzelfragen bis ins letzte geklärt sind. Auch hier kann jeder Tag neue Erkenntnisse bringen und dann neue Maßnahmen verlangen. Aber Abwarten ist, politisch gesehen, immer unverantwortlich. So viel ist geschichtlich erwiesen, daß die Beherrschung eines Volkes durch Artfremde furchtbare Folgen hat. Der politische Wille hat praktische Folgerungen zu ziehen, wobei harte, schnelle Maßnahmen im Grunde die humansten sind."

Wenige Tage später meldete sich dieser Schreibtischmörder nochmals mit „Rassenpolitischen Forderungen an die deutsche Wissenschaft" zu Wort.

Zwischen diesen von Groß und Konsorten vertretenen „wissenschaftlichen" Instituten und den Mordfabriken der Konzentrationslager bestand ein unmittelbarer, sogar persönlicher Zusammenhang. So hatte der ehemalige SS-Lagerarzt im KZ Auschwitz, Josef Mengele, seine berufliche Laufbahn im „Versuchsinstitut für Erbbiologie und Rassenforschung" Frankfurt, das unter Leitung des nazistischen Rassenfanatikers Othmar Freiherr von Verschuer stand, begonnen. Da in Auschwitz, wie es offiziell begründet wurde, „in ausreichenden Mengen Menschenmaterial" für rassenbiologische Versuche vorhanden war, begann Mengele hier die „theoretischen Erkenntnisse" seines Lehrers an lebenden Menschen zu überprüfen. Die Ergebnisse seiner Experimente teilte er regelmäßig dem Rassenforschungsinstitut mit. Mengele infizierte u. a. Zwillinge mit Typhus, um zu beobachten, ob sie verschieden oder gleichzeitig auf die Infektion reagieren. Danach ließ er sie vergasen. In nahezu allen großen faschistischen Konzentrationslagern nahmen SS-Ärzte medizinische Versuche an wehrlosen Häftlingen vor. Ein erschütterndes Bild dieser Verbrechen brachten die Beweisaufnahmen während der Nürnberger Ärzteprozesse zu Tage. Im KZ Dachau wurden in der Unterdruckkammer sogenannte Höhenversuche durchgeführt. Im gleichen KZ fanden Wasser- und Trockenunterkühlungsexperimente statt. An Frauen des KZ Ravensbrück wurden Sulfonamidversuche unternommen. In Buchenwald führte man Versuche mit Fleckfieberinfektionen und Giften aus. Den Häftlingen wurden Giftpräparate der Alkaloid-Reihe eingegeben. Dann wurden sie getötet und seziert, um die Wirkung der Gifte festzustellen.

Der an der Universität Straßburg als Anatom tätig gewesene Prof. Hirth war als Mitglied des sogenannten Amtes „Ahnenerbe" im Einvernehmen mit Himmler bestrebt, eine Skelettsammlung von Juden anzulegen, damit man „nach Ausrottung der jüdischen Rasse" deren typische anthropologische Merkmale studieren könnte. Die nach „wissenschaftlichen" anthropologischen Gesichtspunkten Ausgesuchten wurden vermessen, ermordet und der Anatomie Straßburg zur Herstellung der „Studienobjekte" zugestellt. – Diese Beispiele entmenschter Grausamkeit ließen sich beliebig fortsetzen.

Zur Ehrenrettung der deutschen Wissenschaftler ist das mutige Auftreten Sauerbruchs auf der 94. Jahresversammlung der Gesellschaft Deutscher Naturforscher und Ärzte zu zählen, es gehört dazu auch die Haltung des Nobelpreisträgers Werner Heisenberg (geb. 1901) zu Albert Einstein. In der Stellungnahme zu diesem hervorragenden Wissenschaftler und Humanisten schieden sich zu Beginn der nazistischen Schreckensherrschaft die Geister.

Albert Einstein hatte sich mit Energie und Tatkraft für den aktiven Kampf gegen den Krieg ausgesprochen. In seinem „Glaubensbekenntnis", das während seines letzten Berliner Jahres auf einer Schallplatte aufgenommen worden war, sprach er sich weiterhin für Demokratie und soziale Gerechtigkeit aus. Diese Haltung hatte ihn bei den Nazis zutiefst verhaßt gemacht. Während seiner Gastvorlesungen in Pasadena (USA) hatten die Nazis die Macht übernommen. Albert Einstein kehrte nicht in das Land der braunen Tyrannei zurück und erklärte seinen Austritt aus der Preußischen Akademie der Wissenschaften. Auf Drängen des Nazi-Ministeriums für Wissenschaft, Kultur und Volksbildung veröffentlichte der amtierende Sekretär der

Akademie, Ernst Heymann, eine Erklärung, in der sich die Mitglieder der Akademie „mit Entrüstung" von Einstein distanzierten. Wenn auch die Mehrzahl der Mitglieder den Schritt Heymanns nachträglich billigte, ist die Haltung einiger ihrer Bedeutendsten ein weiterer Faktor, der das Ansehen der deutschen Wissenschaftler wahrte. So sprach sich der Nobelpreisträger Max von Laue (1879–1960) sofort gegen dieses Dokument der Schande aus, und der Nobelpreisträger Max Planck (1858–1947) erklärte unerschrocken in der Akademiesitzung vom 11. Mai 1933: „Ich glaube im Sinne meiner akademischen Fachkollegen sowie der überwältigenden Mehrheit aller deutschen Physiker zu sprechen, wenn ich sage: Herr Einstein ist nicht nur einer unter vielen hervorragenden Physikern, sondern Herr Einstein ist der Physiker, durch dessen in unserer Akademie veröffentlichten Arbeiten die physikalische Erkenntnis in unserem Jahrhundert eine Vertiefung erfahren hat, deren Bedeutung nur an den Leistungen Johannes Keplers und Isaac Newtons gemessen werden kann. Es liegt mir vor allem deshalb daran, dies auszusprechen, damit nicht die Nachwelt einmal auf den Gedanken kommt, daß die akademischen Fachkollegen Herrn Einsteins noch nicht imstande waren, seine Bedeutung für die Wissenschaft voll zu begreifen."

Zweifellos hatte Sauerbruch mit seiner Einstellung persönlichen Mut bewiesen und aus seiner Oppositionshaltung gegen die faschistische Willkür keinen Hehl gemacht. Er sprach damit für viele bedeutende deutsche Naturwissenschaftler und Mediziner, die den Faschisten distanziert gegenüberstanden.

Der wachsende Terror, die Einmischung in Fragen der Wissenschaft, die Deformierung wissenschaftlicher Arbeit mit irrationalen, manipulierbaren Begriffen, wie „deutsches Blut" oder „artverwandtes Blut", die jeder Wissenschaftlichkeit Hohn sprachen, weckten sein Gewissen, veranlaßten ihn zu wiederholten privaten und auch vereinzelten öffentlichen Einwänden und Protesten. Ein konsequenter Gegner der Naziherrschaft oder gar Widerstandskämpfer ist Sauerbruch nie gewesen. Seine spontan geäußerten Vorbehalte schlossen die latente Bereitschaft zur Mitarbeit nicht aus, eine Neigung, die auch in den fortbestehenden Kontakten zu hohen Naziführern zum Ausdruck kam. So kam Sauerbruch, obwohl als „unsicherer Kantonist" eingeschätzt, zu hohen Auszeichnungen. Als nach

Nazigesetz die Annahme des Nobelpreises „für alle Zukunft Deutschen untersagt“ wurde, stiftete Hitler 1937 den „Deutschen Nationalpreis für Kunst und Wissenschaft“. Einer seiner ersten Träger war Ferdinand Sauerbruch. Er teilte die Haltung vieler namhafter deutscher Wissenschaftler, die sich innerlich von der faschistischen Barbarei distanzierten, aber den Weg des aktiven Widerstandes nicht beschritten. Ihnen lag, von Herkunft und Erziehung geprägt, ein festes politisches Engagement fern, ihnen fehlte die Verbindung zur Arbeiterklasse, der einzigen Kraft, die in der Lage gewesen wäre, das drohende Verhängnis vom deutschen Volke abzuwenden. Sie glaubten, durch intensive wissenschaftliche Arbeit im Elfenbeinturm ihre moralische Integrität wahren zu können. Eine Haltung, die unbewußt und ungewollt der Nazipolitik Vorschub leistete.

Wegbereiter der Neurochirurgie

Bis zur Entfesselung des zweiten Weltkrieges arbeitete Ferdinand Sauerbruch weiterhin schwerpunktmäßig auf dem Gebiet der Lungenchirurgie und der Krebsbekämpfung. Im Zusammenhang mit dem Ausbau der Neurochirurgie griff er auch das ihn bereits seit langem beschäftigende Problem des Hirndrucks wieder auf. Das neue Gebiet der Neurochirurgie war noch heiß umstritten. Enthusiastischen Verfechtern standen nicht wenige Skeptiker, ja sogar konsequente Gegner gegenüber. Zu den Vorkämpfern in Deutschland zählten Anton von Eiselsberg, Otto Hildebrand, Fedor Krause, Moritz Borchardt und Emil Heymann (geb. 1878).

In einer Arbeit über die „Fortschritte in der Neurochirurgie“ charakterisiert Sauerbruch die Situation:

„Neben begeisterten Anhängern ... stehen andere, die durch mancherlei Mißerfolg und Fehlschläge zu seiner Ablehnung oder sogar zu grundsätzlichem Verzicht gedrängt worden sind.“

Er, als konsequenter Anhänger des Neuen, war sich zugleich der hohen fachlichen und menschlichen Anforderungen an den auf diesem Gebiet arbeitenden Chirurgen bewußt: „Der Chirurg muß ... über das gewöhnliche Maß hinaus mit den allgemeinen physiologischen und pathologischen Vorgängen innerhalb des Schädelraumes vertraut sein und die Fertigkeit besitzen, den

Eingriff in Anlehnung an die Eigenart des Kranken und den jeweiligen Befund zu entwerfen, ihn folgerichtig durchzuführen aber auch unter Umständen im richtigen Augenblick abzubrechen. ... Trotz aller Schwierigkeiten hat sich aber bei uns in den letzten Jahren ein bemerkenswerter Fortschritt in Diagnostik und vor allem auch in chirurgischer Technik durchgesetzt." [58, S. 569]

Voraussetzung für neurochirurgische Eingriffe waren Kenntnisse vom Wesen und von der Funktion des Gehirns. Die Bemühungen, sie zu erforschen, haben eine lange Vorgeschichte. Bereits in der vorhippokratischen Zeit vermutete der griechische Arzt und Anatom Alkmaion von Kroton (um 500 v. u. Z.), der seine Lehren aus Tierversuchen und Sektionen ableitete, in dem Gehirn den Sitz des Verstandes und der Sinneswahrnehmungen. Der bedeutendste Arzt des Altertums, der Begründer der wissenschaftlichen Medizin, Hippokrates, sah Epilepsie und Geisteskrankheiten als Folge von Gehirnstörungen an.

Im Gegensatz dazu verlegte der große Systematiker und erste Enzyklopädist, Aristoteles (384–322 v. u. Z.), den Sitz der Vernunft und der Empfindungen in das Herz. Das Gehirn war nach seiner Auffassung nur eine Drüse, deren Sekret, das Hirnwasser, das Herz, den Lebensmotor, bewege.

Die anatomischen Forschungen Erasistratos von Keos (3. Jahrh. v. u. Z.) und Herophilos von Chalkedon (um 340 bis um 250 v. u. Z.) korrigierten diese Auffassung. Besondere Bedeutung erlangten die hirnanatomischen Untersuchungen des Herophilos. Er trennte erstmals die sensiblen Nerven von den motorischen und gab eine exakte Beschreibung der Hirnhäute und Gehirnwindungen, von deren Anzahl er Rückschlüsse auf die Intelligenz zog. Mit diesen Forschungen wurde das Zentrum des Denkens, wie es bereits Alkmaion gelehrt hatte, wieder in das Gehirn gelegt. Erasistratos erkannte darüber hinausgehend bereits die Funktionseinheit von Gehirn, Rückenmark und Nerven.

Diese Forschungen führte Galen weiter. Er unterschied drei Arten von Nerven: „... solche von weicher Konsistenz, wie die Empfindung vermittelnden eigentlichen Gehirnnerven, solche von harter Konsistenz, wie die motorischen Nerven des Rückenmarks, und solche von mittlerer Konsistenz, die von der Medulla oblongata entstammen und sowohl sensible wie motorische Funktionen zu erfüllen haben." Zur Erforschung von Bau und

Funktion der einzelnen Gehirnabschnitte führte er umfangreiche Tierversuche durch, die er nach dem Prinzip des Analogieschlusses auf die menschliche Anatomie übertrug.

Unter dem Einfluß der idealistischen Philosophie und religiösen Dogmatik erlangte im Verlauf der folgenden Jahrhunderte die „Seele“ als wichtigster Teil des Menschen das Primat, während dem Körper nur sekundäre Bedeutung zugesprochen wurde. Der Begründer der modernen Anatomie, Andreas Vesalius, stellte in seinem wissenschaftlichen Hauptwerk „De humani corporis fabrica“ (1543) im Rahmen einer umfassenden Darstellung der Anatomie des Menschen auch die funktionelle Einheit von Gehirn, Rückenmark und Nervensystem dar. Sein Schüler Realdo Colombo (1516–1559) erkannte das Gehirn wieder als Zentrum von Denken und Gefühl und als Ausgangspunkt der Nerven. Er fügte damit der idealistischen „Herz-Seele-Theorie“ einen schweren Schlag zu.

Der bedeutende niederländische Anatom und Chemiker, Franciscus Sylvius (1614–1672), gab erstmals eine Beschreibung des Großhirns und der Hirnventrikel, während der Entdecker des XI. Hirnnerven, Thomas Willis (1622–1675), als erster den nach ihm benannten „Circulus arteriosus“ (Blutversorgung des Gehirns) beschrieb.

Neue Aufschlüsse in der Hirnforschung bot nach Erfindung des Mikroskops die mikroskopische Anatomie. Ihr Begründer, der italienische Arzt und Naturforscher Marcello Malpighi (1628–1694), entdeckte den Kapillarkreislauf und unterzog das Gehirn einer physiologisch-anatomischen Betrachtung.

Die Forscher beschäftigte die Frage nach der Lokalisation der Lebensfunktion im Gehirn, ob demzufolge von bestimmten Feldern der Großhirnrinde die Steuerungsfunktion für physische und psychische Vorgänge ausgelöst werde. Eine Errungenschaft von überragender Bedeutung war 1861 die Entdeckung des motorischen Sprachzentrums durch Pierre Paul Broca (1824–1880). In Experimenten mit Hunden gaben Eduard Hitzig (1838–1907) und Gustav Theodor Fritsch (1838–1927) weitere wichtige Hinweise über die Verteilung der motorischen Rindenzentren. Zu ähnlichen Ergebnissen gelangte bei Versuchen mit Orang-Utans David Ferrier (1843–1928). Die von ihm begründete Lokalisationstheorie war Gegenstand von Auseinandersetzungen auf dem bisher größten internationalen medizinischen Kongreß 1881 in London. Ferrier gelang es hier, seinen Kontrahenten F. Goltz (1834–1902) zu widerlegen. Dieser hatte, beeinflußt von der spekulativen „Schädellehre“ Franz Joseph Galls (1758–1828), nach der ein starres Schema das Gehirn willkürlich in 27 Einzelorgane einteilte, eine Abneigung gegen eine Erforschung des Gehirns nach funktionellen Zentren und deren Lokalisationsstellung.

Seine Forschungen fortsetzend, erarbeitete Ferrier eine der ersten wissenschaftlich exakten Topographien der Hirnrinde mit Angabe der jeweiligen funktionellen Zonen. Diese Angaben wurden auf der Grundlage neuer Forschungsergebnisse von dem Hirnforscherehepaar Cécile (1875–1962) und Oskar Vogt (1870–1959) sowie deren Mitarbeiter Korbinian Brodmann (1868–1918) spezifiziert und verfeinert.

Weitere bedeutende Forschungsergebnisse zur Klärung der Hirnfunktion legten Karl Wernicke (1848–1905) mit seiner Aphasielehre (Zentrale Störungen der Sprache) und Paul Flechsig (1847–1929) mit einer Abhandlung über die Pyramidenbahn (motorische Hauptbahn des zentralen Nervensystems) vor. Detaillierte Forschungen zu den Nervenbahnen und Nervenbündeln unterbreiteten William Gowers (1845–1915), C. Edinger (1855–1918) und C. von Monakow (1853–1930).

Im klinischen Sektor zog Wilhelm Griesinger (1817–1868) die Konsequenz, Psyche und Geist als Funktionen des Gehirns und damit Geisteskrankheiten als Gehirnkrankheiten zu charakterisieren. Seiner Orientierung folgten Theodor Meynert (1833–1892) und Karl Wernicke.

Auf der gesicherten Grundlage anatomischer, physiologischer und pathologischer Forschungen entwickelten die Neurochirurgen ihre Arbeiten. Im Jahre 1879 war William Maceven erstmals die Operation an einer bösartigen Geschwulst im Gehirn gelungen. Begründer der modernen Hirnchirurgie ist der Schüler Theodor Kochers, Harvey Cushing (1869–1939), bei dem zeitweilig Walter Edward Dandy (1886–1946) arbeitete.

Erste Eingriffe in den Schädelraum liegen bereits Jahrtausende zurück. Wie urgeschichtliche Funde und Höhlenzeichnungen zeigen, zählt die Trepanation (Eröffnung der Schädelhöhle) zu den ältesten Operationen in der Menschheitsgeschichte. Mit ihrer Hilfe bekämpfte man Schädelverletzungen, Gehirnstörungen, und man glaubte, bei „Besessenheit“ die bösen Geister durch die

Trepanationsöffnung vertreiben zu können. Dabei bediente man sich unterschiedlicher Techniken. Während die Inka-Ärzte ein scharfes Schnittinstrument aus Achatglas und einen Hebel zum Abheben der Schädeldecke verwendeten, verfügten die griechischen Ärzte bereits über ein Spezialinstrument, einen Drillbohrer, den Trypanon. Hinweise zur Durchführung dieses Eingriffs stammen von Hippokrates und Galen. In der Folgezeit wurden mit Hilfe verbesserter Instrumente und Techniken der Trepanation weitere Anwendungsgebiete erschlossen. Eine der ersten umfassenden lehrbuchartigen Darstellungen der Technik dieses Eingriffs enthält das „Feldbuch der Wundarzney" von Hans von Gerssdorf (1490–1520).

Das 18. Jahrhundert wurde nach Billroth geradezu „das Jahrhundert der Trepanationen und Amputationen". Abgesehen von den in Ermangelung einer wirksamen Betäubung furchtbaren Schmerzen, die der Patient erleiden mußte, war in der vorantiseptischen Zeit die postoperative Sterblichkeit außerordentlich hoch.

Als im Jahre 1884 dem Neffen Joseph Listers, Rickman Godlee, erstmals die Ausschälung eines Hirntumors gelang, waren zwar bereits die Voraussetzungen der Schmerzbetäubung und Asepsis gegeben, ein schwieriges Problem bildete jedoch die Lokalisation der Geschwulst. Hierbei konnte sich Godlee als Orientierungsstütze nur der Symptome bedienen, mit deren Hilfe unter Verwendung von Ferriers Lokalisationstheorie schließlich der Sitz der Geschwulst festgestellt wurde. Als Assistent stand ihm Victor Horsley (1857–1916) zur Seite, der mit der ersten Entfernung einer Rückenmarksgeschwulst (1887) zum Begründer der Neurochirurgie wurde.

Ein Fortschritt in der Diagnostik war dann die 1891 durch Heinrich Quincke vorgenommene Lumbalpunktion. Um Erkrankungen des Nervensystems zu erkennen, entnahm er mit einer langen Hohlnadel dem Wirbelkanal Hirn-Rückenmarksflüssigkeit.

Die erste gezielte Lokalisation eines Hirntumors wurde 1918 mit Hilfe der von Dandy begründeten Pneumoenzephalographie, einer Kontrastdarstellung der Hirnkammer mittels Luft, ermöglicht. Ein weiterer Fortschritt war die „unblutige" Methode einer Kontrastdarstellung der Hirnkammer mit Hilfe einer Punktion der Lendenwirbelsäule, die 1920 Bingel einführte. Die im Austausch mit Hirnwasser eingebrachte Luft gelangte durch den Wirbelkanal in die Hirnkammer.

Anfang der zwanziger Jahre legte Richard Arwed Pfeifer (1877–1957) mit der Erforschung der räumlichen Verteilung und des Zusammenhangs der Blutgefäße im Bereich der Großhirnrinde eine weitere wichtige Grundlage zur Vervollkommnung der Röntgendiagnostik des Gehirns. Darauf aufbauend entwickelte Egas Moniz (1874–1955) die „cerebrale Angiographie", mit der durch Röntgenkontrastmittel eine Hirngefäßdarstellung ermöglicht wird (1927).

Ein Diagnoseverfahren zur Ermittlung von Geschwulstbildungen im Gehirn entdeckte 1924–1929 Hans Berger (1873 bis 1941). Er leitete erstmals beim Menschen Aktionsströme des Gehirns ab, mit denen er Rückschlüsse auf die Hirnrindentätigkeit vornahm (Elektroenzephalographie).

Zur Hirndrucklehre

Auf diesem Kenntnisstand konnte Ferdinand Sauerbruch bei seinen neurochirurgischen Arbeiten aufbauen.

Erste neurochirurgische Eingriffe hatte er bereits in seiner Züricher Klinik vorgenommen, doch waren sie noch im wesentlichen beschränkt „auf Eingriffe bei verschiedenen Formen genuiner und symptomatischer Epilepsie. Daneben wurden Entlastungstrepanationen bei Kranken ausgeführt, deren Schicksal durch Grad und Dauer ihres Leidens besiegelt war. Die niederdrückende und lähmende Rückwirkung dieser unzulänglichen Arbeit haben wir, wie wohl jeder Chirurg, oft empfunden." [58, S. 565]

In München begegneten ihm häufiger Hirntumoren. Radikaleingriffe waren jedoch nur bei einer kleinen Zahl von Patienten möglich. „Eine grundsätzliche Wandlung trat in der Chirurgischen Klinik der Charité ein. Hier war durch harmonisches Zusammenwirken zwischen Bonhoeffer und Hildebrand der Boden für hirnchirurgische Arbeit wohl vorbereitet."

Die hervorragend ausgebaute neurologische Diagnostik in der Nervenklinik erleichterte in höherem Maß die chirurgische Tätigkeit. Sauerbruch stellte sich das Ziel, die Erfahrungen seiner planmäßigen fünfjährigen Arbeit an der Charité zu vermitteln und vor allem die Kliniker zur Mitarbeit zu gewinnen. Als wesentlichste Voraussetzung für den Erfolg des Eingriffs sah er eine frühzeitige und zuverlässige Diagnose an. Das Bemühen um eine möglichst frühe Diagnose führte vor allem zum Ausbau der physikalisch-topographischen Diagnostik.

Sauerbruch beschrieb die Methoden (Hirn- und Ventrikelpunktion, Enzephalographie u. a.), mit deren Hilfe sich der Chirurg eine klare topographische Vorstellung von Sitz und Ausdehnung der Geschwulst erarbeiten könne. Doch die modernen Untersuchungstechniken der topographischen Lokalisation können keineswegs eine exakte neurologische Untersuchung ersetzen, da erst diese das notwendige Gesamtbild der Krankheit abrundete. Sauerbruch verschwieg auch nicht die große Gefahr der diagnostischen Eingriffe, die noch immer eine Mortalität von 8–10 % aufwiesen.

Von großer Bedeutung sei der Hirndruck, der beim Wachsen des Hirntumors akut zunehme. Was ist Hirndruck? „Eine Klärung des Begriffs Hirndruck mit seinen wechselnden und schwankenden Symptomen ist schwierig. Immer aber besteht ein Mißverhältnis zwischen verfügbarem Schädelraum und dem Gehirn als Ganzem oder aber einzelner Teile zu der sie umfassenden Umgebung. Behinderung des Liquoralabflusses (Hirn- und Rückenmarksflüssigkeit – W. G.) kann darum genauso Hirndruck erzeugen wie ein lokalisierter Tumor.“ [56, S. 572]

Zur Durchführung der Operation vermerkte er:

„Die eigentliche Aufgabe des Chirurgen ist die Beseitigung der Tumoren selbst. Nach gehöriger Druckentlastung wird von ihm die Durchführung der radikalen technischen Operation verlangt. Der hirnchirurgische Eingriff fordert vor allem gewissenhafte Durchführung der allgemeinen Regeln operativer Kunst. Einige gewinnen gerade hier grundsätzliche, ja ausschlaggebende Bedeutung.“ Dazu zählen die richtige Lagerung des Patienten auf dem Operationstisch, die Wahl des Betäubungsmittels entsprechend der Eigenart des Kranken und Befundes. Als Verfahren der Wahl empfahl er die Lokalanästhesie.

Sauerbruchs fünfjährige Erfahrungen bis 1933 basierten auf 176 behandelten Hirntumoren. Bei 68 davon konnte er eine Radikaloperation durchführen, während bei 108 Patienten nur ein entlastender Eingriff möglich war. Von den 68 Operierten verstarben 18, wobei die Todesfälle unmittelbar bei oder nach dem

Eingriff mit 11,9% sehr gering waren. Sie stiegen nach dem ersten Vierteljahr auf 26,4% an.

Auf der Basis weiterer fünfjähriger Erfahrungen behandelte Sauerbruch im Jahre 1938 nochmals sehr eingehend die Bedeutung der Hirndrucklehre für die neurochirurgische Praxis:

„Aus klinischer Beobachtung und klarer anatomischer Vorstellung von den physikalischen und physiologischen Bedingungen ergab sich zum erstenmal eine richtige Einschätzung mechanischer Faktoren für krankhafte Zustände im Schädelraum ...

Unter Hirndruck versteht man einen Symptomenkomplex, der sich in Störungen der cerebralen (dem Hirn zugehörigen – W. G.) Tätigkeit, in Kopfschmerzen, Erschwerung des Denkens äußert und sich bis zur Benommenheit und Bewußtlosigkeit steigern kann ...

Hirndruck kann unter sehr wechselnden Bedingungen zustande kommen. Immer aber ist er die klinische Folge eines krankhaften Mißverhältnisses zwischen verfügbarem Schädelraum und den in ihm eingeschlossenen festen und flüssigen Gebilden: Hirn, Liquor, Blut, Geschwülsten, Fremdkörpern und Hämatomen (Bluterguß – W. G.).“ [68, S. 192]

Das klinische Bild des Hirndrucks war schon in der Antike bekannt. Bereits Hippokrates beschrieb die Trepanation. Dieser wertvolle chirurgische Eingriff geriet jedoch in Vergessenheit. Erst Ambroise Paré und später der Engländer Pott traten erneut für ihn ein, während ihn z. B. Dieffenbach und Stromeyer als zu gefährlich ansahen und sich dagegen aussprachen.

Die ersten, die mit klarer Fragestellung die Druckverhältnisse im Schädel und besonders die Folgen lokaler Druckwirkung auf das Gehirn studierten, waren Albrecht von Haller (1708–1777) und Astley Cooper. Es gelang ihnen, durch Druck auf das freiliegende Gehirn eines Hundes anfangs Unruhe, Schmerzäußerung, schließlich Coma und tiefen Schlaf unter auffallender Verlangsamung des Pulses auszulösen.“

Auch Marie Jean Pierre Flourens (1794–1867) und Francois Magendie (1783–1855) machten später ähnliche Versuche. „Aber erst durch die Experimente Donders und Pagenstechers, vor allem aber durch die kritischen Prüfungen der klinischen Symptome des Hirndruckes bei der Meningocele (meist angeborene, mit Flüssigkeit gefüllte Aussackung der Hirn- und Rückenmarkshüllen – W. G.) und bei Schädelverletzungen durch Bergmann wurde das Wesen des compressio cerebri (Zusammendrückung des Gehirns, z. B. durch eine Blutung in der Schädelhöhle – W. G.) erkannt und die Grundlage zu rationaler Behandlung der Kopfverletzungen geschaffen."

Sauerbruch faßte die Ergebnisse der Versuche Ernst von Bergmanns zusammen:

„Der Schädelraum ist nach Schluß der Fontanellen eine starre Kapsel, die sich weder durch Ausdehnung vergrößern noch durch Einsinken verkleinern kann. Damit ist der Raum, der dem Gehirn, seinem Inhalt an Blut und Liquor zur Verfügung steht, unveränderlich. Die Nervensubstanz ist bei den Druckhöhen, die unter normalen und krankhaften Verhältnissen innerhalb des Schädelraumes wirksam sind, inkompressibel. Es kann darum durch Verkleinerung der Hirnmasse kompensatorisch auch kein Platz geschaffen werden. Mit dem geschlossenen Raum des Schädels steht die Rückgratshöhle durch das foramen magnum (großes Hinterhauptloch – W. G.) hindurch in freier Verbindung. Der Liquor cerebrespinalis (Hirn-Rückenmarksflüssigkeit – W. G.) kann sich darum frei hin und her bewegen, sowie bald nach oben, bald nach unten ausweichen. Unter normalen Verhältnissen geschieht das schon bei den rhythmischen Volumenschwankungen, die sich durch die Pulsation der Arterien und durch den behinderten Abfluß der Venen in der Exspiration (Ausatmung – W. G.) ergeben. In jeder Systole des Herzens (Phase, in der sich der Herzmuskel zusammenzieht – W. G.) nimmt das Volumen des Gehirns zu, in jeder Diastole (nach der Systole folgende Erschlaffung des Herzes – W. G.) ab; dasselbe Spiel vollzieht sich in In- und Exspiration. Ein spannungsloser Austritt des Liquors in die Rückgratshöhle ist möglich, weil deren Wand durch Einlagerung der Venenräume nachgiebig und ausdehnungsfähig ist. Kommt es nun auf irgendeine Weise zu Raumeinschränkungen im Innern des Schädels, so tritt der Liquor in die Rückgratshöhle hinein und beansprucht die Nachgiebigkeit ihrer Hüllen. Bei genügender Anfüllung des Cerebrospinalkanals (zu Gehirn und Rückenmark führend – W. G.) und Anspannung seiner Wand muß jede weitere Einengung des Schädelraumes in schnell zunehmendem Maße den Druck im Liquor steigern. Schließlich kann bei noch weiterer Zunahme eine so hohe

Spannung eintreten, daß sie auf das Gehirn, vor allen Dingen seine Bluträume zurückwirkt. Es kommt zunächst zu einer Stauung und schließlich zu einer Anämie im Kapillargebiet (Blutarmut in den Haargefäßen zwischen Arterien und Venen – W.G.) ...

Diese einfache und klare, den Chirurgen geradezu bestechende Auffassung, für die die Beeinflussung der Zirkulation durch zunehmende Liquorspannung das Wesentliche war, übersah freilich andere Vorgänge, die beim Hirndruck eine Rolle spielen." [68, S. 193]

Durch neue Arbeiten wurde das Wissen erweitert. Theodor Kocher hat erstmals alle Erkenntnisse zusammengefaßt und überprüft. Auf dieser Grundlage baute Sauerbruch seine Forschungen auf:

„Es war gewagt, bei dieser umfassenden Arbeit Kochers, die bei allen Abweichungen im einzelnen doch im großen eine Bestätigung der Bergmannschen Hirndrucklehre darstellt, noch einmal das Hirndruckproblem experimentell anzugehen. Da aber mit der Apparatur des Druckdifferenzverfahrens eine neue unmittelbare Betrachtung lokaler und diffuser Druckwirkungen auf das Gehirn selbst möglich war, unternahm ich eine nochmalige Nachprüfung bisheriger Ergebnisse."

Zunächst fand Sauerbruch bestätigt, daß Druckwirkung zu einer Auspressung des Liquors, zur Kompression der Venen und schließlich zur Blutarmut der Kapillaren führt. Doch zeigte sich, daß diese Zirkulationsstörungen keineswegs die alleinige Bedingung des Hirndrucks sind:

„Wir konnten vielmehr nachweisen, daß Hirndrucksymptome auch ohne Hirnanämie, ja sogar bei sehr guter Blutversorgung auftreten können, und umgekehrt, daß sie trotz Behinderung der Zirkulationsverhältnisse fehlen können. Des weiteren stellte sich bei unseren Versuchen heraus, daß das Gehirn in hohem Maße verschiebbar ist, daß es sich mit seinem unteren Teil weit in das foramen magnum (großes Hinterhauptloch – W. G.) hereinpressen läßt und daß es in Form und Volumen durch lokalen wie durch diffusen Druck erheblich verkleinert werden kann. Von besonderer Wichtigkeit aber war die Feststellung, daß diese Ausdrückbarkeit des Gehirngewebes unabhängig vom Blutdruck ist.

Das Ergebnis dieser Versuche bewies also, daß eine rein

mechanische Wirkung auf die Hirnsubstanz selbst von größter Bedeutung für die Entstehung der Hirndrucksymptomatik ist.“ [68, S. 196]

Sauerbruch gab sich mit den Ergebnissen experimenteller Forschung und klinischer Deutung nicht zufrieden und arbeitete weiter an dem Problem der Druckwirkung. Zirkulationsstörungen und Substanzbeeinflussung des Gehirns erklärten das klinische Bild des Hirndruckes allein nicht. Es blieben zu viele Widersprüche: Einerseits kamen gewaltige Tumoren vor ohne klinische Zeichen lokalen oder allgemeinen Hirndrucks, andererseits lösten kleinste Neubildungen stärkste Druckverhältnisse aus.

Eine mechanische Erklärung des Hirndrucks führte also allein nicht zur Klärung des Problems. Es war notwendig, die weitere Forschung verstärkt auch auf die biologische Reaktion des Gehirns bei Steigerung des Schädelinnendrucks zu lenken. Dafür gab Ferdinand Sauerbruch wesentliche Impulse.

In den vergangenen Jahrzehnten haben sich die operativen Möglichkeiten wesentlich verbessert. Das ist vor allem der Vervollkommnung der Diagnostik zu danken, die Schädigungen wesentlich früher erkennen läßt. Die Operationstechnik wurde verfeinert, und wirksame Intensivverfahren haben günstigen Einfluß auf den nachoperativen Heilungsprozeß.

Bei der Therapie bösartiger Geschwülste stehen im Mittelpunkt besondere Anästhesieformen, Fragen des Hirndrucks sowie mikrochirurgische Operationstechniken.

Ein weiterer bedeutender Forschungskomplex sind Methoden zum intraoperativen Abgrenzen der Hirngeschwülste. Ständig werden neue Verfahren entwickelt. So wird z. B. eine magnetobiologische Behandlung von Hirngefäßaneurysmen erprobt, die eine Schädelöffnung erübrigt. Weitere Verfahren werden folgen, so daß vieles, was gestern noch inoperabel schien, morgen bereits geheilt werden kann.

Experimentelle Krebsforschung

Sauerbruch verfolgte mit großem Interesse die Ergebnisse der experimentellen Krebsforschung. Es war sein Anliegen als Kliniker, auch mit den umfangreichen Erfahrungen klinischer

Arbeit auf einem Teilgebiet seinen Beitrag zum Krebsproblem zu leisten. Er begrüßte es, daß in der Krebsforschung neben der anatomischen zunehmend auch der allgemein biologischen Orientierung Aufmerksamkeit gewidmet wurde:

„In der Auffassung des Geschwulstproblems ist ein grundsätzlicher Wandel eingetreten. Die älteren, meist von Anatomen und Pathologen aufgebauten Carcinomtheorien, sahen in der Krebskrankheit eine örtliche Veränderung, die erst später durch Zerfall und Resorption den Körper im allgemeinen schädigt. Versprengte embryonale Zellverbände oder durch Entzündung und Trauma abgeschnürte Epithelien galten als die Anfänge der Geschwulst. Ihr Wachstum sollte durch ‚anaplastische' und ‚kataplastische' Umformungen der Zellen gesichert sein. Der anatomische Gedanke beherrschte die Carcinomforschung, oft unter Vernachlässigung allgemein-pathologischer Störungen des Gesamtorganismus.

Diese einseitige Betrachtungsweise wurde unter dem Einfluß der jungen experimentellen Biologie als unzulänglich empfunden. Forscher auf allen Spezialgebieten begannen, das Krebsproblem unter ihren besonderen Gesichtspunkten zu betrachten. Biochemie, Kolloidchemie und Energiestoffwechsel der Geschwülste selbst, der einzelnen Organe und des ganzen Organismus wurden untersucht und ihre Beziehungen zur Krebskrankheit geprüft ...

Der Gedankenkreis des Arztes wurde erweitert und vom Anatomischen zum Biologischen verschoben. Bildung und Wachstum der Tumoren wurden wieder im Zusammenhang mit den gesamten Lebensvorgängen betrachtet." [65, S. 223]

Sauerbruch vermißte in den Grundgedanken vieler Arbeiten das notwendige klinische Verständnis für die Krebskrankheit, das sich als Resultat der praktischen Erfahrung ergibt: „Uns Ärzten kann der Vorwurf nicht erspart bleiben, daß wir vielsagende eigene Beobachtungen an einer gewaltigen Zahl von Kranken für die Klärung des Geschwulstproblems nur ungenügend ausnützen. Das Krebsleiden, wie es sich in Vorgeschichte, Ablauf und begleitenden allgemeinen Körperveränderungen offenbart, wird nur von wenigen zur Deutung der Zusammenhänge herangezogen. Meistens beschränkt sich der Arzt auf den Ausbau therapeutischer Maßnahmen, die sich nach wie vor auf alte anatomische Vorstellungen stützen."

Sauerbruch richtete das Augenmerk auf die „Wichtigkeit der inneren Körperverfassung“ für die Karzinombildung. Er forderte: „Die Kliniker haben Recht und Pflicht, mehr als es bisher geschah, ihre Beobachtungen und Gedanken für die Klärung des Krebsproblems auszuwerten und, wenn möglich, sie zu den Ergebnissen experimenteller Forschung in Beziehung zu setzen.“ Zu seinen eigenen klinischen Erfahrungen zählt der statistisch geführte Nachweis, daß der Krebs insbesondere Menschen im höheren Alter befällt: „Bedeutungsvoll für die Geschwulstentstehung ist die Verfassung, in der sich der alternde Organismus befindet. Stoffwechselveränderungen und Abbau des Gewebes, Unzulänglichkeiten und Ausfall mannigfaltiger Funktionen bereiten ihn für die Krebsentstehung vor. ... Es ist eine schwierige Aufgabe, die Altersvorgänge klinisch und biologisch zu erfassen.“ [65, S. 225]

Zu den Altersvorgängen des Gesamtorganismus zählt das Nachlassen der Sexualfunktion. Sauerbruch vermutete darin einen Zusammenhang zur anwachsenden Krebshäufigkeit und legte diese Arbeitshypothese seinem Forschungsprogramm zugrunde. Schon um die Jahrhundertwende hatte der Kliniker Beatson die Vermutung ausgesprochen, daß zwischen der Funktion der Sexualdrüsen und den Tumoren der weiblichen Brust und eventuell auch anderer Organe eine Beziehung bestehe. Die Auffassung, daß die sich vermindernde Keimdrüsenfunktion krebsfördernd wirke, verbreitete sich. Tierversuche vermochten jedoch keine Klärung herbeizuführen. Sauerbruch baute deshalb seine Versuche auf einer anderen, neuen Grundlage auf:

„Unsere Experimente unterschieden sich grundsätzlich von früheren durch die Auswahl der Versuchstiere. Man benutzte bisher Tiere, die durch erbliche Anlage eine besondere Bereitschaft zur Krebsbildung besitzen; oder man erzeugte durch chronische Vergiftung mit Teer, Arsen oder Indol künstlich Neigung zur Geschwulstentstehung. Bei solchen Tieren wurde dann der Einfluß von experimentellen Änderungen der Genitalfunktion geprüft.“ Bei dieser Versuchsanordnung konnte das Auftreten eines Karzinoms jedoch nur sehr bedingt als Folge der abgeänderten Sexualverhältnisse angesehen werden. Sauerbruch kam es jedoch darauf an, zu untersuchen, ob Störungen der Sexualfunktion allein Ursache der Geschwulstbildung sein können. Er benutzte deshalb Tiere, die weder durch Vererbung noch durch Vorbehandlung eine besondere Krebsbereitschaft auswiesen. Die Ergebnisse seiner Versuchsreihen schienen seine Hypothese zu bestätigen. Er warnte jedoch vor voreiligen Schlußfolgerungen:

„Die experimentelle Bestätigung unserer Vermutung, daß Störungen der Sexualität eine wichtige Bedingung für die Tumorentwicklung abgeben, soll gewiß nicht zur Überschätzung dieser Zusammenhänge führen. Ausschlaggebend für die Geschwulstentstehung sind nach unserer Auffassung Störungen im Stoffwechsel und allen Lebensvorgängen der Zellen." [65, S. 239]

Die Verhandlungen der 61. Tagung der Deutschen Gesellschaft für Chirurgie im Jahre 1937 fanden im Zeichen der experimentellen Krebsforschung statt. Die Chirurgen standen im Kampf gegen den Krebs in der ersten Linie, Krebsoperationen umfaßten etwa 25% aller chirurgischen Eingriffe. Nach dem Hauptreferat von K. H. Bauer zu dem Thema „Fortschritte der experimentellen Krebsforschung" ergriff Sauerbruch das Wort und informierte ausführlich über seine Forschungen.

Er zog die Schlußfolgerung, daß die Schädigung oder das Versiegen der normalen Sexualfunktion eine der allgemeinen Entstehungsbedingungen für Tumoren darstelle.

Ungeklärt blieb allerdings die Frage, wodurch der Mangel an Sexualhormonen dem Gewebe verhängnisvoll werden kann. Sauerbruch war auch um eine Klärung dieser Frage mit neuen Experimenten bemüht. Er stellte in seinem Vortrag abschließend nachdrücklich fest, daß seine Forschungen Ergebnisse von Tierversuchen seien und warnte erneut vor Analogien auf den Menschen:

„Trotzdem wird man bei der Tragweite, die jeder Aufdeckung bisher unbekannter biologischer Zusammenhänge anhaftet, zurückhaltend und vorsichtig sein. Fortgesetzte Arbeiten müssen das angeschnittene Gebiet erweitern und vertiefen. Vor allen Dingen aber wird sich der Kliniker hüten, Ergebnisse von Tierversuchen ohne Einschränkung auf die menschliche Pathologie zu übertragen und ihren Bedeutungskreis zu verallgemeinern und zu überschätzen. Denn ihm steht ständig das bunte Bild der vitalen Vorgänge, die Mannigfaltigkeit ihrer Verknüpfungen und gegenseitigen Abhängigkeit vor Augen." [69, S. 190]

Im Ergebnis seiner Forschungen hatte Sauerbruch erkannt,

daß es sich bei dem Krebs um eine grundsätzliche Störung des Wachstums und der Differenzierung der Zellen und Gewebe handelt, daß eine Klärung des Wesens des Krebses nur im Zusammenhang mit der Aufklärung der normalen biologischen Lebensprozesse erfolgen kann. Das wiederum setzt die von ihm nachdrücklich geforderte interdisziplinäre Zusammenarbeit von Wissenschaftlern unterschiedlicher Fachrichtungen voraus. Eine Störung der Sexualfunktion spielt nach den heutigen Kenntnissen keine Rolle.

Der Krebs zählt noch immer zu den medizinischen Grundproblemen unserer Zeit. Allein in der DDR ist jährlich mit etwa 60000 Neuerkrankungen an bösartigen Geschwülsten zu rechnen. 150000 werden im gleichen Zeitraum stationär behandelt, und fast 40000 Bürger unserer Republik sterben jährlich an dieser schrecklichen Krankheit. Damit steht der Krebs mit etwa 17% in der Todesursachenstatistik nach den Herz- und Kreislauferkrankungen an zweiter Stelle.

Die Wissenschaft kennt etwa 120 verschiedene Krebsarten. Während bei den Männern die Erkrankungen der Atemwege mit 31% dominieren, treten bei Frauen mit 33% am häufigsten die verschiedenen Formen des Unterleibskrebses und mit 15% der Brustdrüsenkrebs auf. Entgegen der überholten Meinung einiger Forscher, die den genetischen Ursachen Priorität einräumen, ist erwiesen, daß exogene Faktoren die Hauptursache für die meisten Krebserkrankungen sind.

Obwohl die bisherigen Forschungen über das Wesen des Entstehens und den Ursachenkomplex noch keine schlüssigen Aussagen ermöglichen, lassen sich viele Ergebnisse bereits zur Vorbeugung und Heilung nutzen.

Bei der Geschwulstbekämpfung gelten folgende Grundsätze: Krebs ist weitgehend vermeidbar, da er durch Umweltfaktoren und Lebensbedingungen verursacht oder begünstigt wird. Rechtzeitig erkannte Krebserkrankungen haben gute Aussicht auf Heilung. Der Anteil von 20–25% Heilungen könnte nach Einschätzung mancher Forscher verdoppelt werden, wenn alle bereits bekannten Mittel und Verfahren überall und rechtzeitig in Anwendung kämen.

Aus diesen Grundsätzen ergeben sich drei Hauptwege der Geschwulstbekämpfung:

Beseitigung der krebsbegünstigenden Umweltfaktoren, Frühdiagnose der Erkrankung und spezialisierte Diagnostik und Therapie des ausgebildeten Krebses.

Auf der Grundlage unseres gegenwärtigen Standes der gesellschaftlichen Entwicklung kann das von Sauerbruch geforderte Zusammenwirken der Forscher der verschiedensten wissenschaftlichen Disziplinen auf der Basis der internationalen Kooperation erfolgen. Noch nie arbeiteten so viele fähige Wissenschaftler zielstrebig an einem Problem, wie heute in der internationalen Krebsforschung. Ein gewaltiges Potential stellt die arbeitsteilige Forschungskooperation der RGW-Staaten dar.

Im Abstand von zwei Jahren veranstaltet die Gesellschaft zur Geschwulstbekämpfung der DDR nationale Kongresse mit starker internationaler Beteiligung, auf denen der neueste Stand der Krebsforschung und -bekämpfung erörtert wird.

Die Geschwulstbekämpfung ist ein gesundheitspolitisches Anliegen ersten Ranges. Die Forscher der DDR widmen sich insbesondere der Frühdiagnostik menschlicher Tumoren. Neben die bewährten, bereits klassischen Methoden wie Röntgenologie, Endoskopie, Zytologie und Nuklearmedizin traten völlig neue Früherkennungsverfahren, die auf der Grundlage biologischer, biochemischer und biophysikalischer Prinzipien beruhen. Ein wichtiger Helfer für Arzt und Forscher ist auch die elektronische Datenverarbeitung. So rückt mit einer Vielzahl von Einzelerkenntnissen die Lösung der Schlüsselfragen immer näher.

Grundsätzlich hat sich in Weiterentwicklung der Krebsbekämpfung zur Zeit Sauerbruchs als Grundprinzip jeder Therapie die Kombination entwickelt, einer Kombination zwischen chirurgischen und radiotherapeutischen Methoden, zwischen chirurgischen und chemotherapeutischen Maßnahmen usw. Eine Anzahl von Tumoren sind bereits ausschließlich chemotherapeutisch zu behandeln.

Zur Zeit Sauerbruchs war es ein großer Fortschritt, als neben die chirurgische Entfernung der Geschwulst die Bestrahlung als weitere therapeutische Möglichkeit in der Krebsbekämpfung trat. Da die Wirkungsweise der Strahlen auf die einzelnen Tumoren noch umstritten war, wurde es notwendig, Chirurgie und Radiologie in das richtige Verhältnis zu bringen. Auch hier war Sauerbruch ein Schrittmacher, der sich energisch gegen Dogmatiker im Lager der Radiologen und im eigenen Bereich der Chirurgen aussprach, um im Interesse der Patienten eine optimale Zusammenarbeit zu gewährleisten. Dieser Absicht diente sein Auftreten auf dem IV. Internationalen Radiologenkongreß im Juli 1934 in Zürich.

Die internationalen radiologischen Kongresse hatten bereits ihre Tradition. Der erste hatte 1900 in Paris stattgefunden. Während auf dem Prager Kongreß 1914 die medizinische Elektrizitätslehre noch den Mittelpunkt bildete und die Radiologie nur am Rande behandelt wurde, widmete sich die I. Internationale Radiologentagung nach dem Weltkrieg in London 1925 vorwiegend der Röntgendiagnostik und Radiotherapie. Der II. Kongreß in Stockholm 1928 beschäftigte sich mit den Fragen der radiologischen Ausbildung, und der III. Kongreß in Paris 1931, dessen Ehrenpräsidentin Marie Curie (1867–1934) war, stellte erneut Röntgendiagnostik und Radiotherapie in den Mittelpunkt.

Gemeinsam mit dem IV. Kongreß tagte der Unterausschuß für Strahlenbehandlung der Krebskommission der Hygiene-Sektion des Völkerbundes. Unter den mehr als tausend Kongreßteilnehmern weilten auch 11 Delegierte des jungen Sowjetstaates. Leider erwiesen sich die Begrüßungsworte des Kongreßpräsidenten Hans R. Schinz, „Sie sind erschienen aus dem Gefühl heraus, daß über allen Unterschieden der Menschen und Völker ein einigendes Reich des Geistes und der Wissenschaft existiert, das unzerstörbar war, ist und bleiben wird", als Illusion.

Der schwedische Delegierte Gösta Fossel erklärte, „Die größten Hindernisse, welche bisher im Wege der Krebsbekämpfung standen, waren der Dilettantismus in der Ausübung der Radiotherapie und die Zersplitterung ihrer Kräfte und ihrer Waffen." Er forderte eine zielbewußte Organisation der Krebsbekämpfung und die Zusammenarbeit von Radiologen und Chirurgen.

Diesem Gedanken schloß sich Ferdinand Sauerbruch in seiner Rede „Verhältnis der Chirurgie zur Radiologie" an. Er wandte sich gegen das Vorurteil der Rivalität. Dieses sei „ein Irrtum, der bei richtiger Abschätzung und Einsicht in Eigenart und Grenzen der Leistungsmöglichkeiten beider sich von selbst aufhebt. Hier wie dort bestehen Wechselbeziehungen in theoretischer Fragestellung und praktischen Aufgaben ..." Gleichzeitig warnte er jedoch eindringlich vor einer einseitigen Betrachtung von Röntgenbefunden oder pathologisch-anatomischen Verän-

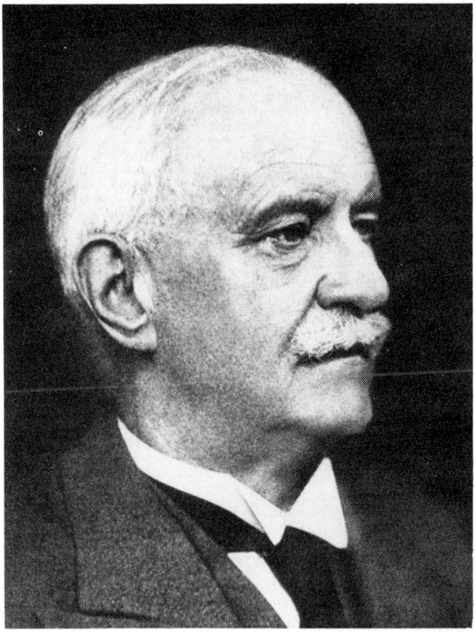

Bild 53. August Bier (1861–1949)

Bild 54. Chirurgische Universitätsklinik in der Ziegelstraße

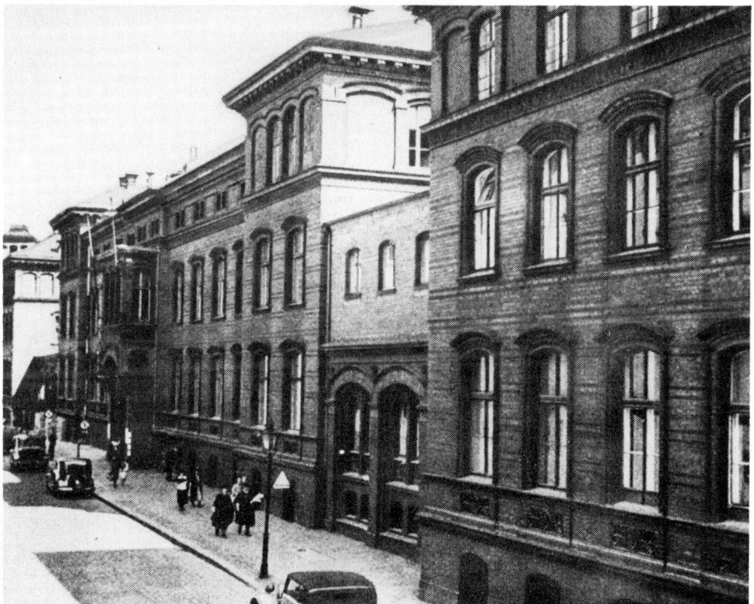

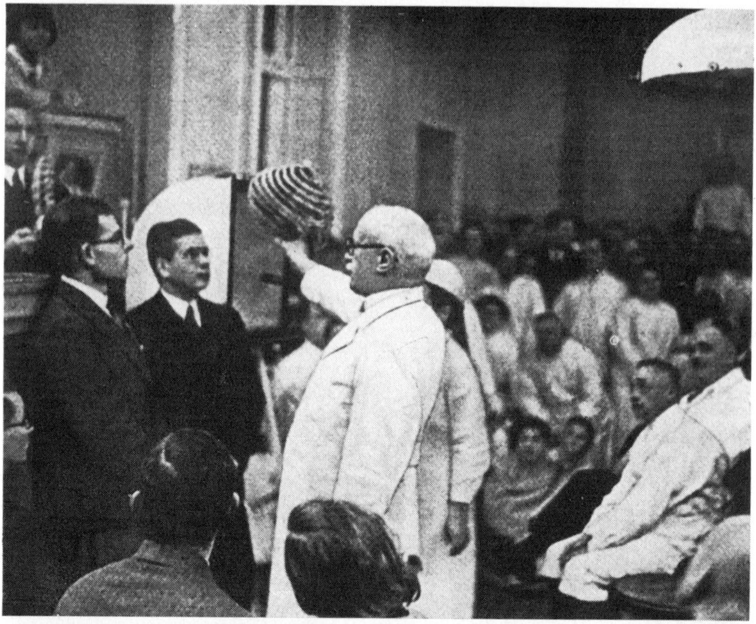

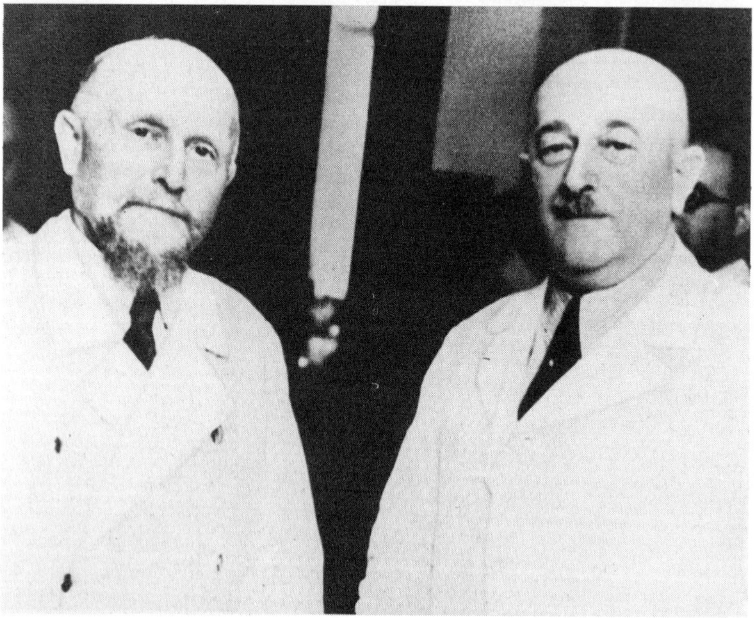

Bild 55. August Biers letzte Vorlesung 1932

Bild 56. Opfer des Naziterrors: Rosenstein und Hermann Strauß

Bild 57. Festrede zum 100. Geburtstag Ernst von Bergmanns

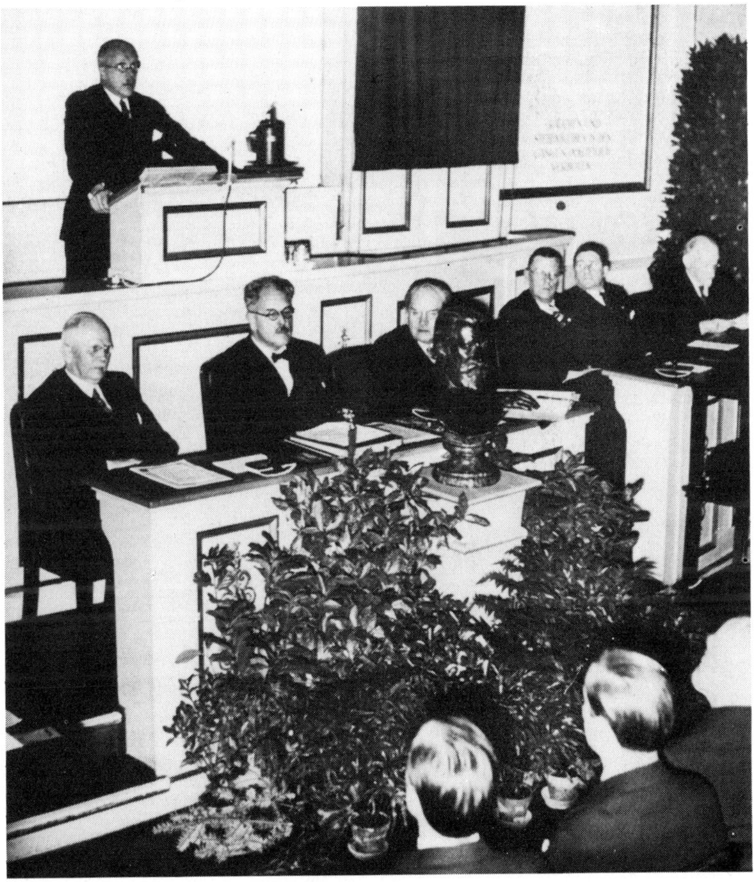

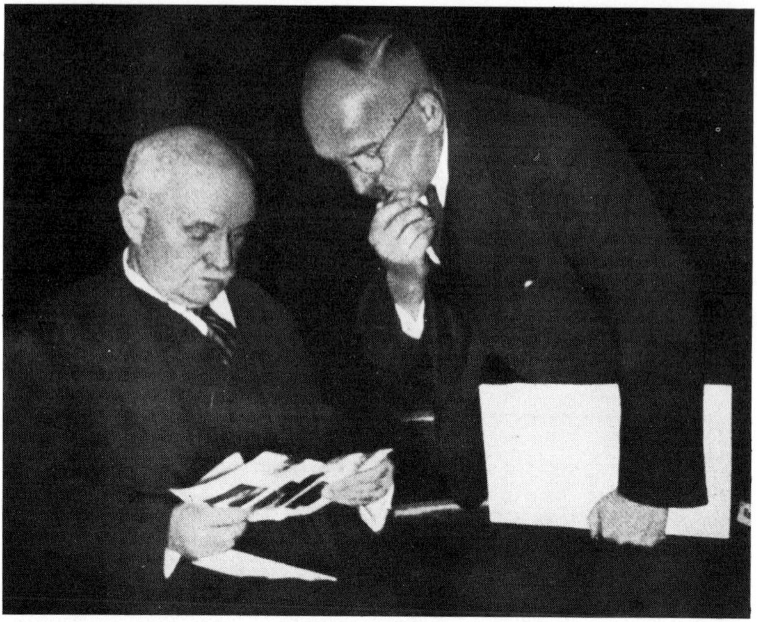

Bild 58. Im Gespräch mit August Bier 1936

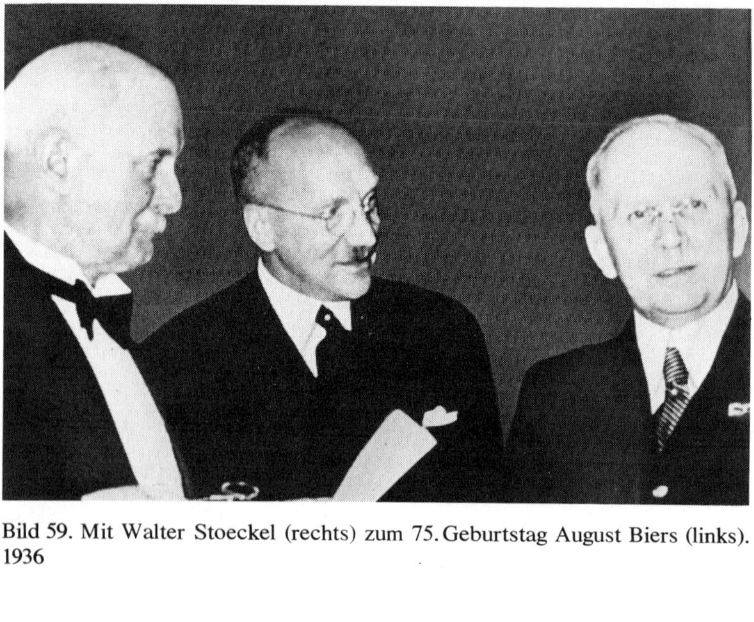

Bild 59. Mit Walter Stoeckel (rechts) zum 75. Geburtstag August Biers (links). 1936

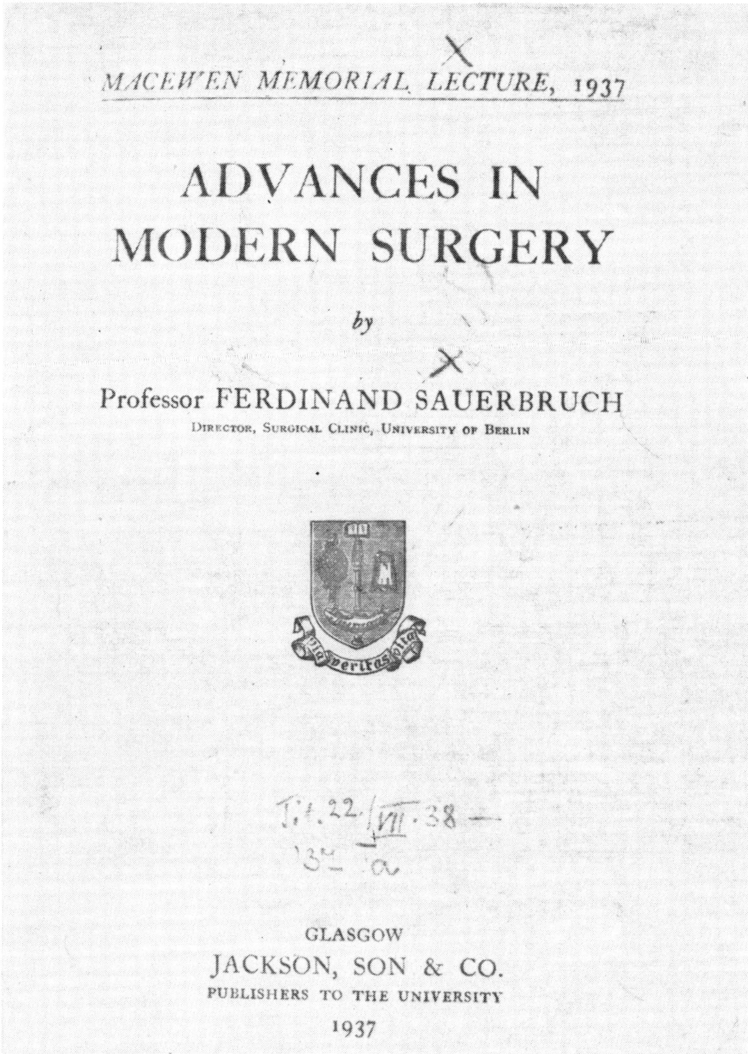

MACEWEN MEMORIAL LECTURE, 1937

ADVANCES IN MODERN SURGERY

by

Professor FERDINAND SAUERBRUCH

DIRECTOR, SURGICAL CLINIC, UNIVERSITY OF BERLIN

GLASGOW
JACKSON, SON & CO.
PUBLISHERS TO THE UNIVERSITY
1937

Bild 60. Englische Werkausgabe 1937

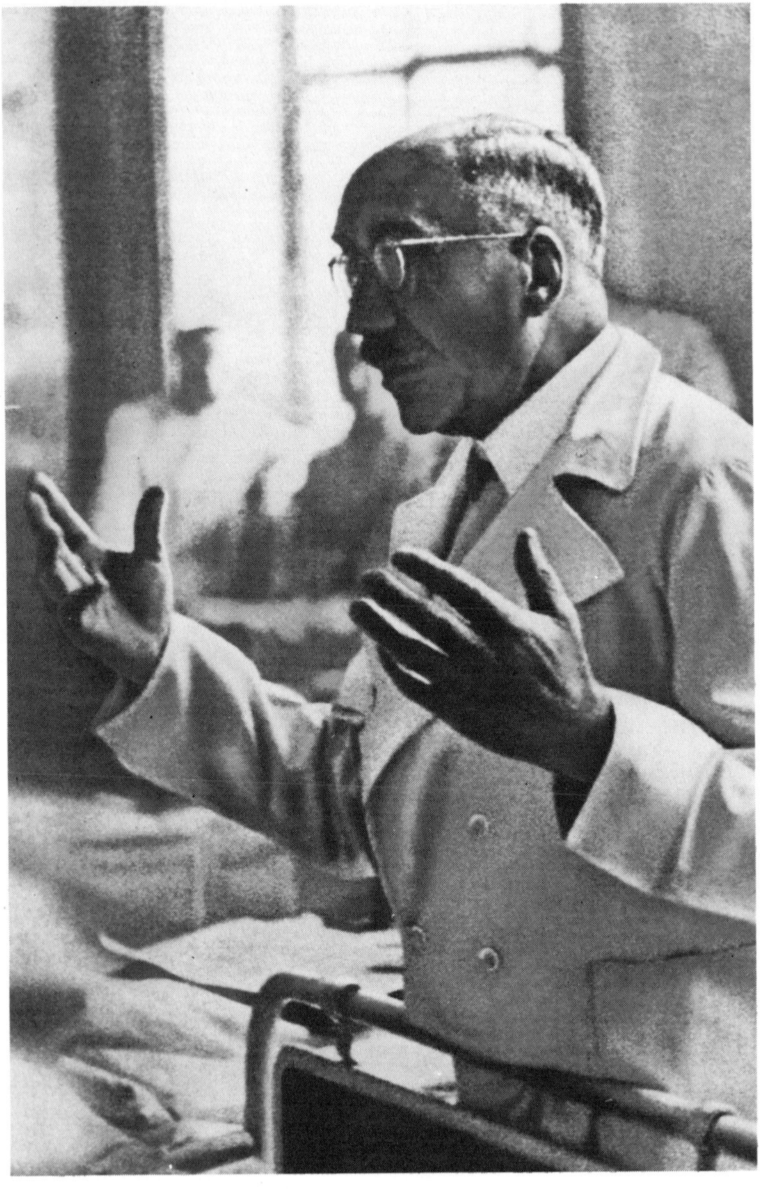

Bild 61. Am Krankenbett

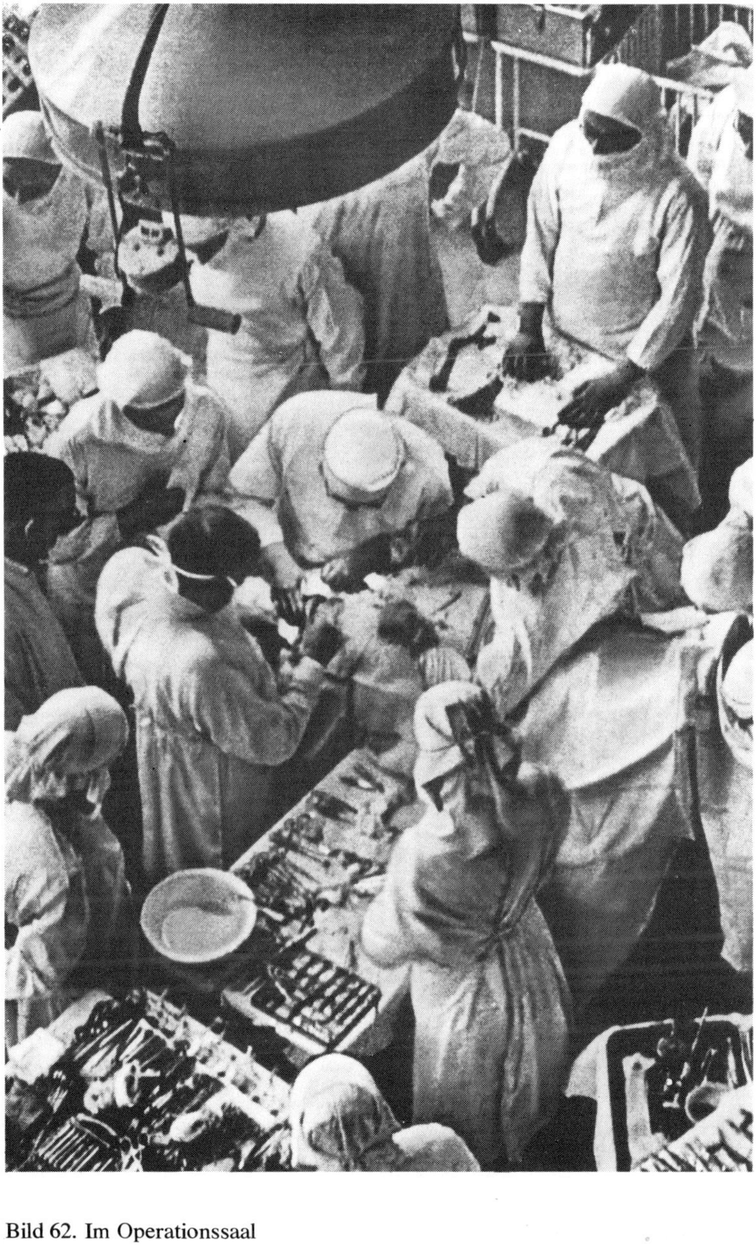

Bild 62. Im Operationssaal

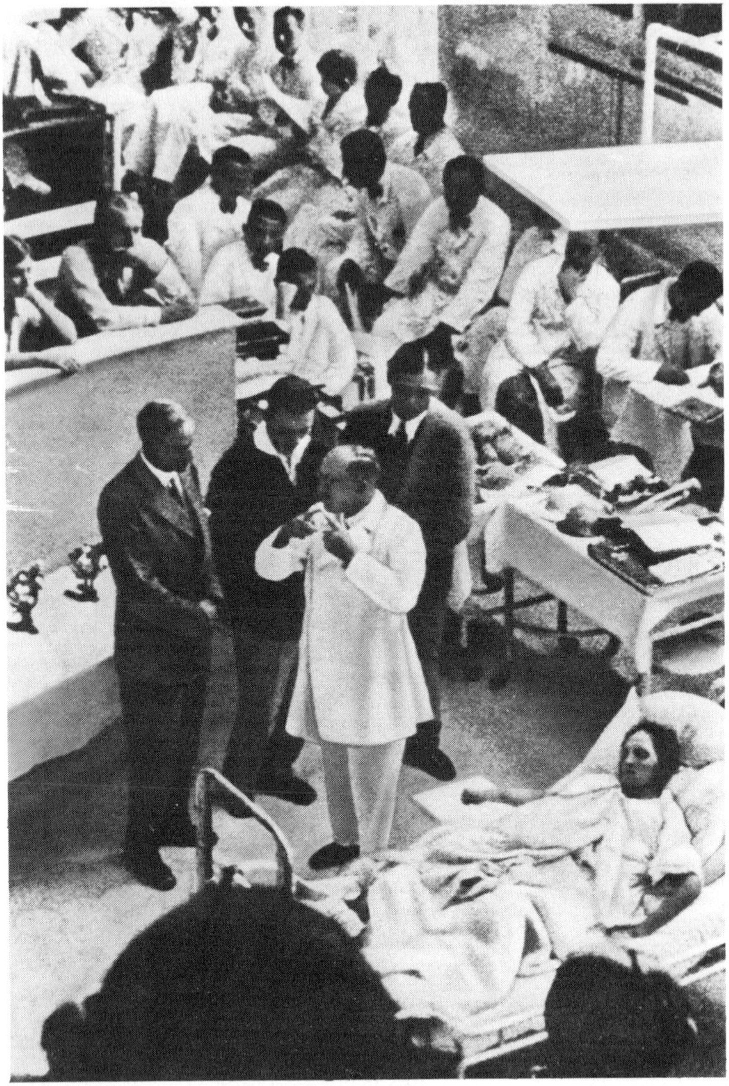

Bild 63. Bei der Vorlesung

derungen: „Krankheit ist Leben, und wir alle – Kliniker und Röntgenologen – müssen über den pathologisch-anatomischen Befund und seine Wiedergabe im Röntgenbild hinauskommen. Der Krankheitsvorgang selbst, also seine Entstehung, sein Ablauf, ist nur unter Zuhilfenahme anderer Untersuchungsmethoden, vor allem aber durch ärztliche Erfassung der ganzen Persönlichkeit des Kranken, zu klären ... Ohne die große Bedeutung röntgenologischer Diagnostik einschränken zu wollen, muß immer wieder betont werden, daß sie nur Dienerin einer übergeordneten klinischen Betrachtungsweise sein kann, die aus der Fülle aller Einzelbeobachtungen das Gesamtbild schöpferisch gestaltet."

Sauerbruch schätzte den mit Hilfe der Röntgenstrahlen erreichten diagnostischen Fortschritt hoch ein. Damit wurden die naturwissenschaftlichen Grundlagen der Medizin erweitert und der ärztlichen Diagnose größere Sicherheit gegeben. Hinsichtlich der Radiotherapie sprach er die Hoffnung aus, daß auch hier die Anwendungsmöglichkeiten zur Krebsbekämpfung erweitert werden können: „Die Möglichkeit, auf physikalischem Wege biologische Vorgänge zu beeinflussen, hat zu überraschenden und beachtenswerten Einzelergebnissen geführt, und man versteht den Wunsch, es möge gelingen, auf diesem Wege zum Ziele zu gelangen. Aber noch sind wir nicht so weit."

Auf der Grundlage neuer Erfahrungen und Erkenntnisse nahm Sauerbruch vier Jahre später erneut zu den Möglichkeiten der Strahlentherapie bei der Bekämpfung bösartiger Geschwülste Stellung. Leitgedanke war dabei seine Auffassung: „Bei einer Gegenüberstellung von Klinik und Röntgenologie soll keine Rivalität der Disziplin, sondern eine Rivalität der Leistungen bestehen." [70, S. 2281]

Getragen von seinem chirurgischen Verantwortungsgefühl erklärte er: „Die Strahlentherapie ist in erster Linie als Lokalbehandlung zu werten ... Die Vielseitigkeit der Strahlenwirkung ist noch nicht geklärt. Die Kunst des Strahlentherapeuten ist es, sich im Einzelfall durch die Wahl der Methoden anzupassen. Eine Verbesserung der strahlentherapeutischen Methoden ist zweifellos erreicht und auch weiterhin zu erwarten.

Ohne Hilfe der Chirurgie ist nur eine ungenügende Therapie beim Karzinom möglich, abgesehen von den oberflächlichen Hautkarzinomen. Insbesondere sind Palliativoperationen nicht zu entbehren, indem sie den Körper von großen Tumormassen befreien können und somit eine erhebliche Erleichterung und manchmal auch Heilung herbeiführen ... Die Frage der Operabilität eines bösartigen Tumors muß mit großem Verantwortungsgefühl beantwortet werden. Nur eine gegenseitige Beratung und eine Zusammenarbeit mit dem Strahlentherapeuten können dabei zu den besten Resultaten führen." Diese Zusammenarbeit dürfe jedoch nicht zu fließenden Grenzen führen. Im Gegenteil: „Zwischen den chirurgischen und strahlentherapeutischen Methoden muß ein scharfer Trennungsstrich gezogen werden. Trotzdem dürfen die schon bekannten und gesicherten Richtlinien nicht zu Dogmen werden. Beide Methoden sind im Hinblick auf verschiedene organische bösartige Leiden in einem bestimmten System nacheinander zur Anwendung zu bringen." [70, S. 2282]

Neue Wege

Auf seinem chirurgischen Spezialgebiet, der Thoraxchirurgie, speziell der Lungenchirurgie, gelang Ferdinand Sauerbruch noch eine fundamentale Leistung. Er erkannte erstmals, daß bei der zweithäufigsten chronischen Erkrankung der Lunge, der Bronchiektasenkrankheit, die bei der Tuberkulose mit Erfolg angewendete Einengung nicht zum Ziel führt und bestenfalls einen Teilerfolg ermöglicht. Sauerbruch ging mit der Entfernung des erkrankten Lungenabschnitts einen völlig neuen Weg. Er operierte äußerst vorsichtig und in mehreren Sitzungen. Die jeweilige Behandlung zog sich meist über mehrere Monate hin.

Zunächst traf Sauerbruch mit seiner Methode auf große Skepsis, doch schon 1934 konnte er über 58 Lungenlappenexstirpationen berichten, von denen 52 gelungen waren. Die meisten der von ihm Operierten waren geheilt und arbeitsfähig. Dieses großartige, bisher unerreichte Ergebnis ließ sein Verfahren große praktische Bedeutung erlangen. In seinem Vortrag auf der 58. Tagung der Deutschen Gesellschaft für Chirurgie hatte Sauerbruch seine Methode erläutert und zu ihrer Anwendung geraten:

„Als ich vor etwa 27 Jahren unter dem Einfluß der Quincke-Spengler- und Brauerschen Vorarbeiten begann, an dem Ausbau der operativen Behandlung der Lungentuberkulose mitzuarbeiten, war bei Internen und Chirurgen eine weitgehende Skepsis gegenüber diesem neuen Weg zu überwinden. Sie wissen, daß trotzdem diese Behandlung sich durchgesetzt hat, und Allgemeingut der Lungenärzte, wenn auch leider nicht der Chirurgen geworden ist. Die Chirurgen haben sich von den Internen dieses Gebiet aus der Hand nehmen lassen, weil ihnen die nötige Begeisterung für diese neue Aufgabe fehlte. Man scheute die interne Vorarbeit und ließ sich durch einzelne Mißerfolge entmutigen. Die operative Behandlung der kongenitalen Bronchiektasen werden uns die Internen nicht streitig machen können. Denn die Lungenexstirpation erfordert größeres chirurgisches Können, als bei der Rippenresektion notwendig ist. Nehmen Sie sich dieses Gebietes an, und Sie werden mit derselben Begeisterung sich dafür einsetzen, wie ich es selbst ... um der Sache willen ... getan habe." [61, S. 320]

Nicht endenwollenden Beifall erhielt Sauerbruch, als er auf der Deutschen Tuberkulose-Tagung 1935 in Bad Kreuznach an die Ärzte unterschiedlicher Fachrichtungen appellierte, im Kampf gegen den gemeinsamen Feind, die Tuberkulose, eng zusammenzuarbeiten.

Gedanken seiner Kampfansage gegen die Nazimystik auf der Dresdner Versammlung Deutscher Naturforscher und Ärzte 1936 vorwegnehmend, mahnte er seine Kollegen, „mit Besonnenheit erprobte Auffassungen und Werte (zu) schützen. Geradezu notwendig wird dieser Selbstschutz für die Heilkunst, weil die Geschichte lehrt, daß Abkehr von exakt naturwissenschaftlicher Methodik leicht zu Chaos und Mystik führt".

Er fordert vom Staat, die völlig vernachlässigte Tuberkulosefürsorge neu zu regeln: „Krankenhäuser und praktische Ärzte klagen oft mit Recht über mangelndes Verständnis einzelner Behörden und über gänzlich ungenügende Zusammenarbeit. ... Ferner sollte man verhindern, daß einem Kranken nach erfolgreich durchgeführter Plastik die notwendige Nachkur zur endgültigen Ausheilung vom Kreisausschuß verweigert wird ..." [62, S. 498]

An seine Kollegen selbst gerichtet, bedauerte er, „feststellen zu müssen, daß die harmonische Zusammenarbeit zwischen innerer Medizin und Chirurgie, die Plan und Ziel dieser erfolgreichen Behandlung schuf, vielfach verlorengegangen ist".

Sauerbruch forderte, unabhängig von dem jeweiligen Fachgebiet oder der Propagierung verschiedener Therapien, den Gesamtzusammenhang zu wahren:

„Wer so die Dinge sieht, wird auch nicht mehr Anhänger dieser oder jener Therapie sein, und nicht mehr die Vorzüge des Hoch- oder Mittelgebirges oder der See betonen oder einseitig eine Diätbehandlung empfehlen. Er begreift vielmehr, daß jede individuelle Form der Erkrankung auch ihre besondere individuelle Behandlungsart hat. Es braucht kaum gesagt zu werden, daß auch die chirurgische Behandlung der Lungentuberkulose – und vielleicht sie am meisten – sich diesen Grundgedanken unterordnen muß. So ist der Boden reif für erfolgreichen Zusammenschluß aller Arbeitsrichtungen unter dem Primat der Klinik."

Abschließend richtete er an die anwesenden Ärzte den wohl verstandenen Appell, sich in ihrer Arbeit zum Wohl des leidenden Menschen nicht durch die wissenschaftsfeindlichen neuen Heillehren der Vertreter „deutscher Heilkunde" beirren zu lassen:

„In Wort und Schrift wird uns täglich das Versagen der Wissenschaft gepredigt, die Unzulänglichkeit der Medizin dargetan, die nicht mehr ärztliche Kunst, sondern reine Naturwissenschaft geworden sei. In welchem Sinne diese Anklagen bedingt zutreffen, habe ich Ihnen im Verlauf meines Vortrags zeigen dürfen. Wer aber in einem großen Krankenhaus täglich erlebt, wie Scharen von Enttäuschten sich hilfesuchend einer Stätte zuwenden, wo die unzulängliche Wissenschaft gelehrt und vertreten wird, der wird übertriebene, oft geradezu gehässige Angriffe mit berechtigtem Selbstbewußtsein zurückweisen ...

Wahre Heilkunst (darf) nicht getrennt werden von naturwissenschaftlicher Medizin, um der Zukunft unseres Faches willen. Wissenschaft ist die unerbittliche Erzieherin zur Klarheit und Wahrhaftigkeit, die vor Spekulationen und Mystik bewahrt ... Ihnen, meine verehrten Kollegen, ist ein verantwortungsvolles großes Gebiet der Gesamtmedizin anvertraut, das wie kaum ein anderes durch seine ärztlichen und sozialen Pflichten geadelt ist. Möchten wir alle in hingebender Arbeit, jeder an seinem Platz, aber alle in enger Fühlung miteinander wissenschaftlicher Heilkunst dienen ..." [62, S. 500]

Eine unmißverständliche Distanzierung von der antihumanistischen Naziideologie war auch eine 1936 gemeinsam mit dem

Philosophen Hans Wenke geschriebene Abhandlung über das Wesen des Schmerzes.

Sauerbruch faßte den Schmerz als komplexe Erscheinung auf, er bezog sowohl die physiologischen Vorgänge als auch die psychologischen Auswirkungen und philosophischen Deutungen in seine Betrachtung ein.

Hauptanliegen Sauerbruchs war es, ärztliche Erfahrungen über den Schmerz zu vermitteln. Er untersuchte zu diesem Zweck unter Verwendung klinisch-experimenteller Untersuchungsergebnisse zunächst die anatomisch-physiologischen Bedingungen der Schmerzentstehung und -weiterleitung und schloß daran die unterschiedlichen chirurgischen, pharmakologischen und psychischen Möglichkeiten der ärztlichen Schmerzbekämpfung.

Im Rahmen der Deutung des Schmerzes gab sein Mitautor einen Streifzug durch philosophische Lehren vom „Lebenswert" des Schmerzes. Dabei fanden vor allem solche von den Nazis propagierte Autoren ihre Widerlegung, deren haltlose Theorien sich in Hypothesen verstiegen, nach denen der Schmerz „die Grundkraft jeder kulturellen Entwicklung sei". Im Rahmen der Auseinandersetzung wurde Nietzsches These „Der Schmerz gehört zu den arterhaltenden Werten" ebenso zurückgewiesen wie die Auffassung Ernst Jüngers: „Der Schmerz gehört zu jenen Schlüsseln, mit denen man nicht nur das Innerste, sondern zugleich die Welt erschließt ... Nenne mir dein Verhältnis zum Schmerz und ich will dir sagen, wer du bist."

Diesen „Erkenntnissen", nach denen der Schmerz nicht als Ausnahme, sondern als Urgrund des Lebens, an dem menschliche Qualität und Bewährung gemessen werden, dargestellt wird, stellte Sauerbruch seine humanistische Deutung gegenüber. Der Arzt müsse „von dem einfachen Sachverhalt ausgehen, daß das Gesunde der Normalfall des Lebens ist; das Gesunde aber ist frei von Schmerz. Er würde sonst selbst den Sinn seiner Arbeit zerstören, die in nichts anderem besteht, als in der Hilfe zur Heilung, zur Wiederherstellung und Gesundung gestörten Lebensvollzugs. Wenn die Zukunft diese normalen Bedingungen weiter verengt, dann entsteht gerade für ihn die umso größere Verpflichtung, die Schmerzbekämpfung mit aller Anstrengung zu fördern ... Immer ist der Schmerz Durchgangsstufe, Mittel der Werterfahrung, aber nie Selbstwert." [6, S. 111]

Auf Grund seiner hervorragenden chirurgischen Leistungen, Max Planck nannte ihn den bedeutendsten Chirurgen der Jetztzeit, schlug der weltbekannte Nobelpreisträger, der aus seiner Distanzhaltung zu dem Naziregime keinen Hehl machte, Ferdinand Sauerbruch zur Aufnahme in die Akademie der Wissenschaften vor. Mit seiner Wahl wurde am 8. Mai 1937 erstmals ein Kliniker Mitglied der führenden wissenschaftlichen Institution Deutschlands.

Freund der „Verschwörer"

Nachdem sich die faschistische Diktatur im Sommer 1934 relativ gefestigt hatte, begann die verstärkte wirtschaftliche Aufrüstung Deutschlands, der unmittelbar die mit der aggressiven Außenpolitik der Hitlerregierung verbundene militärische Aufrüstung folgte. Mit Görings Losung „Kanonen statt Butter" wurde diese nicht nur auf Kosten der Lebenshaltung gesteigert, sondern auch ein neuer chauvinistischer Propagandafeldzug ins Leben gerufen.

Mit dem „Anschluß" Österreichs im März 1938 wurden die offenen Annexionen des deutschen Faschismus eingeleitet. Ermuntert durch das Münchener Abkommen vom 29. September 1938 folgte im März 1939 der Einmarsch deutscher Truppen in die Tschechoslowakei. Bereits im April begannen die unmittelbaren militärischen Vorbereitungen für den Überfall auf Polen, mit dem schließlich am 1. September 1939 der zweite Weltkrieg entfesselt wurde. In Verwirklichung ihrer Blitzkriegstrategie war es den faschistischen Aggressoren bis zum Jahre 1941 gelungen, große Teile des europäischen Festlandes zu besetzen, um hier mit barbarischen Methoden die „Neuordnung Europas" zu betreiben.

Mit dem Überfall auf die Sowjetunion begann am 22. Juni 1941 die zweite Periode des zweiten Weltkrieges. Geführt von der KPdSU, erhob sich das Sowjetvolk im Großen Vaterländischen Krieg gegen die Aggressoren. Verlauf und Charakter des Krieges veränderten sich entscheidend. Er wurde zum antifaschistischen Befreiungskrieg der vom Faschismus überfallenen Völker.

Nach den durch den überraschenden Überfall bedingten Anfangserfolgen der Faschisten begann am 5. Dezember 1941 vor Moskau die Gegenoffensive der Roten Armee, die die faschistische Wehrmacht erstmals entscheidend besiegte und die gesetzmäßige Niederlage des deutschen Faschismus ankündigte.

Mit dem Überfall auf die Sowjetunion verschärfte der Faschismus sein Terrorregime. Nach der ersten großen Niederlage der Hitlertruppen vor Moskau setzte ein Ernüchterungsprozeß der irregeführten Volksmassen ein. Von entscheidender Bedeutung für die zunehmende innenpolitische Krise erwies sich die verheerende Niederlage in der Schlacht an der Wolga im Februar 1943. Die Nachricht von der Zerschlagung und Kapitulation der 6. Armee vertiefte die Unzufriedenheit breiter Bevölkerungskreise. Mit den folgenden weiteren unabwendbaren Niederlagen und den wachsenden schweren Verlusten wurde die antifaschistische Stimmung unter den Massen verstärkt und der Widerstandskampf aktiviert.

Ferdinand Sauerbruch mußte sich ab 1940 für militärmedizinische Dienste zur Verfügung halten. Er war als beratender Chirurg für Lazarette in Frankreich, Belgien und Holland eingesetzt. Auf seinen häufigen Inspektionsreisen erlebte er in noch größerem Umfang als im ersten Weltkrieg das Leid unschuldiger Menschen, das ihnen durch den verbrecherischen Krieg zugefügt worden war.

Auch in Berlin, das ständigen Fliegerangriffen ausgesetzt war, wuchsen Not und Elend. Den Verletzten helfend, arbeitete Sauerbruch ununterbrochen und kam tagelang nicht aus seinen Kleidern. Er operierte buchstäblich bis zum Umfallen, oft unter primitivsten Bedingungen bei Petroleumlampe und Kerzenlicht. An die gewohnten umfangreichen Operationsvorbereitungen war nicht mehr zu denken. An wissenschaftliches Arbeiten und Publizieren schon gar nicht. Angesichts der von Sauerbruch erkannten Sinnlosigkeit des Kriegs, verstärkt durch die schrecklichen Leiden, mit denen er täglich als Arzt konfrontiert wurde, vertiefte sich sein Abscheu vor den Faschisten, wuchs sein Wunsch nach dem Ende des Schreckens.

Erneut hatte sich Ferdinand Sauerbruch bei den Nazis verdächtig gemacht, als er im Sommer 1940 beim Reichsjustizminister gegen das Euthanasie-Mordprogramm protestierte. Nach Ausbruch des zweiten Weltkrieges hatten die Nazis mit der Tötung vermeintlich unheilbarer Kranker, sogenannter „lebensuntüchtiger Menschen“ begonnen. Hauptziel dieser Maßnahme war es, Kosten zu sparen und frei werdende Kapazitäten an Pflegepersonal und Krankenbetten für den Kriegseinsatz zu nutzen. Im persönlichen Auftrag Hitlers leitete Martin Bormann die Mordaktion ein. In einer Instruktion an die NS-Gauleitungen vermerkte er: „Der Führer gab die Anordnung. Das Gesetz liegt fertig. Heute werden nur klare Fälle oder Hundertprozentige erledigt. Später tritt eine Erweiterung ein.“ Den Justizstellen teilte er mit: „In nächster Zeit beginnt Aktion. Fehlschläge bisher kaum eingetreten. 30000 erledigt. Weitere 100000 bis 120000 warten. Den Kreis der Eingeweihten sehr klein halten.“

Ärzte der Heil- und Pflegestationen mußten die einzelnen Patienten beurteilen, ihre Gutachten wurden von einer Kommission überprüft, damit kein „Lebensuntüchtiger“ der Mordaktion entgehe.

Nach ersten „Versuchen“ wurde im Frühjahr 1940 im großen Stil mit dem sogenannten Euthanasieprogramm begonnen, das vom SS-Oberführer Viktor Brack organisiert wurde. Doch diese fürchterliche systematische Massenmordaktion der Nazis drang an die Öffentlichkeit. Hunderte humanistisch denkender Deutscher unterschiedlicher politischer und weltanschaulicher Richtungen, von den illegalen antifaschistischen Widerstandsorganisationen der KPD bis zu dem katholischen Bischof von Münster, Clemens August Graf von Galen, erhoben leidenschaftlichen Protest.

Nachdem der Bischof bereits am 26. Juli Einspruch bei der Provinzialverwaltung Westfalens erhoben und am 28. Juli bei der Staatsanwaltschaft Mordanklage erstattet hatte, informierte er am 3. August 1941 in einer Predigt die Öffentlichkeit:

„Seit einigen Monaten hören wir Berichte, daß aus Heil- und Pflegeanstalten für Geisteskranke auf Anordnung von Berlin Pfleglinge, die schon länger krank sind und vielleicht unheilbar erscheinen, zwangsweise abgeführt werden. Regelmäßig erhalten dann die Angehörigen nach kurzer Zeit die Mitteilung, die Leiche sei verbrannt, die Asche könne abgeliefert werden. Allgemein herrscht der an Sicherheit grenzende Verdacht, daß diese zahlreichen unerwarteten Todesfälle von Geisteskranken nicht von selbst eintreten, sondern absichtlich herbeigeführt werden, daß man dabei jener Lehre folgt, die behauptet, man dürfe sogenanntes lebensunwertes Leben vernichten, also unschuldige

Menschen töten, wenn man meint, ihr Leben sei für Volk und Staat nichts mehr wert. Eine furchtbare Lehre, welche die Ermordung Unschuldiger rechtfertigen will, die die gewaltsame Tötung der nicht mehr arbeitsfähigen Invaliden, Krüppel, unheilbar Kranken, altersschwachen grundsätzlich freigibt ...

Hier handelt es sich um Menschen, unsere Mitmenschen, unsere Brüder und Schwestern. Arme Menschen, kranke Menschen, unproduktive Menschen meinetwegen! Aber haben sie damit das Recht auf Leben verwirkt? Hast du, habe ich nur so lange das Recht zu leben, solange wir produktiv sind, solange wir von anderen als produktiv anerkannt werden? Wenn man den Grundsatz aufstellt und anwendet, daß man den ‚unproduktiven' Mitmenschen töten darf, dann wehe uns allen, wenn wir alt und altersschwach werden! Wenn man die unproduktiven Menschen töten darf, dann wehe den Invaliden, die im Produktionsprozeß ihre Kraft, ihre gesunden Knochen eingesetzt, geopfert und eingebüßt haben! ... Wenn einmal zugegeben wird, daß Menschen das Recht haben, ‚unproduktive' Mitmenschen zu töten, und wenn es jetzt zunächst auch nur arme wehrlose Geisteskranke trifft – dann ist grundsätzlich der Mord an allen unproduktiven Menschen freigegeben. Dann ist keiner von uns seines Lebens mehr sicher. Irgendeine Kommission kann ihn auf die Liste der ‚Unproduktiven' setzen, die nach ihrem Urteil ‚lebensunwert' geworden sind. Und keine Polizei wird ihn schützen und kein Gericht seine Ermordung ahnden und den Mörder der verdienten Strafe übergeben."

Die Wirkung der Predigt war außerordentlich. Illegale Gruppen der KPD in Berlin und Köln vervielfältigten die Predigt Galens und verteilten sie. Einzelne Exemplare gelangten bis an die Front. Die Erregung des Volkes war so groß, daß es die Gestapo nicht wagte, den Bischof zu verhaften. Da die Weiterführung der Mordaktionen jedoch nicht unterbrochen wurde, richtete der Dompropst der Berliner Kathedrale, Bernhard Lichtenberg, am 28. August an den Reichsärzteführer Dr. Conti folgendes Schreiben:

„Der Bischof von Münster hat am 3. August 1941 in der St. Lambertus-Kirche in Münster eine Predigt gehalten, in der er behauptete, es sei ihm versichert worden, daß man im Reichsministerium des Innern und auf der Dienststelle des Reichsärzteführers Dr. Conti gar keinen Hehl daraus mache, daß eine große

Anzahl von Geisteskranken in Deutschland vorsätzlich getötet worden ist und in Zukunft getötet werden soll.

Wenn diese Behauptung unwahr wäre, hätten Sie, Herr Reichsärzteführer, den bischöflichen Prediger schon längst als Verleumder öffentlich gebrandmarkt und gerichtlich Klage gegen ihn angestrengt, oder die Geheime Staatspolizei hätte sich seiner bemächtigt. Das ist nicht geschehen. Sie geben also die Richtigkeit der Behauptung zu ...

Wenn die mit der Strafverfolgung und Strafvollstreckung betraute staatliche Behörde hier (gegen das Verbrechen des Euthanasiemordes – W. G.) keinen Anlaß einzugreifen erkennt, muß jeder deutsche Staatsbürger, den Gewissen und Amt dazu drängen, sich zum Worte melden. Ich tue es hiermit."[125]

Der Reichsärzteführer gab keine Antwort, doch die Gestapo ließ nicht auf sich warten. Das „Pfaffenschwein", wie man Lichtenberg bei der Vernehmung nannte, wurde am 23. Oktober 1941 verhaftet und nach Plötzensee eingeliefert. Er starb auf dem Transport in das Konzentrationslager.

Die umfangreichen Protestaktionen, die in der Bevölkerung große Unruhe auslösten, hatten Erfolg. Die Naziführung sah sich im Herbst 1941 gezwungen, die weitgehende Einstellung der Mordaktion anzuordnen. Die „Brackschen Hilfsmittel", die Vergasungsanlagen einschließlich der Erfahrungen ihres Personals, wurden jedoch zum Massenmord in den okkupierten Gebieten im Osten eingesetzt.

Daß Ferdinand Sauerbruch im Namen der Ärzte Protest gegen die heimtückischen Morde erhob, zeugt erneut von seinem persönlichen Mut und seiner antifaschistischen Einstellung. Er hatte sich mehr und mehr zurückgezogen. Seiner Frau Ada, von der er sich nach langem Zögern scheiden ließ, hatte er das Haus am Wannsee überlassen und lebte mit seiner zweiten Frau Margot, die als Berufskollegin großes Verständnis für seine Probleme aufbrachte, im Grunewald (Herthastraße). Sein kleiner gewordener Freundeskreis bestand aus Männern, die wie er das nazistische Terrorregime verachteten.

Im engen Zusammenhang mit den militärischen Niederlagen der Hitlerarmee an der deutsch-sowjetischen Front und der wachsenden innenpolitischen Krise ist die Verschwörung führender Kreise der Militärs und der Monopolbourgeoisie gegen Hitler vom 20. Juli 1944 zu sehen.

Ferdinand Sauerbruch hatte mit einer Reihe von Teilnehmern der Verschwörung engen persönlichen Kontakt. Er war Mitglied des Zirkels der „Mittwochsgesellschaft“.

Diese Gruppierung war bereits 1863 von dem preußischen Staats- und Kultusminister Moritz August von Bethmann Hollweg, dem Großvater des späteren Reichskanzlers, gegründet worden. Die Zahl der Mitglieder, die in Berlin ansässige Wissenschaftler (meist von internationalem Rang), Politiker, Bankiers, Militärs und hohe Staatsbeamte umfaßte, war bis zu Sauerbruchs Eintritt auf 16 begrenzt worden. Verließ ein Mitglied Berlin oder verstarb es, mußte einstimmig bestimmt werden, wer den freigewordenen Platz einnehmen sollte. Bedingung für die Aufnahme war eine konservative Grundgesinnung. Die jeweils in den Wohnungen der Mitglieder stattfindenden Zusammenkünfte trugen den Charakter von Informations- und Diskussionsabenden über wissenschaftliche Fragen und nationale und weltgeschichtliche Ereignisse. Obwohl politische Gegenstände ursprünglich bewußt vermieden werden sollten, zwang die verhängnisvolle Entwicklung des faschistischen Reiches, zu dem die Mitglieder zunehmend in Opposition standen, ohne daß die Vereinigung jemals als Widerstandskreis wirksam wurde, doch zur Berücksichtigung auch dieser Fragen, wobei Generaloberst Ludwig Beck insbesondere über die bedrohliche Situation an den Fronten informierte.

Ein Blick auf die personelle Zusammensetzung während Sauerbruchs Mitgliedschaft zeigt den oppositionellen Charakter des Zirkels. Ihm gehörten u. a. an: Max Planck (sein Sohn war von den Faschisten hingerichtet worden), der Altphilologe Johannes Stroux (1896–1954), die Historiker Friedrich Meinecke (geb. 1862) und Hermann Oncken (geb. 1869), der Botaniker Ludwig Diels (geb. 1874), der Geograph Albrecht Penck (geb. 1858) und die später als Verschwörer des 20. Juli Hingerichteten Generaloberst Beck, Johannes Popitz (ehemaliger preußischer Finanzminister), Botschafter Ulrich von Hassel und der Nationalökonom Jens Peter Jessen.

Über Beck war Sauerbruch auch mit Carl Goerdeler und Friedrich Olbricht bekannt geworden. Mit Johannes Popitz war er seit längerer Zeit befreundet.

Generaloberst Beck war zum Jahresende 1942/43 von Sauerbruch an Krebs operiert und zur weiteren Genesung in der

Heimat von Sauerbruchs Frau bei Dresden untergebracht worden, wo er umfangreiche Kontakte mit seinen Mitverschwörern unterhielt.

Der Hitlerattentäter Claus Schenk Graf von Stauffenberg war mit Sauerbruchs Sohn Peter, der als Hauptmann im Generalstab tätig war, eng befreundet. Stauffenberg war Anfang April 1943 schwer verwundet worden. Er hatte dabei das linke Auge, zwei Finger der linken Hand und die rechte Hand verloren. Notdürftig in einem Münchener Lazarett wieder hergestellt, fuhr er am 10. August 1943 nach Berlin, wo er von Olbricht zur Mitwirkung an der Verschwörung gewonnen wurde. Sauerbruch empfahl ihm nach einer eingehenden Untersuchung dringend, sich eine künstliche Hand anlegen zu lassen und eine längere Erholungsphase anzuschließen. Das wies Stauffenberg mit dem Hinweis auf dringende Aufgaben zurück.

Angesichts dieser engen persönlichen Kontakte zu den Teilnehmern der Verschwörung des 20. Juli zählte Ferdinand Sauerbruch zum Kreis der Hauptverdächtigen. Wiederholt wurde er vom Chef des Reichssicherheits-Hauptamtes Kaltenbrunner persönlich verhört. Besonders verdächtig war eine bei einer Haussuchung bei ihm aufgefundene handgeschriebene Liste, die eine Reihe Namen von Verschwörern enthielt. Sauerbruch konnte nachweisen, daß es seine „Geburtstagsgäste" waren. Hören wir zu den Ereignissen Ferdinand Sauerbruch selbst:

„Es war schrecklich. Das Schicksal dieser Männer traf mich schwer. Ich konnte sie gut verstehen: es ist auch Chirurgenart, dem Schicksal in die Arme zu greifen. Zu allem Überfluß fand man noch die Korrespondenz zwischen Stauffenberg und meinem Sohn Peter. Man verhaftete meinen Jungen an der Ostfront, schaffte ihn in die Prinz-Albrecht-Straße, und wir erhielten seine Bitte, ihm einen Zivilanzug zu schicken, da die SS ihm die Uniform ausgezogen hatte.

Bald darauf wurde die Sache für mich selbst gefährlich. Der Chef des Reichssicherheitshauptamtes, Kaltenbrunner, lud mich vor. Er vernahm mich selbst.

Als ich ihm auf der Dienststelle gegenübersaß, wurde mir alsbald klar, daß ich sehr viel Glück haben müsse, um nicht verhaftet und hingerichtet zu werden, denn seine erste Frage lautete: ‚Sie, Herr Geheimrat, haben am Dienstag, dem 18. Juli, zwei Tage vor dem Attentat, den Herrn Beck zum Herrn Olbricht gefahren. Worüber haben die beiden Herren an diesem Abend gesprochen?' Herr Kaltenbrunner wußte also recht viel von mir, wenn er sogar über diese Fahrt orientiert war. Ich bedachte, daß es unsinnig sei, zu lügen. Ich sagte also die Wahrheit. Beck sei bei mir zum Abendessen gewesen, dann hätte ich ihn zu Olbricht gefahren und anschließend die beiden Generäle in Olbrichts Haus allein gelassen.

,Ich war bei ihrer Unterredung nicht zugegen, und ich kann nicht sagen, worüber sie gesprochen haben', sagte ich, meine Schilderung abschließend.

Kaltenbrunner lächelte:

,Wo waren Sie denn, Herr Geheimrat, als sich die beiden besprachen?'

,In der Bibliothek.'

,Und was haben Sie dort getan?'

,Ein Buch gelesen.'

,Welches Buch denn?' fragte Kaltenbrunner berückend liebenswürdig ...

,Das Trompeter-Schlößchen in Dresden', antwortete ich auf die idiotische Fangfrage.

,Aber so etwas, Herr Geheimrat', verwunderte sich Kaltenbrunner und konnte anscheinend nicht begreifen, daß in jener Zeit ein erwachsener Mensch ein Buch gelesen haben konnte, das den Titel: ,Das Trompeter-Schlößchen in Dresden' trug. Er schickte jemanden in Olbrichts Bibliothek. Bis die Sache ,geklärt' war, unterhielt er sich mit mir in der Art vernehmender Amtspersonen, die sich alle wohl kaum voneinander unterscheiden. Es ist ein Katz-und-Maus-Spiel – alle Macht ist auf einer Seite – und wird mit dem Sadismus des Machthabers ausgeübt ...

War diese Sache noch einmal gut gegangen, so wurde die ganze Angelegenheit gefährlich, als die Geheime Staatspolizei eine Liste entdeckte, auf der von meiner Hand folgende Namen vermerkt waren: Popitz, Beck, Hassell, Olbricht, Jessen, Kempner, Planck. Wieder saß ich Kaltenbrunner ,persönlich' gegenüber. Der Wahrheit gemäß erklärte ich ihm die Bedeutung dieser Liste. Es waren meine Geburtstagsgäste, die ich zum 3. Juli eingeladen hatte. Ob ich immer noch behaupten wolle, von nichts eine Ahnung gehabt zu haben, fragte Kaltenbrunner in der ihm eigenen kalten, heimtückischen Art. Ich behauptete nach wie vor, nichts geahnt zu haben." [7, S. 420]

Auch mit Mord und Terror ließ sich die gesetzmäßige Niederlage des Faschismus nicht mehr aufhalten. In allen von den faschistischen Truppen besetzten Ländern verstärkte sich der Widerstandskampf.

Im September 1944 hatten sowjetische Truppen in Ostpreußen bereits die deutsche Grenze überschritten. Am 12. Januar 1945 wurde, vom Baltischen Meer bis zu den Karpaten reichend, eine großangelegte Offensive eingeleitet. Auch die am 6. Juni 1944 in der Normandie gelandeten Alliierten der Antihitlerkoalition beschleunigten die Niederlage des faschistischen Deutschlands. Der Tag der Befreiung war nahe. Am 16. April begannen die Berliner Angriffsoperationen der Roten Armee. Ferdinand Sauerbruch befand sich in den Tagen des völligen Zusammenbruchs des geschlagenen Faschismus nur noch in seiner Arbeitsstätte:

„Mit Margot war ich zuletzt völlig in den großen Operationsbunker der Charité, der während des Krieges erbaut worden war, gezogen. Je mehr sich der Krieg Berlin näherte, umso weniger kam ich aus diesem Verlies heraus. Und für mich ging das Dritte Reich wirklich und wahrhaftig inmitten von Blut, Eiter, Leichen und Gestank unter ... Das Licht war erloschen. Wir halfen uns mit Akkumulatoren und Kerzen. Der Bunker lag voll Leichen, voll stöhnender und jammernder Verwundeter. Meine Kollegen und ich operierten Tag und Nacht. Mit meiner Frau Margot lebte ich im Gang zur Röntgen-Abteilung. Da hatten wir ein Kabuff, in dem zwei Feldbetten standen.“ [7, S. 443]

In dem Charité-Gelände hatte sich eine SS-Einheit, sinnlosen Widerstand leistend, verschanzt. Eine Abordnung aus der Frauenklinik versuchte sie zum Rückzug aus dem Krankenhausbereich zu veranlassen. Doch was zählte das Leben von Frauen und Säuglingen, wenn es darum ging, die faschistische Barbarei um Stunden zu verlängern.

Am 1. Mai, einen Tag bevor in Berlin der letzte Widerstand gebrochen wurde, stürmte ein SS-Offizier in den Charité-Bunker, in dem Sauerbruch gerade operierte. Er forderte, trotz der großen Anzahl der hier untergebrachten Verwundeten, den Bunker zu räumen, da ihm dieser als „Verteidigungsbasis“ dienen sollte. Glücklicherweise verhinderten Sowjetsoldaten dieses Verbrechen.

Abschluß des Lebenswerkes

Neubeginn

Ferdinand Sauerbruch stand im 70. Lebensjahr, als Deutschland vom Faschismus befreit wurde. Seine Wirkungsstätte glich einem Trümmerhaufen. Nur wenige Charité-Gebäude blieben unversehrt. Es gab weder Wasser, Licht noch Gas. Der Klinikbetrieb spielte sich in Bunkern ab. Schon in den ersten Befehlen des Stadtkommandanten Generaloberst Nikolai E. Bersarin (1904–1945) am 2. Mai 1945 wurden Maßnahmen zur Erhaltung und Wiederherstellung der medizinischen Einrichtungen angeordnet. Sowjetische Soldaten machten die Zufahrtswege zur Charité passierbar und verteilten aus ihren Armeebeständen Lebensmittel, Verbandstoff und Medikamente zur Betreuung der Verwundeten und Kranken.

In der Nacht zum 3. Mai erhielt der Leiter der chirurgischen Abteilung der 3. Stoßarmee der 1. Belorussischen Front, Major Nikolai Leonidowitsch Steiker (geb. 1910), den Befehl, die Charité und die Krankenhäuser des Stadtzentrums in kürzester Zeit für die Betreuung Verwundeter und Kranker herrichten zu lassen. Innerhalb von wenigen Tagen wurden hier 6 500 Soldaten und Zivilpersonen untergebracht und einer ärztlichen Versorgung zugeführt.

Mit Wirkung vom 7. Mai wurde N. L. Steiker als Kommandant der Charité eingesetzt und benannte Ferdinand Sauerbruch zu seinem Stellvertreter für alle klinischen Angelegenheiten. In enger vertrauensvoller Zusammenarbeit kämpften sie, unterstützt von den aufbauwilligen Kräften, gegen die Auswirkungen des Infernos an. Nach Ausführung der wichtigsten Instandsetzungsarbeiten und der Inbetriebnahme der Bäder und Infektionsabteilungen konnte die Mehrzahl der Patienten aus den Bunkern in Räume mit Tageslicht überführt werden. Sie erhielten aus den sowjetischen Armeebeständen pro Tag 400 Gramm Brot (Rekonvaleszenten 600 Gramm),

450 Gramm Gemüse bzw. Obst, 70 Gramm Fleisch oder Wurst sowie Trockenfrüchte.

Die hervorragenden chirurgischen Leistungen Sauerbruchs waren den sowjetischen Militärärzten gut bekannt, und sie fanden trotz des Übermaßes an zu bewältigenden Tagesaufgaben Zeit, vom Können ihres berühmten Kollegen zu lernen. N. L. Steiker berichtet: „Einmal, wir kannten uns erst wenige Tage, schlug er (Sauerbruch – W. G.) vor, für sowjetische Militärärzte Demonstrationsoperationen durchzuführen. Wir wählten gemeinsam besonders komplizierte und wichtige Fälle aus, und ich lud ... verschiedene Ärzte der 1. Belorussischen Front und natürlich auch unserer Armee ein, um diesen Operationen zuzusehen. Oft 30 oder 40 Personen. Es war für alle nützlich und lehrreich. Zum Beispiel schloß Sauerbruch einmal bei einem jungen Mädchen, das schwer an Tuberkulose litt, eine Kaverne in der Lunge. Das hatte ich noch nie erlebt. Sehr interessantes Geschehen. Oder er zeigte uns die verschiedenen Etappen, wie man Armprothesen so anbringt, daß eine gewisse Beweglichkeit der Finger erhalten bleibt. Auch eine Sache von höchstem Niveau für die damalige Zeit. Diese Dinge gehörten ja zu den Spezialgebieten von Prof. Sauerbruch."

Ferdinand Sauerbruch war sich der großen Bedeutung der sowjetischen Hilfe beim Neuaufbau der Charité und des dabei großen Engagements Major Steikers bewußt. Mit Sorge erfüllte ihn die Nachricht, der Charitékommandant sei für eine neue Aufgabe vorgesehen, und er ließ nichts unversucht, diese Entscheidung rückgängig zu machen. Zunächst versuchte er sich in einem Brief an Steiker vom 18. Mai 1945 Gewißheit zu verschaffen:

„Mein sehr verehrter Herr Major!

Als Sie mir gestern die Mitteilung machten, daß Sie mit Ihrem Stab in den nächsten Tagen abrücken würden und uns verlassen, war ich sehr beeindruckt. Inzwischen habe ich mir noch einmal klargemacht, was es bedeuten würde, wenn Sie gehen und wir damit Ihre Hilfe verlieren. Ihre Hilfe bedeutet viel, das habe ich Ihnen gestern schon gesagt und möchte es hier noch einmal wiederholen. Sie haben durch Ihre Organisation und Hilfsbereitschaft viel geholfen, wie zum Beispiel in der Ernährungsfürsorge. Hinzufügen darf ich wohl auch, daß die harmonische Zusammenarbeit zwischen Ihnen, Ihren Herren und

den Vertretern der Klinik von allergrößter Bedeutung
Wenn ich das alles zusammenfasse, so darf ich im Interesse d
Charité und der damit verbundenen Krankenhäuser die Frage an Sie richten, ob diese Wendung sich nicht verhindern läßt. Ich darf ja wohl annehmen, daß es sich um einen Befehl Ihrer vorgesetzten Dienststelle handelt und daß Sie selbstverständlich diesen Befehl ausführen müssen. Aber ich darf fragen, ob Sie damit einverstanden wären, wenn ich an diese Dienststelle, die Sie mir nennen müßten, mich wenden würde mit der vorgetragenen Bitte.

Sie kommen heute morgen zur Operation, und ich würde Ihnen dankbar sein, wenn Sie mit mir noch einmal über die Sache sprechen könnten.

Mit bestem Gruß Ihr Sauerbruch."

Ferdinand Sauerbruch fand bei der Stadtkommandantur Gehör, und N.L. Steiker konnte noch bis Ende Juni in seinem Amt bleiben, dann wurde er Chef einer Garnison in Havelberg und kehrte, schwer erkrankt, im Juli 1945 nach Moskau zurück. Wieder genesen arbeitete er als Neuropathologe und schied 1968 als Oberst des medizinischen Dienstes aus den Reihen der Armee aus.

Der Sieg über den Hitlerfaschismus bot den fortschrittlichen Kräften in dem von der Sowjetarmee befreiten Gebiet Deutschlands die historische Chance, neue, antifaschistisch-demokratische Verhältnisse zu schaffen und grundlegende Veränderungen auch im Gesundheitswesen herbeizuführen. Sie konnten sich dabei auf die gesundheitspolitischen Traditionen der deutschen Arbeiterklasse stützen und fanden uneigennützige materielle und ideelle Hilfe durch die Sowjetunion.

Die Rote Armee war gründlich auf die neuen Aufgaben nach der Befreiung orientiert. Schon in der Vorbereitungszeit der Berliner Operation hatte sich der Stab der 1. Belorussischen Front an Hand des zur Verfügung stehenden Materials mit den Berliner Verhältnissen vertraut gemacht und sich mit den Problemen der Errichtung und Tätigkeit sowjetischer Kommandanturen und deutscher Zivilverwaltungen beschäftigt.

Am 23. April 1945 erließ der Kriegsrat der 1. Belorussischen Front den Tagesbefehl Nr. 5, der umfangreiche Maßnahmen zur Normalisierung des Lebens in den befreiten Gebieten ver-

… Grundlage dieses Befehls handelten die Einheiten … mee auch in Berlin. Noch während der Kämpfe … den einzelnen Ortsteilen Kommandanturen ein- … leitende und organisierende Aufgaben zur Nor- … des Lebens hatten.

Am … pril wurde Generaloberst N. E. Bersarin, der Befehlshaber der 5. Armee, zum Stadtkommandanten von Berlin ernannt. Noch am gleichen Tag traf er in seinem Befehl Nr. 1 Anordnungen im Sinne des Tagesbefehls Nr. 5, um der Bevölkerung zu helfen, das Leben auf neuer, demokratischer Grundlage zu gestalten. Voraussetzung dafür war der Aufbau einer neuen deutschen Verwaltung, gestützt auf die antifaschistischen und aufbaubereiten Kräfte.

Mitglieder der Initiativgruppe der KPD und sowjetische Offiziere suchten in den einzelnen Berliner Stadtbezirken bewährte Antifaschisten, erfahrene unbelastete Kommunalpolitiker der Weimarer Republik und namhafte Wissenschaftler auf, um sie als Mitglieder des neu zu bildenden Magistrats für den Neuaufbau zu gewinnen.

Generaloberst Bersarin hatte sich bereits in den ersten Tagen nach der Befreiung mit Sauerbruch über die notwendigsten Maßnahmen zum Neuaufbau des Gesundheitswesens beraten. Als nun der Direktor des Moskauer Instituts für experimentelle Chirurgie, Generaloberst Professor Wiesnewski, Sauerbruch für die Funktion eines Stadtrats gewinnen wollte, erklärte sich dieser sofort bereit, seine großen beruflichen Erfahrungen in den Dienst dieser staatlichen Aufgabe zu stellen. So wurde Sauerbruch, gemeinsam mit Kommunisten, Sozialdemokraten und Christen, Mitglied des ersten Berliner Nachkriegsmagistrats, den der parteilose Ingenieur Arthur Werner als Oberbürgermeister leitete. Am 14. Mai wurde Sauerbruch von der sowjetischen Kommandantur bestätigt und am 19. Mai feierlich als Stadtrat für Gesundheitswesen eingeführt. Auf der Gründungsversammlung des Magistrats erklärte er: „Der gute Arzt muß zunächst und vor allem Herz haben, Liebe zum Menschen. Er muß aber auch noch etwas anderes haben: Geist. Unser Volk ist krank, es ist schwer krank. Und wenn wir es heilen wollen, bedarf es der Liebe. Doch alle Liebe hilft nichts, wenn wir nicht aus dem Geist die Vernunft sprechen lassen. Es muß das Morsche, Gefährliche beseitigt werden – nur so ist eine Gesundung möglich."

Generaloberst Bersarin charakterisierte die Aufgaben des Magistrats: „In ihre Rechte tritt heute die Berliner Stadtverwaltung, deren Aufgabe darin besteht, so schnell und so gut wie möglich das normale Leben der Stadt Berlin wiederherzustellen. Über die Lösung dieser Aufgabe hinaus ist es nötig, alles nur Menschenmögliche zu leisten. Jeder, der wahrhaftig gewillt ist, zu arbeiten, der sich für das Ganze einsetzen will, ist heranzuziehen, damit das Leben wieder in Gang komme."

Mit der Bildung des Magistrats hatte bereits kurze Zeit nach Kriegsende eine repräsentative demokratische Körperschaft das Recht auf Selbstverwaltung im Rahmen der Besatzungsmacht erhalten.

Ferdinand Sauerbruch stand vor einer völlig ungewohnten, neuen Tätigkeit, die ihn vor große Probleme stellte. Es gehörte zu der Grundlinie der sowjetischen Besatzungsmacht, den deutschen Selbstverwaltungsorganen im Zuge ihrer Festigung immer mehr Machtbefugnisse zu übertragen, sie immer selbständiger wirken zu lassen. Das erhöhte den Verantwortungsbereich dieser Institutionen. Die Bildung der deutschen Selbstverwaltungsorgane war ein erster Schritt zur demokratischen Umgestaltung. Am 10. Juni 1945 wurde mit dem Befehl Nr. 2 der SMAD (Sowjetische Militäradministration in Deutschland) die Bildung demokratischer Parteien und freier Gewerkschaften gestattet. Bereits am folgenden Tag wandte sich das Zentralkomitee der KPD mit einem programmatischen Aufruf zum Aufbau einer antifaschistisch-demokratischen Ordnung an die Öffentlichkeit.

Am 15. Juni veröffentlichte auch der Zentralausschuß der SPD seine Gegenwartsforderungen, die weitgehend mit denen des Aufrufes der KPD vom 11. Juni übereinstimmten. Auch Ferdinand Sauerbruch beteiligte sich neben seiner Tätigkeit im Magistrat aktiv am politischen Leben. Neben Otto Nuschke repräsentierte er den demokratischen Flügel der sich bildenden Christlich-Demokratischen Union, deren Gründungsproklamation vom 26. Juni 1945 er mit unterzeichnete und damit alle aufbauwilligen demokratischen bürgerlichen Kräfte zur Mitarbeit aufrief.

Auf Vorschlag der KPD schlossen sich am 14. Juli die Parteien zu einem antifaschistisch-demokratischen Block zusammen, um mit vereinter Kraft die Aufgaben des demokratischen Neuaufbaus zu lösen. Damit waren erstmals in der deutschen Geschichte breite kleinbürgerliche und bürgerliche Schichten in einem festen Bündnis mit der Arbeiterklasse verbunden.

Zu den Hauptaufgaben, die der Demokratische Block stellte, zählte der Kampf gegen den Hunger und die Seuchengefahr. In Berlin trug Ferdinand Sauerbruch als zuständiger Stadtrat hierfür besondere Verantwortung. Die Ernährungslage war katastrophal. Um die Berliner Bevölkerung nach den bisher geltenden Rationierungssätzen zu versorgen, wurden die notwendigen Lebensmittel aus den sowjetischen Heeresreserven zur Verfügung gestellt. Durch den verbrecherischen Krieg war das Gesundheitswesen aufs schwerste betroffen. Die Wasser-, Gas- und Elektrizitätsversorgung war unterbrochen. Trümmer und Schuttberge versperrten die Straßen. Die unter den Trümmern verwesenden Leichen und Tierkadaver bedingten eine schreckliche Rattenplage. Da die Müllabfuhr darniederlag, wurden die Abfälle Brutstätten für Insekten und Ungeziefer. Die zerstörte Kanalisation machte die Beseitigung der Fäkalien unmöglich. In diesem vom faschistischen Staat hinterlassenen Erbe vegetierten die Menschen in Elend und Not. Die größte Gefahr bedeuteten die sich unter diesen infernalischen hygienischen Verhältnissen ausbreitenden Seuchen und Epidemien, insbesondere Typhus und Ruhr.

In seinem bereits am 2. Mai erlassenen Befehl Nr. 1 hatte Generaloberst Bersarin wirksame Maßnahmen zur Wiederherstellung des Gesundheitswesens und zur Bekämpfung von Seuchen und Krankheiten angeordnet. Er kommandierte 30 sowjetische Militärärzte zur Unterstützung der deutschen Selbstverwaltungsorgane ab. Bereits bis zum 21. Juni konnten in Berlin folgende Ergebnisse der Wiederherstellungsarbeit erzielt werden:

92 Krankenhäuser, 4 Kinderkrankenhäuser, 10 Entbindungsheime, 146 Apotheken, 9 Ambulatorien, 13 Sanitäts-, 4 Gesundheitsfürsorge-, 3 Kinderberatungsstellen und 6 Stellen für Erste Hilfe arbeiteten. 31 780 Krankenhausbetten standen wieder zur Verfügung. 654 Ärzte arbeiteten in den staatlichen medizinischen Einrichtungen und 801 praktizierten frei. Die ärztliche Versorgung blieb ein großes Problem, denn ständig waren mehr als 250 000 Patienten ärztlich zu betreuen. Für über 200 000 Einwohner des Stadtbezirkes Prenzlauer Berg standen

in den Monaten Mai/Juni nur 87 Ärzte zur Verfügung. Eine wesentliche Hilfe war es, daß das sowjetische Kommando in der Nähe von Berlin in Kriegsgefangenenlagern untergebrachte deutsche Militärärzte zur Arbeit in den Krankenhäusern einsetzte.

Die Protokolle der Magistratssitzungen zeigen den aktiven Einsatz Sauerbruchs bei der Stabilisierung des Berliner Gesundheitswesens. Wenn es ihm die großen Aufgaben, vor die ihn die Leitung der Charité stellte, deren Chef er ja „nebenbei“ auch noch war, anfangs auch nicht immer erlaubten, an den Magistratssitzungen teilzunehmen, so daß sein Stellvertreter Erwin Gohrbandt, vor allem aber der Abteilungsleiter Redeker die Belange des Gesundheitswesens vertraten, so war er ab Mitte Juni doch nahezu regelmäßig anwesend. Im Magistrat vertrat Sauerbruch neben den dringenden Sofortmaßnahmen zur ärztlichen Versorgung und Seuchenbekämpfung auch politische Forderungen. So sprach er sich dafür aus, den Ärzten, die aktive Angehörige der SS, der Gestapo und des SD gewesen waren oder sich Verbrechen gegen die Menschlichkeit schuldig gemacht hatten, die Approbation zu entziehen. Als im November 1945 der Berliner Magistrat über seine bisherige Arbeit öffentlich Rechenschaft ablegte, waren die erzielten Ergebnisse im Bereich des Gesundheitswesens im hohen Maße auch Resultate des aufopferungsvollen Wirkens Sauerbruchs. Er war am 12. Oktober aus seiner Funktion als Stadtrat ausgeschieden und konzentrierte seine Kraft auf die Leitung der Klinik.

Hauptergebnisse der Arbeit auf dem Gebiet des Gesundheitswesens während seiner Stadtratsfunktion waren die Stabilisierung der ärztlichen Versorgung der Bevölkerung und das Zurückdrängen der Seuchen.

Traten in der 3. Juliwoche 1945 noch 2500 Neuerkrankungen an Ruhr auf, so ging deren Zahl in den Oktoberwochen auf 200 zurück.

Der Typhus hatte in der 4. Septemberwoche mit 900 Erkrankungen seinen Höhepunkt erreicht. Mitte November hatte sich die Zahl auf 500 reduziert. Durch intensive Impfmaßnahmen, die auf der Magistratssitzung vom 20. August 1945 beschlossen wurden, war es gelungen, den Flecktyphus zu verhindern.

Trotz dieser Erfolge gab es noch immer große Probleme. Die Tuberkulose grassierte; ihre Mortalität lag 1947 in Berlin bei

233 von 100 000 Einwohnern. Die Säuglingssterblichkeit betrug 11,4 % der Lebendgeborenen.

Die allgemeine Notlage, die völlig unzureichenden hygienischen Verhältnisse und die mangelhafte medizinische Versorgung führten zu einer akuten Bedrohung der physischen Existenz großer Teile der Bevölkerung. Aktivisten der ersten Stunde berichteten anläßlich des 40. Jahrestages der Befreiung vom Hitlerfaschismus in dem Sammelband „Im Dienste des Menschen" über den mit sowjetischer Hilfe erfolgten Aufbau des neuen Gesundheitswesens. Dabei standen vor der Arbeiterklasse und den Mitarbeitern des Gesundheitswesens drei eng miteinander verbundene Hauptaufgaben:

„1. die physische Existenz des deutschen Volkes zu retten, soviel Leben und Gesundheit wie irgendmöglich zu erhalten, überall mit der medizinischen Betreuung der Bevölkerung wieder zu beginnen und die dringendsten Voraussetzungen dafür zu schaffen;
2. Maßnahmen einzuleiten, die den Einfluß der Faschisten im Gesundheitswesen ausschlossen und Bedingungen für die Entwicklung des antifaschistisch-demokratischen Gesundheitswesens schufen;
3. die Ärzte und Schwestern, alle Mitarbeiter des Gesundheitswesens aus Resignation und politischer Verwirrung herauszuführen, sie alle in die Arbeit einzubeziehen, sie schrittweise von der faschistischen Ideologie zu befreien und im Bündnis mit allen Werktätigen für ein demokratisches Gesundheitswesen zu gewinnen."

Bereits wenige Wochen nach Kriegsende wurde gemäß Befehl Nr. 17 der SMAD vom 27. Juli 1945 die Deutsche Zentralverwaltung für das Gesundheitswesen geschaffen. Sie repräsentierte erstmals in der deutschen Geschichte nicht nur eine eigene zentrale Gesundheitsverwaltung, sondern gab dieser auch einen neuen, auf die Verwirklichung des Humanismus gerichteten Inhalt.

Diese neue Institution sollte, wie Carl Coutelle (geb. 1908), einer ihrer leitenden Mitarbeiter feststellte, „die notwendigen organisatorischen Grundlagen für eine einheitliche optimale Bewältigung des durch die Kriegsereignisse verursachten gesundheitlichen Notstandes ausarbeiten, die Bedingungen und Voraussetzungen für ein demokratisches Gesundheitswesen schaffen und gleichzeitig damit die notwendigen kadermäßigen und politischen Voraussetzungen erarbeiten".

Die neugebildete Zentralverwaltung erließ am 18. September 1945 die „Verordnung über den Neuaufbau des öffentlichen Gesundheitswesens". Auf ihrer Grundlage wurden der Kampf gegen die Seuchengefahr organisiert, die kontinuierliche ärztliche Versorgung in die Wege geleitet und die Verteilung von Arzneien und Desinfektionsmitteln gewährleistet. So konnten schließlich die größten Gefahren für die Bevölkerung gebannt werden. Eine Verlautbarung der Zentralverwaltung für das Gesundheitswesen stellte Anfang 1946 fest: Für Winter 1945/46 wurde eine Seuchenkatastrophe befürchtet, da sich „alle physischen, psychologischen, wirtschaftlichen, versorgungstechnischen und sozialhygienischen Mängel summierten ... zu einer weit klaffenden Lücke, die dem Einbruch der Kriegsseuchen schutzlos preisgegeben schien".

Daß diese Lücke in relativ kurzer Zeit geschlossen wurde, war der Erfolg einer in größtem Maßstab angewendeten Prophylaxe. Alle Ärzte wurden an der Seuchenabwehr beteiligt.

In einer weiteren Erklärung kam zum Ausdruck, daß der Erfolg vor allem der tatkräftigen Hilfe der sowjetischen Armee zu danken war:

„Es war die sowjetische Besatzungsmacht, die in ihrer Großmut überhaupt erst die Voraussetzungen für jeden Erfolg schuf. Ihr gebührt unser rückhaltloser Dank. Wenn wir heute nach der Lösung des Alpdrucks auf den letzten Winter zurückblicken, muß jeder Urteilsfähige gestehen, daß es die SMA war, die in der für uns fast hoffnungslos erscheinenden Situation ohne Rücksicht auf das, was ihr Volk durch uns erlitten hatte, eine Tatkraft und Hilfsbereitschaft zeigte, die nach diesem Kriege einfach beispiellos ist. Die sofortige Bereitstellung von Nahrungsmitteln und Fahrzeugen der Roten Armee gewährte uns überhaupt erst wieder Lebensmöglichkeiten."

Unter Leitung von Oberst Sokolow wirkten etwa sechzig sowjetische Experten im Rahmen der Abteilung Gesundheitswesen der SMAD und standen den deutschen Selbstverwaltungsorganen und ihren ärztlichen Kollegen beim Neuaufbau und der Organisation des Gesundheitswesens jederzeit hilfreich zur Seite.

Die in der Regel in Zusammenarbeit mit Vertretern der deutschen Arbeiterklasse und des Gesundheitswesens erlassenen gesundheitspolitischen SMAD-Befehle waren „die Verwirklichung und Konkretisierung der Beschlüsse der Partei der Arbeiterklasse in den damals möglichen und erforderlichen staatsrechtlichen Formen und Normativen“. Zu diesen Befehlen erlies die Zentralverwaltung die entsprechenden Verordnungen und konkreten Anweisungen.

Mit den Maßnahmen zur Seuchenbekämpfung wurde nicht nur die akute Gefahr gebannt. Gleichzeitig wurden damit erste Grundprinzipien eines demokratischen Gesundheitswesens in der Praxis durchgesetzt:

„Das neue deutsche Gesundheitswesen trug, indem es die hygienischen Vorbeugungsmaßnahmen in den Vordergrund rückte, nicht etwa nur einer Zwangslage Rechnung, sondern es beschritt damit einen Weg, der konsequent in die Richtung des Volksgesundheitsschutzes weist und auf dem sich aus den Erfahrungen und Lehren des Winters eine für alle Zeiten geltende Synthese der prophylaktischen und therapeutischen Tätigkeit des Arztes entwickelt ...“

Nach Beseitigung der akuten Seuchengefahr wurde der Kampf gegen die chronischen Seuchen, insbesondere die Tuberkulose, aufgenommen. Die Grundlage dafür bildete wiederum ein Befehl der SMAD. Der am 3. Oktober 1946 erlassene Befehl Nr. 297 stellte als entscheidende Aufgabe den Aufbau von Tuberkulosefürsorgestellen. Am 9. und 10. Dezember 1946 fand in der Zentralverwaltung für Gesundheitswesen eine Tuberkulose-Tagung statt, um mit allen Fachkräften die Aufgaben der Tuberkulosebekämpfung im Rahmen der allgemeinen Gesundheitspolitik zu beraten. Neben den Problemen der Organisation der notwendigen Maßnahmen war die von Sauerbruch begründete chirurgische Behandlung der Lungentuberkulose ein Hauptpunkt der Beratungen. Auf der Grundlage des Befehls 297 wurden am 9. Dezember 1946 von der Zentralverwaltung umfangreiche Anweisungen zur Tuberkulosebekämpfung erlassen, die neben der Einrichtung von Fürsorgestellen auch vielfältige Maßnahmen zur wirtschaftlichen und sozialen Sicherstellung der Tuberkulosekranken und ihrer Familien sowie Schutzmaßnahmen gegen die Ansteckungsgefahr enthielten.

Im März 1947 wurde eine breite Aufklärungsaktion zur Früherfassung der Tuberkulose und zur Gesundheitserziehung durchgeführt. In Ermangelung von Röntgengeräten war die gezielte Erfassung der Erkrankungsfälle noch nicht möglich.

Mit der im April 1946 erfolgten Vereinigung der KPD und SPD zur SED war die entscheidende Triebkraft für die weitere gesellschaftliche Entwicklung entstanden. Die im Jahre 1946 erlassenen kommunalpolitischen und sozialpolitischen Richtlinien sowie die am 31. März 1947 vom Zentralsekretariat der SED beschlossenen „Gesundheitspolitischen Richtlinien" konzipierten auf der Grundlage des Erreichten das gesundheitspolitische Programm für die antifaschistisch-demokratische Umgestaltung des Gesundheitswesens, in dem unter Führung der Partei der Arbeiterklasse sowohl die dringenden Tagesaufgaben als auch die perspektivischen Ziele Berücksichtigung fanden. Dabei war es möglich, nicht nur auf die endgültige Überwindung der Kriegs- und Nachkriegsfolgen zu orientieren, sondern entsprechend den sich vollziehenden grundsätzlichen gesellschaftlichen Veränderungen eine wesentlich verbesserte, stabile medizinische Betreuung aller Bürger, unabhängig von ihrer sozialen Stellung, anzustreben und dabei Ziele zu verfolgen, die weit über die traditionell übliche medizinische Diagnostik und Therapie hinausgingen.

In welcher Richtung sich die Entwicklung vollzog, zeigte bald eine Reihe weiterer Maßnahmen. So war von großer Bedeutung für die weitere Entwicklung des Gesundheitswesens, insbesondere des Betriebsgesundheitswesens, der Befehl Nr. 234 vom 9. Oktober 1947 über „Maßnahmen zur Steigerung der Arbeitsproduktivität und zur weiteren Verbesserung der materiellen Lage der Arbeiter und Angestellten in der Industrie und im Verkehrswesen", der entscheidende Orientierungen für die Verbesserung der ärztlichen Versorgung enthielt und dem Arzt eine wichtige Funktion bei der notwendigen Steigerung der Arbeitsproduktivität zuwies.

Mit dem Befehl Nr. 272 vom 11. 12. 1947 „Über die Errichtung von Ambulanzen und Polikliniken zur Sicherung der ärztlichen Versorgung der deutschen Bevölkerung in der sowjetischen Besatzungszone Deutschlands" wurden die Grundlagen für eine fachlich qualifizierte und allgemein zugängliche ärztliche Versorgung der Bevölkerung geschaffen und dafür die notwendigen Mittel zur Verfügung gestellt.

Vom 14.–16. November 1947 versammelten sich in der ersten

Amtsärztetagung die Aktivisten der ersten Stunde des Gesundheitswesens. Sie hatten den Weg zur weiteren Demokratisierung des Gesundheitswesens ebenso erfolgreich beschritten, wie sie mit ihrer aufopferungsvollen Arbeit die Bevölkerung vor der drohenden Seuchengefahr schützten. Aus den Erfahrungen ihrer praktischen Tätigkeit wußten sie am besten, welch großen Anteil die Hilfe der Sowjetarmee seit der Befreiung am Neuaufbau des Gesundheitswesens hatte. Sie richteten an den Oberbefehlshaber der Besatzungstruppen und Chef der SMAD Marschall Sokolowski ein Grußschreiben:

„Die in der Zentralverwaltung für das Gesundheitswesen zu Berlin vom 14. bis 16. November 1947 versammelten Leiter der Landesgesundheitsämter, Zentralstellen für Hygiene, Kreis- und Stadtgesundheitsämter und Chefärzte der Polikliniken der sowjetischen Besatzungszone danken für die von der SMV (Sowjetische Militärverwaltung – W. G.) getroffenen umfassenden Maßnahmen zur Verbesserung des Gesundheitsschutzes der Bevölkerung. Durch den Befehl der SMV über die Schaffung einer selbständigen und einheitlichen Gesundheitsverwaltung konnte eine alte Forderung der fortschrittlichen Kräfte der deutschen Ärzteschaft verwirklicht werden.

Die Ärztetagung begrüßt die Schaffung von Ambulatorien, Polikliniken und der Betriebsgesundheitsfürsorge als wirkliche Maßnahmen zur Hebung der ärztlichen Versorgung der Bevölkerung und ist überzeugt, daß insbesondere der Befehl 234 die Erreichung der gesteckten Ziele wesentlich fördert. Die an der Tagung teilnehmenden Ärzte sind bereit, an seiner Durchführung aus vollen Kräften mitzuarbeiten. In engem Zusammenwirken mit den antifaschistischen politischen Parteien und den Massenorganisationen werden sie keine Gelegenheit versäumen, die Demokratisierung des deutschen Gesundheitswesens weiterzuentwickeln."

Ferdinand Sauerbruch befand sich nicht mehr unter den Teilnehmern der Amtsärztetagung. Nachdem es ihm gelungen war, in mehrmonatlicher Tätigkeit als Stadtrat am Aufbau des Berliner Gesundheitswesen maßgeblich mitzuwirken, konzentrierte er nun wieder seine ganze Kraft auf die Chirurgische Klinik, wo ebenfalls eine Fülle von Aufgaben zu lösen war.

Diese hatten keineswegs nur fachlichen Charakter. In dieser schweren Zeit Klinikchef zu sein, hieß auch, „Organisationstalent“ zu beweisen. Walter Stoeckel, Direktor der Frauenklinik, berichtet von Sauerbruchs „Beschaffungstalenten“:

„Der Mangel an Mörtel drohte die Arbeiten zum Stillstand zu bringen. Durch Bestechung gelang es uns, einen Lastwagenchauffeur, der Mörtel zur Charité fahren sollte, zu bewegen, den Weg an unserer Klinik vorbei zu nehmen und jedesmal gerade vor dem Haupteingang einen Motorschaden zu haben, dessen Behebung so lange dauerte, bis der Mörtel auf die Straße ‚gefallen‘ war, wo wir ihn als ‚Fundsache‘ beschlagnahmten. Das war unsere ‚Rache‘ an Sauerbruch, der Mauersteine, die für uns bestimmt, aber durch ein Versehen in die Charité gelangt waren, ungerührt hatte abladen lassen und für sich behielt.“

Wiederaufnahme des Lehrbetriebes und Reform des Hochschulwesens

Zur Behebung des akuten Ärztemangels (in der sowjetisch besetzten Zone arbeiteten 1946 nur 13300 Ärzte und 6950 Zahnärzte) und Sicherung des ärztlichen Nachwuchses galt es, möglichst bald den Lehrbetrieb wieder aufzunehmen und die antifaschistisch-demokratische Reform des Hochschulwesens einzuleiten. Dabei leisteten die Bildungspolitiker der SMAD, wie der Chef der Informationsabteilung Sergej Iwanowitsch Tulpanow, der Leiter der Abteilung Volksbildung, P. V. Solotuchin, der Leiter des Sektors Hochschulen, P. I. Nikitin und der Leiter der Kulturabteilung Alexander I. Dymschitz (1910–1974) tatkräftige Hilfe.

Als erste Hochschulen der sowjetischen Besatzungszonen begannen vom Oktober 1945 bis Februar 1946 die Universitäten Jena, Halle, Leipzig, Greifswald und Rostock ihre Vorlesungen. In Berlin, wo der Lehrbetrieb Ende des Wintersemesters 1944/45 vollständig zum Erliegen gekommen war, berief am 2. Juni 1945 im Namen des neuen demokratischen Magistrats der Stadtrat für Volksbildung, Otto Winzer (1902–1975), den Leitenden Ausschuß für Hochschulfragen und erteilte ihm den Auftrag, die Neueröffnung der Universität auf demokratischer Grundlage vorzubereiten. Das war notwendigerweise mit einer Erneuerung des Lehrkörpers und der Studentenschaft verbunden. Mit Ausnahme der durch ihre faschistische Vergangenheit belasteten Nazis wurden die ehemaligen Ordinarien und Direktoren von Instituten und Kliniken durch den Ausschuß, in dem Theodor Brugsch eine maßgebliche Rolle spielte, zur Bestätigung in ihrem Lehramt vorgeschlagen. Zu den entlassenen aktiven Nazis zählte der Direktor der I. Medizinischen Klinik, Herbert Koch. Die Klinik mußte schnell wieder besetzt werden, und es lag nahe, diese Aufgabe Theodor Brugsch als bewährtem Internisten und engagiertem Demokraten zu übertragen.

Im Zusammenhang mit Kochs Ablösung kam es zu Auseinandersetzungen, die verdeutlichten, wie stark noch konservative Geisteshaltungen im Fakultätsrat wirksam waren. Besonders der damalige Dekan Carl von Eicken (1873–1960) erhob Protest, aber auch Ferdinand Sauerbruch sprach sich gegen die Berufung von Theodor Brugsch, dem er bei der Ablösung persönliche Motive unterstellte, aus.

Dabei richtete sich seine Ablehnung nicht gegen die Person von Theodor Brugsch, den er als Internisten hoch schätzte (schließlich gehörte Ferdinand Sauerbruch zu den vier Wissenschaftlern, die Brugsch 1949 zur Aufnahme in die Akademie der Wissenschaften vorschlugen), Ferdinand Sauerbruch sah das noch immer von ihm vertretene Recht der „akademischen Selbstverwaltung und Unabhängigkeit" durch den Vollzug einer „Behördenmaßnahme", ohne zumindest die Zustimmung der Fakultät eingeholt zu haben, in Frage gestellt. Der höchst selbstbewußte, zur Selbstgefälligkeit neigende Sauerbruch fühlte sich in dieser Entscheidung, der er nach entsprechender Diskussion vermutlich seine Zustimmung nicht verweigert hätte, ganz einfach übergangen. Die „Brugsch-Querelen" zeigten jedoch, mit welcher Brisanz und Problematik die notwendigen Veränderungen, auch personelle Entscheidungen, verbunden waren. Brugsch erteilte seinen Widersachern die einzig richtige Antwort, indem er sie darauf hinwies, daß er als bisher einziger Mediziner durch den zuständigen Stadtrat Otto Winzer bereits am 3. Juli 1945 die Lehrbefugnis erhalten hatte und daß die bisherige Fakultät in dieser Frage nichts mehr zu beschließen habe. Den persönlichen Angriff Sauerbruchs ließ er außer acht, ein kluges Verhalten, das durch die engen fachlichen und zunehmend freundschaftlichen Kontakte beider Ordinarien seine Bestätigung fand.

Die feierliche Eröffnung der Berliner Universität fand am

BIER-BRAUN-KÜMMELL

CHIRURGISCHE OPERATIONSLEHRE

UNTER MITWIRKUNG VON

HEINRICH BÜRKLE-DE LA CAMP-MÜNCHEN, WILLI FELIX-BERLIN, A. W. FISCHER-FRANKFURT a. M., EMIL KARL FREY-DÜSSELDORF, OTTO GOETZE-ERLANGEN, RUDOLF KLAPP-MARBURG, HERMANN KÜTTNER†-BRESLAU, ERICH LEXER-MÜNCHEN, FELIX v. MIKULICZ-RADECKI-KÖNIGSBERG i. Pr., RUDOLF NISSEN-BERLIN, HERBERT PEIPER-FRANKFURT a. M., OTTO RINGLEB-BERLIN, OSKAR RUMPEL-BERLIN, FERDINAND SAUERBRUCH-BERLIN, VICTOR SCHMIEDEN-FRANKFURT a. M., WALTER SEBENING-FRANKFURT a. M., LUDWIG WREDE-BRAUNSCHWEIG

SECHSTE,
VOLLSTÄNDIG UMGEARBEITETE AUFLAGE

HERAUSGEGEBEN VON

FERDINAND SAUERBRUCH
BERLIN

VICTOR SCHMIEDEN
FRANKFURT a. M.

BAND I

ALLGEMEINE OPERATIONSLEHRE
OPERATIONEN AN KOPF UND WIRBELSÄULE

MIT 967 TEILS FARBIGEN ABBILDUNGEN
IM TEXT

1 9 3 3

VERLAG VON JOHANN AMBROSIUS BARTH / LEIPZIG

Bild 64. Weiterführung des berühmten Handbuches durch Sauerbruch

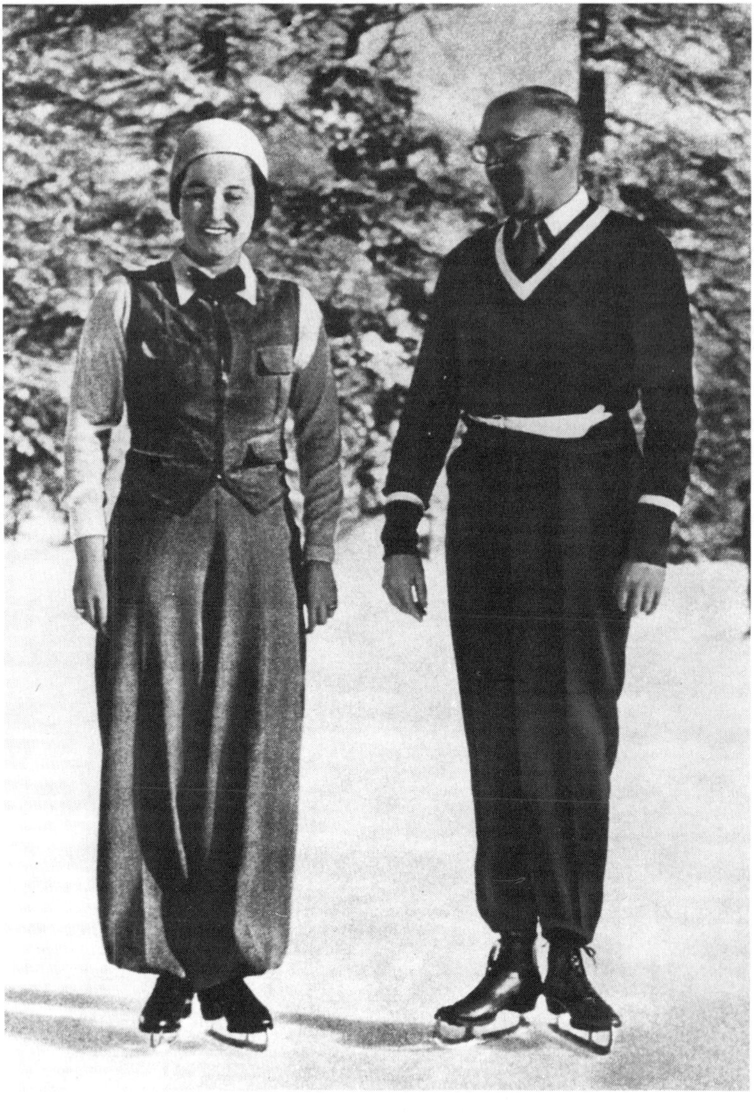

Bild 65. Mit der zweiten Frau Margot Sauerbruch

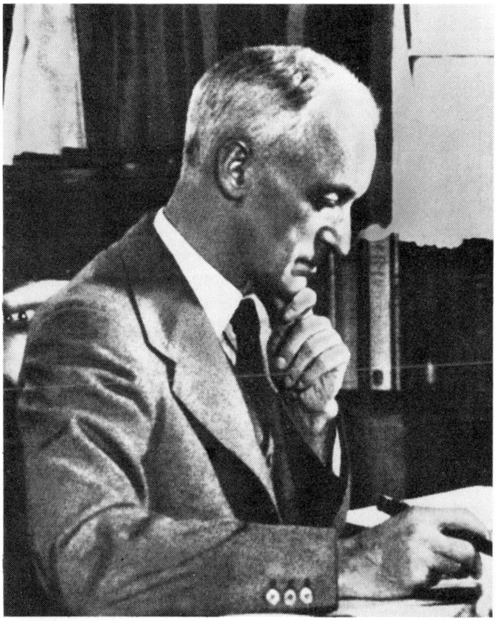

Bild 66. Harvey Cushing (1869–1939)

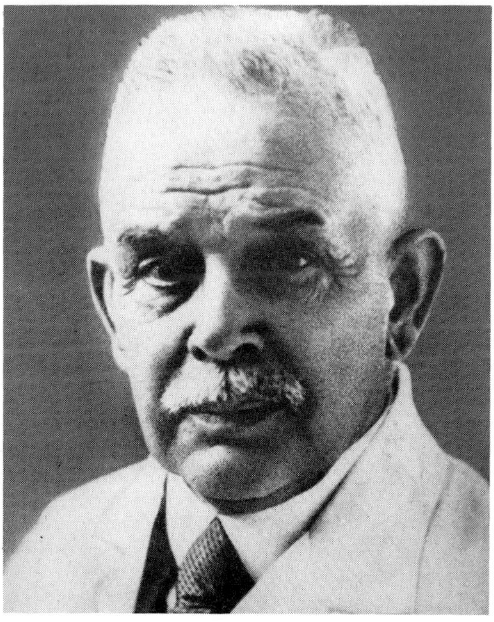

Bild 67. Karl Bonhoeffer (1868–1948)

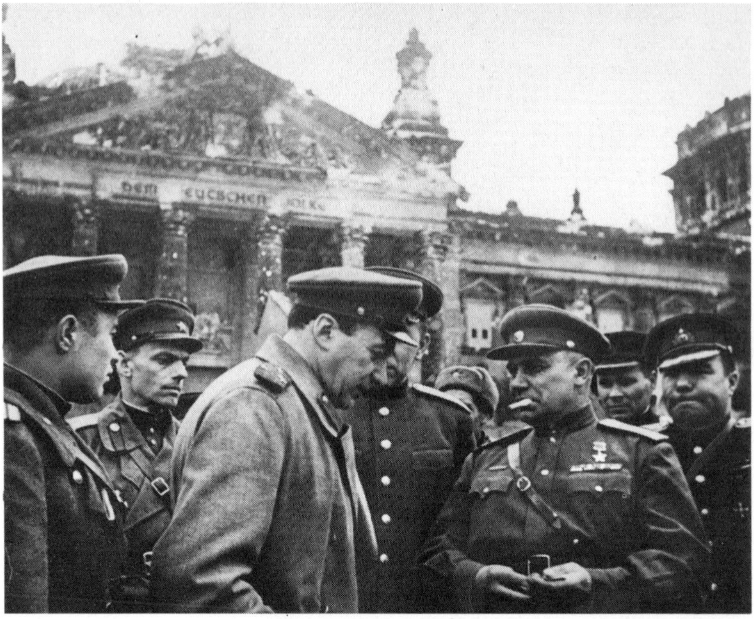

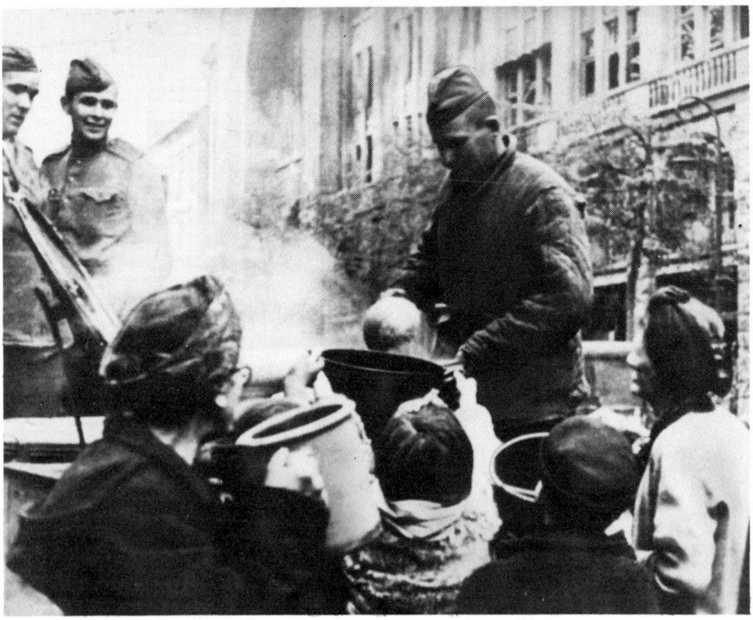

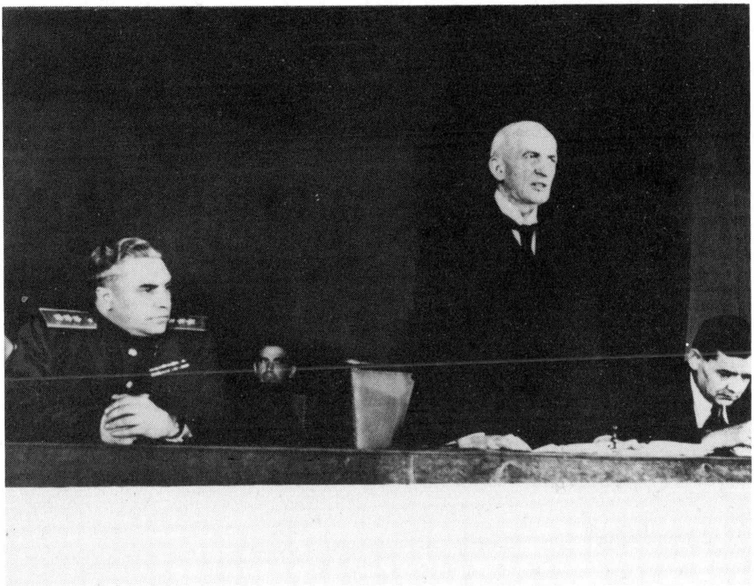

Bild 68. Generaloberst Bersarin mit seinem Stab vor dem Reichstagsgebäude

Bild 69. Hilfe in der Not

Bild 70. Konstituierung des demokratischen Magistrats

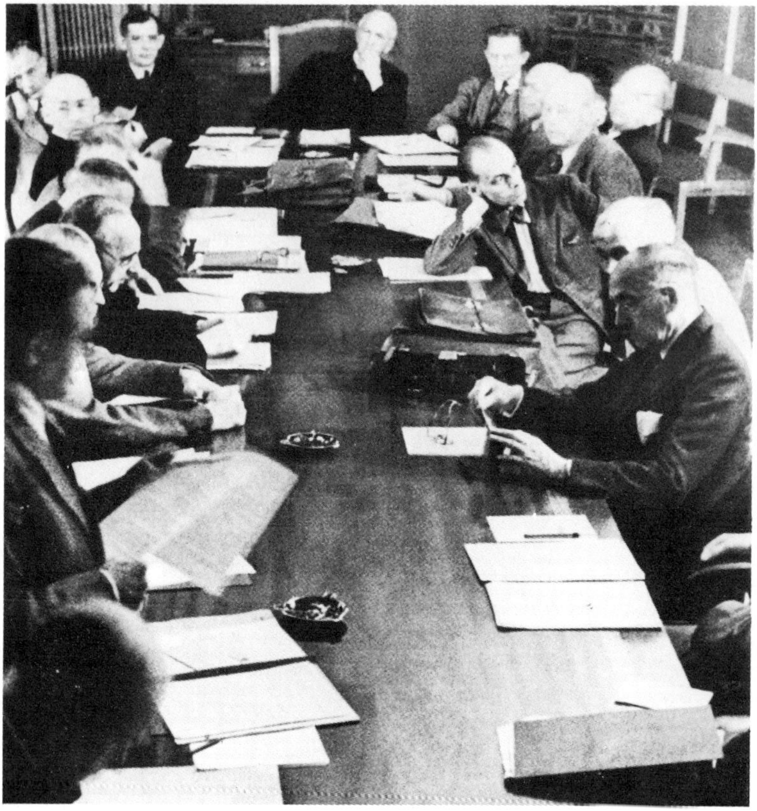

Bild 71. Sitzung des Magistrats mit Sauerbruch als Stadtrat für Gesundheitswesen (vorn rechts)

Bild 72. Theodor Brugsch (1878–1963)

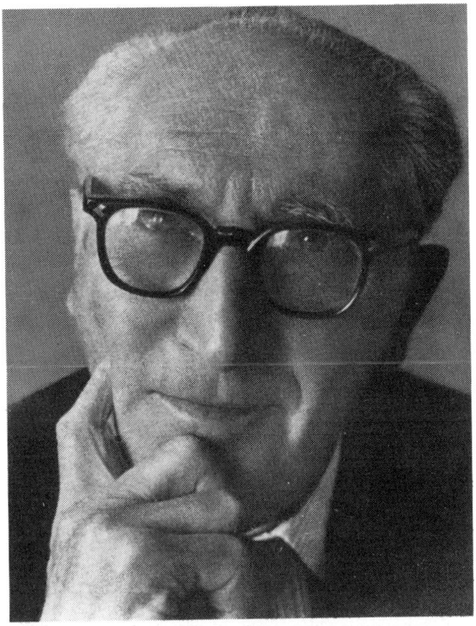

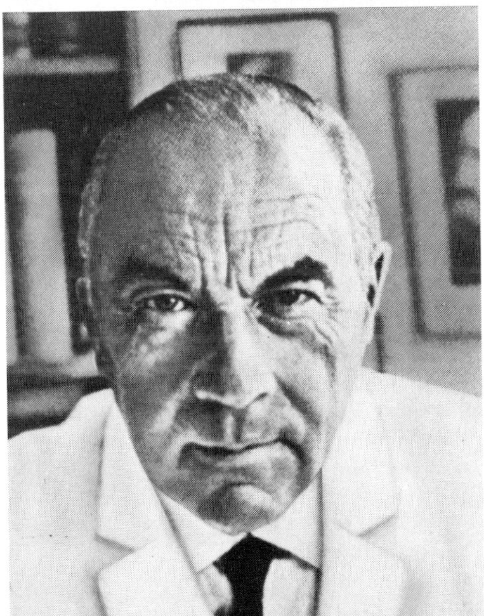

Bild 73. Rudolf Nissen

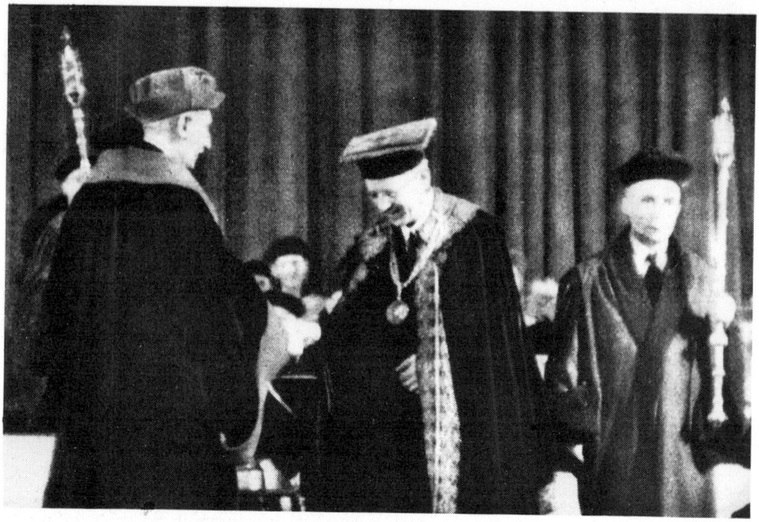

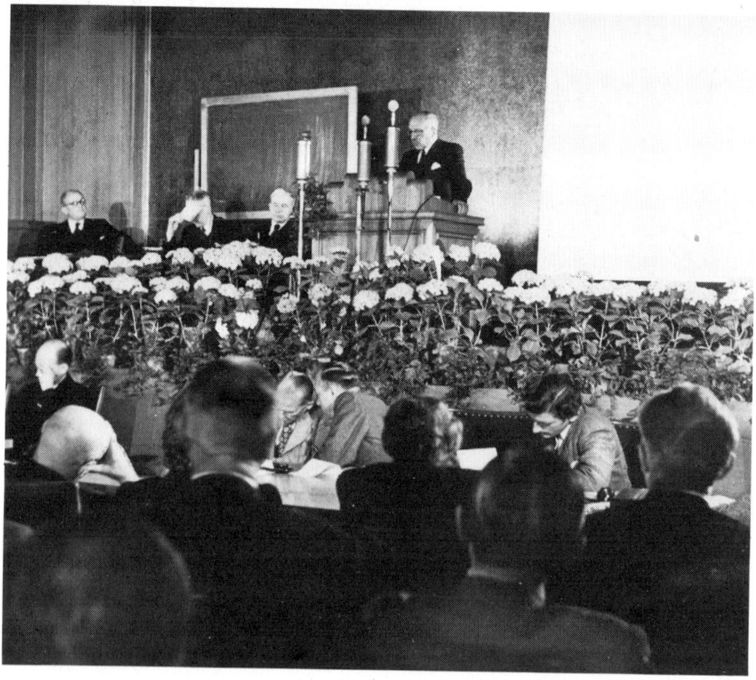

Bild 74. Einweisung von Professor Stroux in das Amt des Rektors der wiedereröffneten Berliner Universität 1946

Bild 75. Referat während der Fachtagung der Chirurgen am 18.6.1947

Bild 76. Im Gespräch mit Professor Stroux

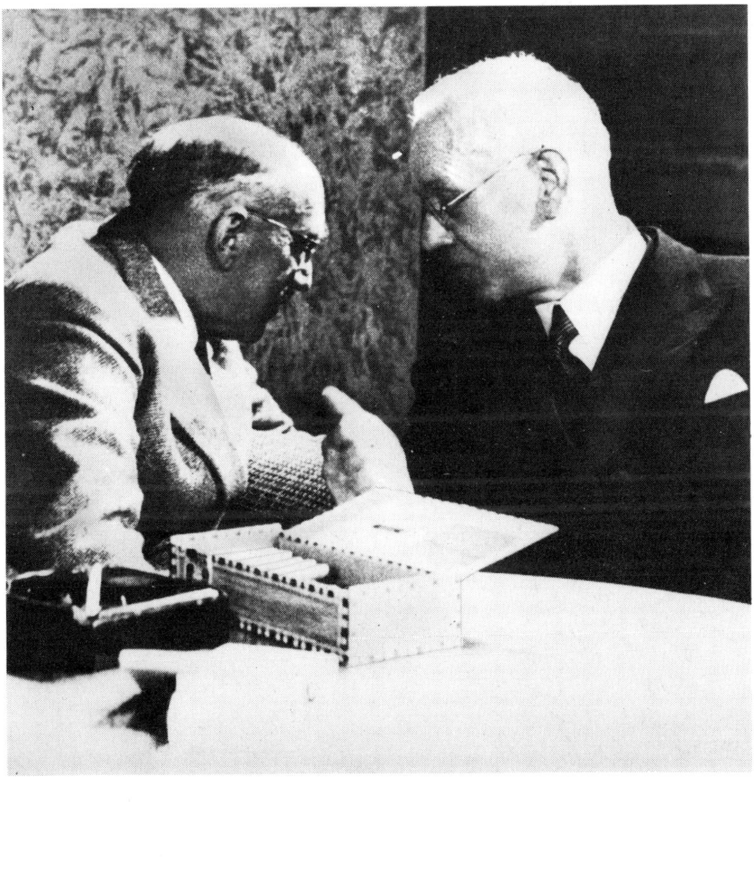

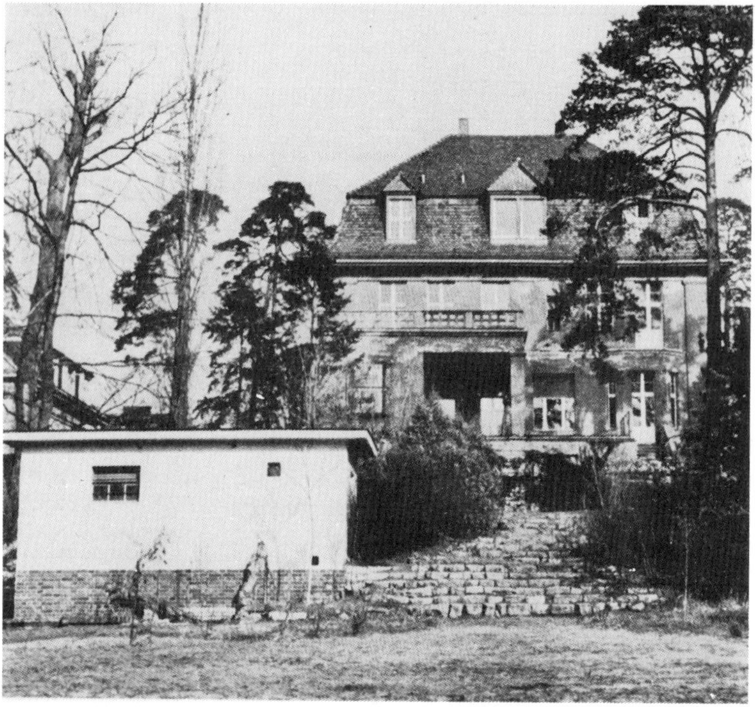

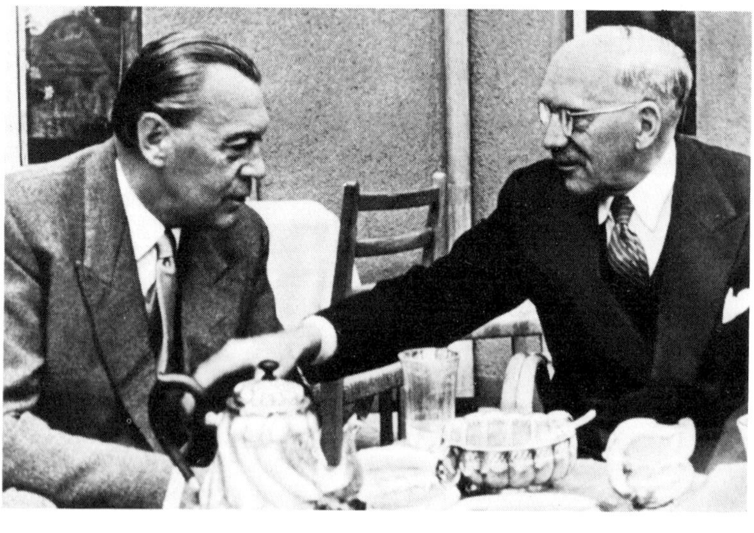

Bild 77. Sauerbruchs letzte Wohnung in Berlin-Grunewald

Bild 78. Zum 75. Geburtstag mit E. K. Frey

Bild 79. Mit Frau Margot Sauerbruch

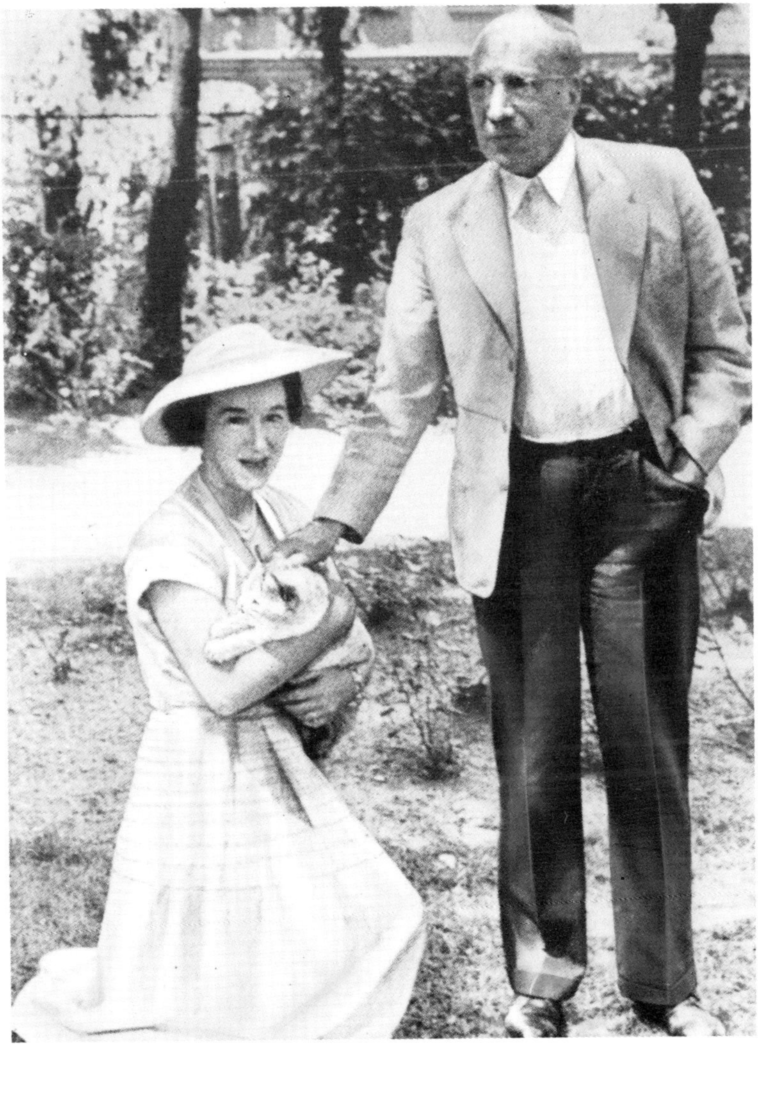

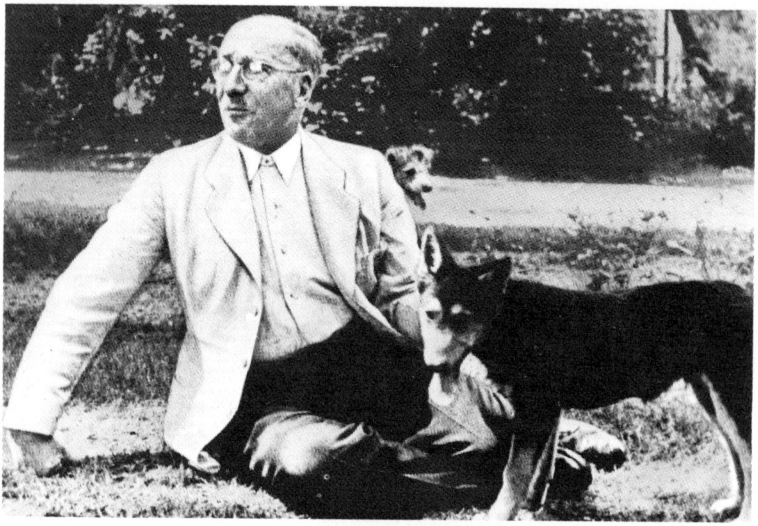

Bild 80–81. Tiere – seine ständigen Begleiter

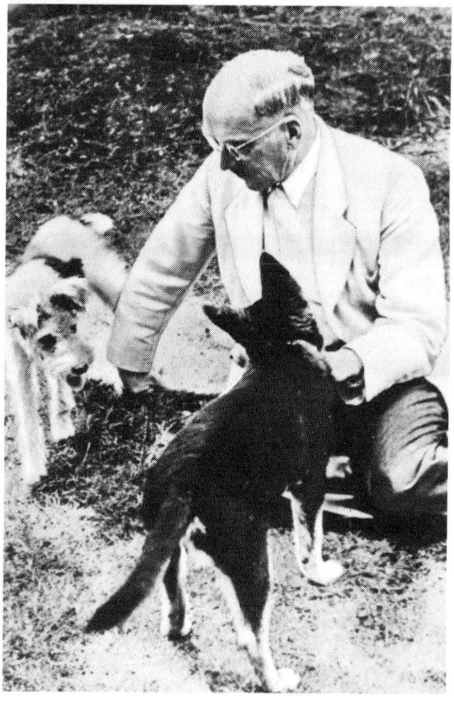

LEHRBUCH
DER
CHIRURGIE

BEARBEITET VON

PROF. W. ANSCHÜTZ, KIEL; PROF. F. BERNHARD †, GIESSEN; PROF. H. COENEN, MÜNSTER/WESTF.; PROF. E. FISCHER-BRÜGGE †, MÜNSTER/ WESTF.; PROF. E. GOHRBANDT, BERLIN; PROF. N. GULEKE, JENA; PROF. K. HAUENSTEIN, LEIPZIG; DR. W. HEYN, BERLIN; DR. F. HÜDEPOHL, BERLIN; PROF. R. KLAPP †, MARBURG; DR. B. KLAPP, MARBURG; PROF. G. E. KONJETZNY, HAMBURG; PROF. M. LANGE, BAD TÖLZ; PROF. A. LÄWEN, HERMANNSBURG; PROF. FR. LOEFFLER, HALLE; PROF. F. NÖLLER, JENA; PROF. P. OLLINGER, BONN; PROF. E. v. REDWITZ, BONN; PROF. E. REHN, FREIBURG I. BR.; PROF. F. SAUERBRUCH, BERLIN; PROF. A. SCHULZ VAN TREECK, BERLIN; PROF. R. WANKE, KIEL; DR. E. WEISSCHEDEL, FREIBURG I. BR.

BEGRÜNDET VON

PROF. L. WULLSTEIN UND PROF. M. WILMS

ZEHNTE, UMGEARBEITETE AUFLAGE

HERAUSGEGEBEN VON

PROF. E. GOHRBANDT
BERLIN

PROF. E. v. REDWITZ
BONN

PROF. F. SAUERBRUCH
BERLIN

ERSTER BAND

ALLGEMEINER TEIL. CHIRURGIE DES KOPFES, DES HALSES, DER BRUST, DES BAUCHES, DER HARN- UND GESCHLECHTSORGANE

MIT 661 ZUM TEIL MEHRFARBIGEN ABBILDUNGEN IM TEXT

ARBEITSGEMEINSCHAFT MEDIZINISCHER VERLAGE G.M.B.H.
VERLAG VON GUSTAV FISCHER IN JENA
1951

Bild 82. Letzte zu Lebzeiten erschienene Buchpublikation

Bild 83. Altersbildnis

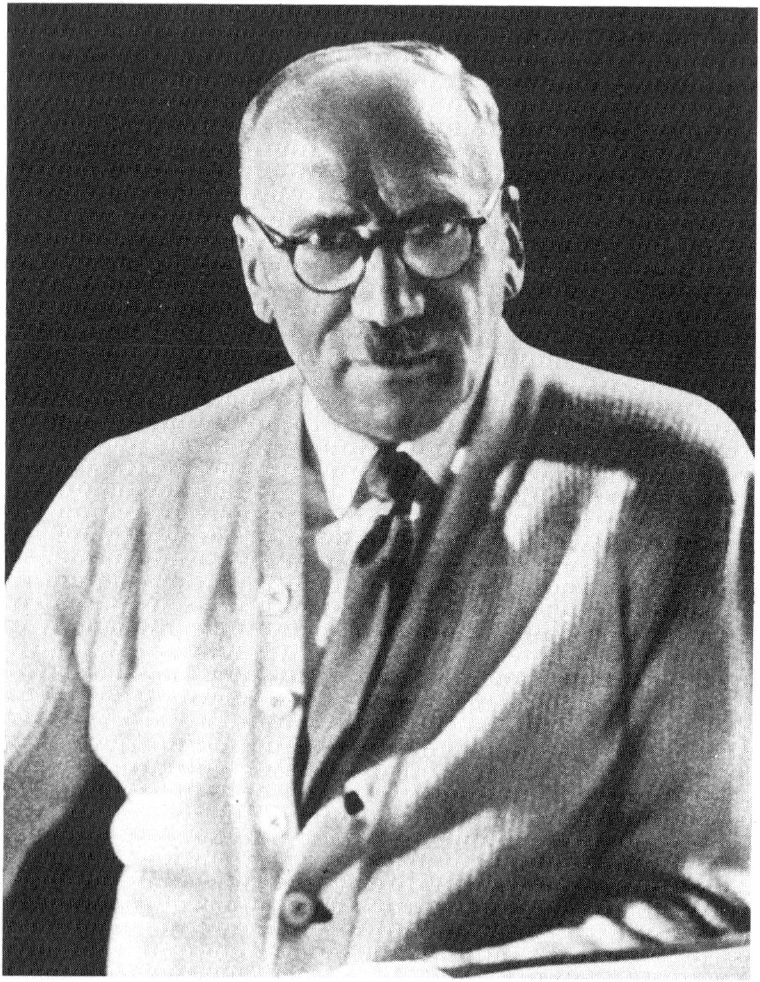

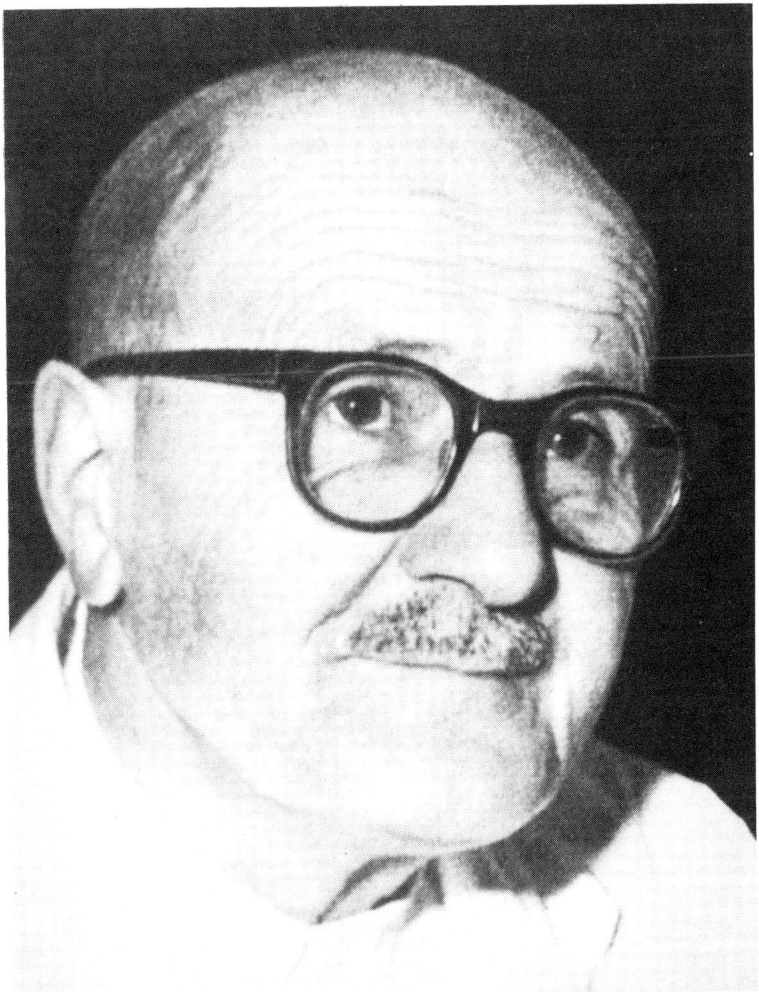

Bild 84. Willi Felix (1892–1962)

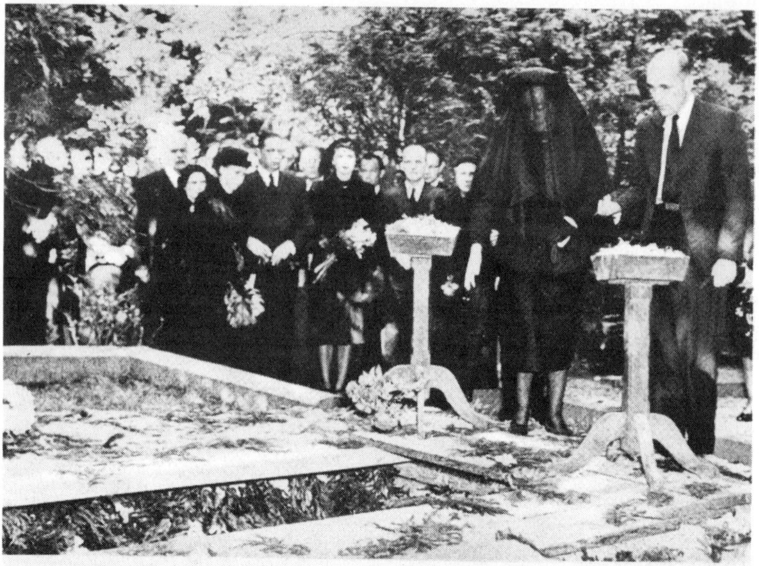

Bild 85. Beisetzung Sauerbruchs

29. Januar 1946 statt. Theodor Brugsch begrüßte als Leiter der Hochschulabteilung der Zentralverwaltung für Volksbildung die Repräsentanten der alliierten Militärbehörden, des demokratischen Magistrats und der seit Sommer 1945 entstandenen zentralen deutschen Verwaltungseinrichtungen der sowjetischen Besatzungszone sowie zahlreiche Gäste. Die Professoren waren in der altehrwürdigen Tracht mit Talar und Barett erschienen. Die scharlachrote Farbe der Mediziner beherrschte dabei das Bild. Freilich hatte mancher Schwierigkeiten, der „Kleiderordnung" Genüge zu tun. Von dem alten Stamm der Medizinprofessoren waren anwesend Sauerbruch, Stoeckel, Bonhoeffer, von Eicken, Rößle, Stieve, Kopsch. Theodor Brugsch wurde Dekan des ersten Nachkriegssemesters. Zum ersten Rektor wurde der Altphilologe Johannes Stroux gewählt. Er erläuterte die neue, demokratische Universitätskonzeption:

„Auch heute ist das Programm, das Wilhelm von Humboldt entworfen hat, eine Quelle der Kraft und eine Wegleitung in unsere Zukunft, und mit gutem Recht verbleiben die beiden Brüder Humboldt als geistige Patrone am Portal unserer wiedererstandenen Universität ... Wir sehen schon die starken Kräfte, die uns zur Seite stehen. Als die größte und stärkste dieser Hilfen betrachte ich das neue Verhältnis der Universität zum Volke ... aus der erneuerten Universität soll eine neue deutsche Intelligenz, die aus allen Schichten des Volkes stammt, hervorgehen, die die volle Höhe wissenschaftlicher Ausbildung mit dem einfachen und wahrhaftigen Charakter des von jedem Standesdünkel freien, zum Dienst für die Gesamtheit des demokratischen Staatswesens entschlossenen Menschen vereinigt."

Der Präsident der Deutschen Zentralverwaltung für Volksbildung, Paul Wandel (geb. 1905), begründete die Notwendigkeit, „eine neue deutsche Intelligenz hervorzubringen, die ihre Aufgaben in der friedlichen Zusammenarbeit unseres Volkes mit den anderen Völkern sieht".

In seiner Ansprache betonte der Leiter des Volksbildungsamtes der sowjetischen Militärverwaltung Solotuchin das große Interesse der SMAD an der Förderung von Wissenschaft und Kultur als den besten Mitteln, dem Ungeist des Faschismus zu begegnen.

Die neue Lage im Gesundheitswesen machte auch Veränderungen in der medizinischen Ausbildung notwendig. Dem trug ein in Zusammenarbeit der Berliner medizinischen Fakultät mit der Zentralverwaltung für Gesundheitswesen ausgearbeiteter Studienplan Rechnung. Den Studenten galt es, die Zusammenhänge von Medizin und Gesellschaft zu verdeutlichen. Die Einführung obligatorischer Vorlesungen in den Gesellschaftswissenschaften trug dazu ebenso bei wie die Neuaufnahme der Sozialhygiene in die medizinische Ausbildung. Wesentlich stärker als bisher wurden die Studenten durch Praktika zur Anwendung des erworbenen Wissens erzogen.

Neugründung der Berliner Chirurgischen Gesellschaft

Nachdem die Seuchengefahr gebannt war, die elementaren Bedürfnisse der medizinischen Versorgung befriedigt werden konnten und die Lehre wieder aufgenommen wurde, war es erforderlich, sich verstärkt auch der Forschung zuzuwenden. Bis zum Ende des Jahres 1945 hatten alle Berliner Ordinarien bei einer Umfrage über das Forschungsprogramm ihrer Institute und Kliniken Fehlmeldungen abgegeben. Mit materieller Hilfe der SMAD konnten schließlich 1946 erste Forschungsaufgaben übernommen werden, die jedoch, wie die Themen zeigen, von aktuellen Erfordernissen geprägt waren. Im Vordergrund standen Probleme wie die diätetische Verwendung von Sauerkraut, die Behandlung von Hungerödemen, die Erprobung von Kunststoffen als Zahnersatz sowie venerische Erkrankungen. Ferdinand Sauerbruch arbeitete an der chirurgischen Behandlung der Tuberkulose und Transplantationsversuchen.

Ein wichtiges Instrument zur Aktivierung der Forschungsarbeiten und zur Förderung der ärztlichen Fortbildung sind die wissenschaftlichen medizinischen Gesellschaften. Mit dem Befehl Nr. 124 der SMAD vom 21. Mai 1947, an dessen Entstehen die Zentralverwaltung für Gesundheitswesen und Theodor Brugsch als Vertreter der Zentralverwaltung für Volksbildung aktiv beteiligt waren, wurden die Grundsätze für die Gründung und die Tätigkeit medizinisch-wissenschaftlicher Gesellschaften festgelegt.

In dem Befehl hatte Marschall W. Sokolowski verfügt: „Zwecks Förderung der weiteren Demokratisierung der deutschen medizinischen Wissenschaft und der Gesundheitsfürsorge in der sowjetischen Besatzungszone Deutschlands sowie der Steigerung der Möglichkeiten des wissenschaftlichen und praktischen Erfahrungsaustausches im Bereich der Medizin befehle ich: In der sowjetischen Besatzungszone Deutschlands ist die Organisation der wissenschaftlichen medizinischen Gesellschaften ihren Fachrichtungen entsprechend zuzulassen."

Als Anlage zu dem Befehl Nr. 124 war ein Musterstatut beigegeben, das in § 1 die Aufgaben der jeweiligen wissenschaftlichen medizinischen Fachgesellschaft festlegte: „Förderung des Erfahrungsaustausches im Bereich der wissenschaftlichen und praktischen Medizin, die Steigerung des Fachwissens der Ärzte." Über die fachliche Orientierung hinausgehend, war von besonderer Bedeutung „die Demokratisierung der deutschen medizinischen Wissenschaft und des Gesundheitswesens, die Aufdeckung der faschistischen Ideologie im Bereich der Medizin und deren endgültige Ausrottung".

Die neu zu gründenden wissenschaftlichen Gesellschaften mußten sich in Inhalt und Methode ihrer Arbeit von ihren Vorläufern grundlegend unterscheiden. Sie konnten sich nicht darauf beschränken, das Wissen zu vermehren, die Fähigkeiten zu erweitern und praktisch wertvolle Informationen zu vermitteln. Dergleichen war auch in den früheren wissenschaftlichen Gesellschaften erfolgt, und doch hatten sie es nicht verhindern können, daß eine Vielzahl ihrer Mitglieder dem faschistischen Irrweg gefolgt war. Es war notwendig, in den neuen Gesellschaften die politische Abstinenz zu überwinden und eine enge Beziehung zwischen den fachlichen und gesellschaftlichen Problemen herzustellen. Weiterhin galt es, die Tagungen zu demokratisieren. Es sollten keine Paraden oder Leistungsschauen sein, auf denen die Teilnehmer rezeptiv Referat auf Referat hörten, es galt, der aktiven Teilnahme, der kritischen Auseinandersetzung Raum zu bieten. Die Thematik sollte auf Schwerpunkte orientieren, wobei es auf eine gesunde Relation von Theorie und Praxis ankam. Nebensächlichkeiten, Detailfragen oder gar klinische „Hausangelegenheiten" sollten hier keinen Platz mehr haben.

Diese Zielstellungen deckten sich weitgehend mit den von Sauerbruch seit langem formulierten Forderungen nach einem erhöhten Niveau der Arbeit der Chirurgischen Gesellschaft. Mit Begeisterung und Tatkraft beteiligte er sich deshalb an der

Vorbereitung der 1. Tagung der Chirurgen der sowjetischen Besatzungszone, die von der Zentralverwaltung für das Gesundheitswesen vom 18.–21. Juni 1947 in Berlin veranstaltet wurde. Der Vizepräsident der Zentralverwaltung, Maxim Zetkin (1883–1965), eröffnete diese Zusammenkunft als erste ihrer Art nach der Befreiung vom Hitlerfaschismus und stellte die Aufgaben der Chirurgischen Gesellschaft in den Gesamtzusammenhang der gesundheitspolitischen Erfordernisse:

„So sehen wir uns jetzt vor der Aufgabe des Wiederaufbaues des Gesundheitswesens unter ganz besonders schwierigen Umständen, unter den Bedingungen zerstörter Sachwerte, völlig zerrütteter Wirtschaft und untergrabener Kultur ... Wir haben es trotz all dieser Schwierigkeiten fertiggebracht, das Gesundheitswesen in verhältnismäßig kurzer Zeit auf eine beachtliche Höhe zu heben. Wir haben vor allen Dingen die Seuchen in recht enge Grenzen eingedämmt und sind ihrer Herr geworden, selbst der gefährlichsten wie Typhus und Fleckfieber ...

Es ist hier am Platze, zu unterstreichen, daß wir das Erreichte nicht hätten leisten können, wenn wir uns nicht der ständigen Unterstützung der SMV hätten erfreuen können, die uns dauernd mit sachverständigem Rat und uneigennütziger Tat geholfen hat ... Wir rufen die Ärzteschaft auf, zusammen mit uns an der Sicherung und Hebung des Gesundheitszustandes unseres Volkes zu arbeiten und am Aufbau eines demokratischen Gesundheitswesens."

Der Vorsitzende der Chirurgischen Gesellschaft, A. Fromme, brachte die Notwendigkeit zum Ausdruck, den in der Zeit des Faschismus abgebrochenen Kontakt mit der internationalen Fachwelt zu erneuern: „Wir waren und sind durstig nach den Fortschritten, die im Auslande gemacht worden sind." Das traf insbesondere auf die Sowjetwissenschaft zu, deren Erkenntnisse nahezu völlig unbekannt waren:

„Wir Chirurgen freuen uns besonders, daß uns dieser Kongreß Gelegenheit gibt, einen Einblick in die Wissenschaft und die Fortschritte der Sowjetunion, die so große Vertreter unseres Faches hervorgebracht hat, zu gewinnen, und wir hoffen, daß diese Tagung der Auftakt zu gegenseitigem Kennenlernen, zu gemeinsamer wissenschaftlicher Arbeit und damit zu den erstrebten Fortschritten auf unserem Fachgebiet sein wird."

Als Vertreter der Sowjetwissenschaft sprach im Auftrage der

SMAD Prof. W. J. Pschetnitschnikow und reichte seinen Fachkollegen die Hand zur künftigen Zusammenarbeit:

„Mit dieser Tagung wird das gemeinsame wissenschaftliche, von schweren faschistischen Fesseln befreite Zusammenwirken der deutschen Chirurgen wiederhergestellt.

In der vorhitlerischen Zeitperiode hat sich die deutsche Chirurgie eine ansehnliche Stellung erworben, jedoch diese verloren, nachdem sie sich den nazistischen Wahnsinnsideen zur Verfügung stellte. Sie wurde isoliert und von den fortschrittlichen wissenschaftlichen Arbeiten der anderen Länder überholt.

Die sowjetische Militäradministration, vom Wunsche erfüllt, dem deutschen Volke und den deutschen Gelehrten zu helfen, fördert tatkräftig die Wiederherstellung der Universitäten, Hochschulen, wissenschaftlichen Institute und trägt zur Entwicklung der wissenschaftlichen Medizin bei ...

Die Chirurgie erscheint als einer der humanitären Zweige der Wissenschaft, und sie muß dem Frieden und der Pflege der menschlichen Gesundheit dienen."

Er schloß mit den Worten: „Ich erlaube mir, auch die Hoffnung auszusprechen, daß die weitere Tätigkeit der deutschen Gelehrten in dem neuen, sich demokratisierenden Deutschland zur Wiederherstellung der deutschen Wissenschaften und zur baldmöglichen Aufnahme des deutschen Volkes in die Reihen der friedlichen demokratischen Staaten beiträgt."

Den ersten Fachvortrag des Kongresses hielt der Nestor der Deutschen Chirurgie Ferdinand Sauerbruch zu dem Thema „Über die Entwicklung der Chirurgie und ihren heutigen Stand".

Einleitend nahm auch er Bezug auf die prekäre Situation, in der sich die Chirurgie in Auswirkung der faschistischen Gewaltherrschaft befand: „Ein Rückblick auf frühere Sitzungen der ‚Deutschen Gesellschaft für Chirurgie' löst Stolz und Dankbarkeit, aber auch Trauer und Enttäuschung aus. Leistung und Erfolg förderten praktische Arbeit und Wissenschaft, berufliche Kameradschaft segnete fröhliche Stunden. Die damaligen Kongresse überschritten den deutschen Rahmen: zahlreiche Gäste des Auslandes besuchten sie. Viele wurden Mitglieder unserer Gesellschaft und bekannten sich in Freundschaft und erfolgreicher Mitarbeit zu uns. Aber umgekehrt wurden auch deutsche Chirurgen zu ähnlichen Sitzungen des Auslandes eingeladen und als Mitglieder aufgenommen. Möge diese berufliche Verbundenheit mit den Völkern, die das Arzttum beherrscht, recht bald wiederkehren." [71, S. 1367]

Sauerbruch zog aus dem Schrecken der Vergangenheit für sich und seine Fachkollegen die verpflichtende Schlußfolgerung: „Rücksichtsloser Zwang, der sich bis zur Vergewaltigung des Volkes steigerte, bedrohte viele, die darum ihr Vaterland verließen. Aufrechte Männer, die die Gefahr der drohenden Entwicklung erkannten, standen unter einer Diktatur, die Widerstand und Abwehr grausam unterdrückte.

Was unter diesem unglücklichen Regime an Katastrophen geschah, wird Deutschland wieder gutmachen. Es ist dazu verpflichtet und bereit."

Gewähr dafür war ihm nicht nur der subjektive Wille, sondern auch das reiche Potential des Volkes „mit seiner Begabung, seinem Fleiß, seiner Zuverlässigkeit und seinen Leistungen, Eigenschaften, die verschüttet wurden, aber nicht verlorengingen. Diese Hoffnung beherrscht die Zukunft unseres Vaterlandes und ist auch Voraussetzung für Verständigung und Versöhnung mit anderen Völkern. Gerade wir Ärzte streben diesem Ziel nach und werden es durch berufliche kameradschaftliche Bindung erreichen".

Im weiteren Verlauf seiner Rede gab er einen kurzen summarischen Überblick über die Fortschritte der Chirurgie. Höhepunkt seiner Ausführungen war eine Charakterisierung der notwendigen fachlichen und menschlichen Qualitäten des Chirurgen, die wir als bleibendes Vermächtnis Sauerbruchs werten können:

„Die Persönlichkeit des Chirurgen kennzeichnet neben den grundlegenden Eigenschaften des Arztes im Sinne des Handelns und Heilens das Besondere, das der Eigenart seiner Arbeit entspringt. Er ist der einzige, der bei Durchführung des Heilplanes sich selbst unmittelbar einschaltet. Von der Klarheit seines Blicks und dem Geschick seiner Hand hängen oft Leben und Tod ab. Groß ist die Verantwortung seiner Arbeit. Keinem anderen Arzte wie ihm wird ein Mißerfolg zur persönlichen Schuld. Tragbar wird diese Belastung nur durch die gewissenhafte Indikationsstellung, Beherrschung der operativen Technik und berechtigtes Selbstbewußtsein. Sicherste Stütze des Chirurgen aber ist die Wahrhaftigkeit. Wenn er deutet, Fehlschläge zu entschuldigen versucht, verstößt er gegen das vornehmste Gesetz seiner Zunft. Nur wenige sind begnadet. Alle aber, die unseren schönen und großen Beruf erwählen, können durch Liebe und Hingabe einen sicheren Boden befriedigender Tätigkeit erwerben. Die systematische Ausbildung im Operationssaal vom kleinsten zum kleinen, vom großen zum größten bietet allein Gewähr für den Erfolg seiner Arbeit. Höchste Leistung vollbringt er in schwieriger Lage, wenn er Eigenart des Kranken und Besonderheit des Befundes richtig erfaßt, dann kann sich Handwerk zur Kunst steigern.

Das Wesen der heutigen Chirurgie hat sich geformt durch Vereinigung von Erfahrung und Erleben, von Technik, Wissenschaft, ärztlicher Kunst und ärztlichem Verantwortungsgefühl. In dieser harmonischen Verbundenheit liegt Gewähr für Leistung und zukünftige Fortschritte. Technisches Können ist unerläßliche Voraussetzung und darf doch niemals Selbstzweck werden. Die medizinische Wissenschaft vermittelt neue Kenntnisse und Erkenntnisse, die unsere Arbeit stützen und fördern. Aber sie kann stören, wenn sie kleinliche und einseitige Feststellungen überschätzt und das selbständige Erfahrungsurteil des Chirurgen hemmt. Beide aber, Technik und Wissenschaft, erreichen ihren letzten und höchsten Wert in der ärztlichen Verantwortung, die zur Persönlichkeit gehört und an die Pflicht gebunden ist." [71, S. 1370]

Im Verlaufe des Kongresses hielt Sauerbruch zwei weitere Referate. Eines davon, „Entwicklung eines Morbus Basedow im Anschluß an arteriovenöse Aneurysmen zwischen Carotis und Vena jugularis", war bereits im Jahre 1943 veröffentlicht worden, wurde aber wegen des großen Interesses noch einmal gehalten.

Der dritte Kongreßtag stand unter Vorsitz von Sauerbruch und war weitgehend chirurgischen Demonstrationen vorbehalten. Sauerbruch führte Demonstrationen zur Herzfreilegung (Panzerherz, Perikarditis), zur operativen Behandlung der Ösophagusdivertikel und von Arm- und Beinamputationen vor.

Auf der Grundlage des Befehls 124 fand auch die Bildung von wissenschaftlichen Gesellschaften auf örtlicher Ebene sowie an Universitäten statt. So erfolgte am 27. Januar 1948 im Hörsaal der Chirurgischen Klinik der Charité die Neugründung der

„Chirurgischen Gesellschaft der Universität Berlin". Durch lebhafte Akklamation der Anwesenden wurde Ferdinand Sauerbruch, der letzte amtierende Vorsitzende, wiedergewählt. Während der Zeit seines Vorsitzes war er nachdrücklich bemüht, der Tatsache Rechnung zu tragen, daß die Zusammenkünfte nicht zur Privatangelegenheit der Berliner Chirurgen wurden, sondern dem gesellschaftlichen Auftrag entsprachen. So bestimmte er gleichermaßen medizinisch und gesellschaftlich wichtige Probleme zu Schwerpunktthemen. Im Vordergrund stand dabei die Tuberkulosebekämpfung, der die Sitzung vom 21. Juni 1948 gewidmet war.

Ehrenvolle Emeritierung

Ferdinand Sauerbruch näherte sich bereits seinem 73. Geburtstage. Noch immer erschien seine Arbeitsfreude, seine physische Kraft ungebrochen. Doch das zunehmende Alter forderte auch bei ihm seinen Tribut. Seit dem Frühsommer 1948 zeigten sich sklerotische Ausfallerscheinungen, in deren Folge die chirurgische Sicherheit und die geistige Spannkraft beeinträchtigt wurden. Die ungebrochene körperliche Vitalität, seine Liebe zum Beruf erschwerten es ihm, die Anzeichen pathologischer Altersveränderungen zu erkennen. Nachdem Robert Rössle bereits mit großem Einfühlungsvermögen versucht hatte, Sauerbruch die Situation darzulegen, erzielten in einem langen freundschaftlichen Gespräch sein Freund und Dekan Theodor Brugsch und Ferdinand Sauerbruch am 2. Dezember 1949 schließlich Übereinstimmung darüber, daß es zweckmäßig war, die Leitung der Klinik in jüngere Hände zu legen.

Am 3. Dezember 1949 reichte Ferdinand Sauerbruch sein Gesuch um die Versetzung in den Ruhestand ein. Die Regierung der Deutschen Demokratischen Republik gab dem statt, würdigte in hohem Maße die überragenden Verdienste des berühmten Chirurgen und gewährleistete ihm in großzügiger Weise einen gesicherten Lebensabend, an dem er sich weiterhin seiner wissenschaftlichen Arbeit widmen konnte. Die Presse der DDR meldete am 6. Dezember 1949:

„Professor Ferdinand Sauerbruch hat im Zuge der allgemeinen Emeritierung der über 70 Jahre alten Lehrkräfte darum gebeten, ihn von seiner Tätigkeit als Professor der Humboldt-Universität und als Leiter der Chirurgischen Klinik der Berliner Charité zu entbinden. Der Minister für Volksbildung der DDR, Paul Wandel, hat Professor Sauerbruch seinen persönlichen Dank für seine bisherige bedeutende wissenschaftliche Tätigkeit ausgesprochen."

Diesen Tatsachen hohnsprechend, begann die Westpresse einen „Fall Sauerbruch" zu konstruieren. Sie funktionierte die Emeritierung des 74jährigen erkrankten Chirurgen zu einer „politischen Entlassung" um. Der politisch „Gemaßregelte" aber kam noch immer, nahezu täglich, an seine Wirkungsstätte, und ihm wurde die Achtung zuteil, die ihm gebührte.

Am 20. Februar 1950 gab Sauerbruch während einer Sitzung der „Chirurgischen Gesellschaft der Universität Berlin" den Vorsitz dieses Gremiums aus Alters- und Gesundheitsgründen ab. Für seine Wahl zum Ehrenpräsidenten dankte er in bewegten Worten.

Am 6. Juni 1950 richtete Theodor Brugsch in Anwesenheit eines leitenden Mitarbeiters des Ministeriums für Arbeit und Gesundheitswesen ebenfalls in einer Sitzung der Chirurgischen Gesellschaft im Hörsaal der Chirurgischen Klinik herzliche Dankesworte an Ferdinand Sauerbruch und verabschiedete ihn unter stürmischem Beifall von seiner geliebten Wirkungsstätte.

Als Sauerbruchs Nachfolger wurde sein Schüler Willi Felix eingeführt.

Getrübter Lebensabend

Die Lüge von dem erzwungenen Ausscheiden aus der Charité hatte für Ferdinand Sauerbruch bedauerliche Konsequenzen. So bemühten sich geschäftstüchtige Westberliner Privatkliniken um seine Mitwirkung in der Hoffnung, den hervorragenden Ruf Sauerbruchs, der auf die Patienten wie ein Magnet wirkte, für sich ausnutzen zu können. Sauerbruch, dessen zunehmende Erkrankung ihm eine objektive Beurteilung seines chirurgischen Leistungsvermögens erschwerte, gab eine Zusage. Damit begann für ihn und leider auch für eine Anzahl von Patienten eine Tragödie.

Am 7. Januar 1950 berichtete die Westberliner Zeitung „Der Abend" unter der Schlagzeile „Sauerbruch arbeitet wieder", daß Sauerbruch in der von Jungbluth geleiteten Grunewald-Klinik, Delbrückstraße 19, seine chirurgische Tätigkeit wieder aufgenommen habe. „Der engere Rahmen einer Privatklinik ermögliche es ihm", hieß es in der Meldung, „sich zukünftig auf den einzelnen Patienten mehr zu konzentrieren, als es in einem großen Krankenhaus möglich sei." Sauerbruch habe lächelnd erklärt, „Je mehr ich noch dazulerne, desto besser wird es für meine Patienten sein." – Auch „Fox-Tönende-Wochenschau" fehlte nicht in der Schar derer, die mit der „Sensationsmeldung" aufwarteten, und zeigte Sauerbruch beim Operieren in seiner „neuen Wirkungsstätte". –

Im Gegensatz zu den verantwortungslosen Geschäftemachern, die rücksichtslos den in seiner Entscheidungsfähigkeit beeinträchtigten Sauerbruch ausnutzten und bedenkenlos die Patienten betrogen, nahmen seine Freunde und Schüler verantwortungsbewußt auf Sauerbruch Einfluß, die ärztliche Tätigkeit zu beenden und sich in den verdienten Ruhestand zurückzuziehen. Rudolf Nissen berichtet:

„Er war jetzt emeritiert, aber – leider – immer noch in Privatkliniken tätig. Das Ausmaß der persönlichen Unzulänglichkeiten, die in den letzten Jahren der amtlichen Tätigkeit durch die Gefäßerkrankung verursacht waren, habe ich damals nicht erkannt; umso weniger, als sein physischer Zustand ausgezeichnet war ... Der Abstand, den er von seinen chirurgisch-wissenschaftlichen Arbeitsgebieten gewonnen, war für mich in den Tagen des Zusammenseins erschreckend ... Seine Antwort auf meinen Vorschlag, daß er jede operative Tätigkeit von nun ab beiseite lassen sollte, war positiv – er hat sie trotzdem noch einige Zeit weitergeführt. Anscheinend immer wieder veranlaßt durch den Inhaber einer Privatklinik."

Während der 67. Tagung der Deutschen Gesellschaft für Chirurgie trat Ferdinand Sauerbruch zum letzten Mal öffentlich auf. Willy Anschütz, mit dem er zusammen in Breslau als Assistent gearbeitet hatte, hatte ihn veranlaßt, die Gedenkrede zum 100. Geburtstag ihres Lehrers Mikulicz-Radecki zu übernehmen. Tief von seiner Krankheit gezeichnet, ergriff Ferdinand Sauerbruch, dessen Vitalität und Genialität jahrzehntelang entscheidend Inhalt und Verlauf der Chirurgenkongresse beeinflußt hatte, das Wort. Er charakterisierte treffend das Wesen seines in Dankbarkeit verehrten Lehrers mit der Feststellung:

„Für ihn war Arzttum mehr als Wissenschaft" – und kennzeichnete damit zugleich seine eigene humanistische Berufsauffassung. Wenige Wochen später beging er hoch geehrt den 75. Geburtstag. Der Jenaer Chirurg N. Guleke sprach den Glückwunsch aus:

„Es darf nicht vergessen werden, wie oft Sauerbruch während der ganzen Zeit seiner Tätigkeit sich bis zum äußersten, selbst unter Einsatz seiner Freiheit und seines Lebens, exponierte, wenn es galt, notleidenden oder in Gefahr befindlichen Kranken oder Kollegen zu helfen. Und wer bei solcher Gelegenheit das warme Mitgefühl und den ungestümen Willen, unschuldig Bedrohten beizustehen, kennenlernte, der sah hinter der manchmal schroffen, explosiv temperamentvollen Hülle ein gütiges Herz und unbeugsamen Willen, dem von ihm als Recht Erkannten Geltung zu verschaffen. Zu diesem Bild gehört die einfache, jede Überheblichkeit ablehnende Persönlichkeit Sauerbruchs und die treue Freundschaft und schlichte Kameradschaft, die ihn mit seinen Assistenten und Freunden verbindet. Dabei ist Sauerbruch stets der Mittelpunkt jeder Gesellschaft, der durch sein vielseitiges Wissen, sein Temperament, den Charme seiner Erzählung alles in den Bann seiner Persönlichkeit zieht und die mit ihm verbrachten Stunden zu bleibender Erinnerung werden läßt. Wo Sauerbruch ist, da ist Leben! Daß das noch lange so bleiben möge, ist unser aller Wunsch."

Das schwere Leiden schritt jedoch unaufhaltsam fort. Obwohl auch der Tätigkeit in der Grunewald-Klinik endgültig Grenzen gesetzt worden waren, ließ man Ferdinand Sauerbruch noch immer keine Ruhe. Man bot ihm neue „große klinische Vorhaben" an, in der Hoffnung, aus seiner Zusage wiederum Kapital zu schlagen. –

Ostern 1951 nahm Sauerbruch, betreut von Emil Frey, zum letzten Mal am Chirurgenkongreß teil. Wenige Wochen später erlitt er am 2. Juni 1951 einen schweren Anfall. Sein langjähriger Freund Theodor Brugsch wurde aus der DDR an das Krankenbett gerufen und wies ihn in das Krankenhaus ein. Mit eiserner Energie erholte sich Sauerbruch wieder. Doch infolge neuerlich einsetzender, weiter zunehmender Schwäche trat am 2. Juli 1951, einen Tag vor seinem 76. Geburtstage, der Tod ein.

Im Namen der Regierung der Deutschen Demokratischen Republik sprach Ministerpräsident Otto Grotewohl der Witwe das tiefempfundene Beileid aus und würdigte das vorbildliche Lebenswerk des hervorragenden Arztes und Menschen Ferdinand Sauerbruch.

Kurz vor seinem Tode hatte sich Sauerbruch geäußert:

„Wir Ärzte, die wir über dem Durchschnitt stehen, sollen uns auf unser Können nichts einbilden und vor allen Dingen nicht stolz sein. Ich habe es immer als ein besonderes gütiges Geschenk eines wohlwollenden Schicksals aufgefaßt, Veranlagung und Begabung mitbekommen zu haben. Und deshalb sollen wir nie überheblich werden, sondern uns in demütig dankbarer Verehrung vor dem Schicksal verneigen. Allerdings sollen wir mit unserem Pfunde wuchern, und das habe ich getan und der zweite Dank, den wir schuldig sind, gebührt unseren Eltern."

Ferdinand Sauerbruch war während seiner Tätigkeit ein mitreißender Lehrer gewesen. Seine klare und bildhafte Darstellung fesselte die Zuhörer. In seinem Hörsaal saßen nicht nur die Mediziner, sondern auch begeisterte Hörer anderer Fakultäten. Allerdings war sein ungezügeltes Temperament nicht immer der Methodik des Unterrichts zuträglich. Auch hielt er sich häufig an Spezialproblemen fest, so daß seine Vorlesungen für den Erfahrenen wahre Fundgruben, für den Anfänger aber zuweilen schwierige Klippen waren. Sauerbruch war ein begeisterter und begeisternder Hochschullehrer und seine besondere Aufmerksamkeit galt deshalb auch dem Lehrbuch. Sein letztes zu Lebzeiten erschienenes Werk war die 10., völlig umgestaltete Auflage des „Lehrbuchs der Chirurgie". Dieses 1908/1909 von L. Wullstein und M. Wilms begründete Werk dokumentiert in seiner Entwicklung einen wesentlichen Zeitraum der Geschichte der Chirurgie. Die letzte, 9. Auflage war 1931 erschienen. Sauerbruch, E. Gohrbandt und E. v. Redwitz hatten sich der Aufgabe unterzogen, mit einem Autorenkollektiv die Fortschritte der Chirurgie der vergangenen zwanzig Jahre darzustellen. Neben der Herausgeberschaft hatte Sauerbruch die Kapitel über die allgemeine Chirurgie (Wunde, Wundbehandlung, Schmerzbekämpfung, Blutstillung, Asepsis u. a.), über die Erkrankungen des Rachens und die der Speiseröhre geschrieben.

Kurz nach seinem Tode erschien ein weiteres chirurgisches Standardwerk, das er gemeinsam mit A. W. Fischer und E. Gohrbandt herausgegeben hatte, die 7. Auflage der „Chirurgischen Operationslehre". Dieses klassische Werk war von August Bier, Heinrich Braun und Hermann Kümmel 1912 bis 1914 begründet worden. Als die Herausgeber 1929 ihr Amt niederlegten, hatte Sauerbruch das Werk erhalten und bis zu seinem Tode weitergeführt.

Die letzten Jahre seines Lebens waren nicht nur von Krankheit getrübt, auch die materielle Lage Sauerbruchs hatte sich verschlechtert, da der Magistrat von Westberlin seinen Anträgen auf Unterstützung nicht stattgegeben hatte. Ferdinand Sauerbruch griff die Anregung, seine Lebenserinnerungen aufzuzeichnen, freudig auf, konnte er doch damit die materielle Sicherung seines Lebensabends ermöglichen. Dieses letzte Werk Sauerbruchs sollte jedoch nach seinem Tode heiß umstritten werden.

Am 7. April 1950 hatte Ferdinand Sauerbruch, der Anregung eines Freundes folgend, Kontakt mit dem Kindler Verlag aufgenommen und seine Bereitschaft zur Veröffentlichung seiner Erinnerungen bekundet. Bereits wenige Wochen später wurde am 27. Juni der Verlagsvertrag unterzeichnet, der die Fertigstellung des Manuskriptes bis zum 15. August 1950 vorsah. Auf ausdrücklichen Wunsch Sauerbruchs wurde ihm zu seiner Unterstützung der Chefreporter des Verlages, Hans Rudolf Berndorff, zur Verfügung gestellt.

Das Manuskript wurde dem Verlag termingerecht übergeben. Das Buch erschien im September 1951, drei Monate nach Sauerbruchs Tode. Wie groß sein Ansehen und seine Beliebtheit waren, zeigt die Tatsache, daß in wenigen Monaten weit über hunderttausend Exemplare ihre Käufer fanden. Es folgte Nachauflage auf Nachauflage, Lizenzausgaben verbreiteten das Buch in Millionenauflagen in aller Welt.

Ausgehend von einer Rezension von Mikulicz-Radecki, der die Autorschaft Sauerbruchs in Frage stellte, entbrannte eine Auseinandersetzung, die bis zu einem zivilrechtlichen Verfahren führte, in dem Sauerbruchs Verleger Helmut Kindler bemüht war, die bestrittene Authentizität der Memoiren feststellen zu lassen. Die Gattin Sauerbruchs, Frau Dr. Margot Sauerbruch, erklärt zur Entstehungsgeschichte des Buches:

„Um die Frage vorweg zu beantworten: das Buch gibt die Erzählungen meines Mannes wieder. Ich sage ausdrücklich ‚Erzählungen'. Es ist nämlich in erster Linie nicht ein geschriebenes, sondern ein gesprochenes Buch. Mein Mann hat nur wenige seiner Erinnerungen selber aufgeschrieben, einen Teil hat er mir diktiert, den größeren Teil seinem Mitarbeiter, Herrn Hans Rudolf Berndorff, Hamburg, der in einem Zeitraum von April 1950 bis Mai 1951, monatelang, oft täglich mehrere Stunden, die Erzählungen meines Mannes mitschrieb. Die Mitarbeit von Herrn Berndorff bestand außerdem darin, daß er mit meinem Mann über einzelne Abschnitte seines Lebens sprach, ihn durch Fragen veranlaßte, Einzelheiten zu erzählen und mit ihm zu erörtern, ob diese oder jene Geschichte eine breitere Leserschicht interessieren würde oder nicht. Ich kann versichern, daß es sich bei den Memoiren um eine wortgetreue Wiedergabe der Erzählungen meines Mannes handelt, die außerdem mein Mann Wort für Wort redigiert und zur Veröffentlichung autorisiert hat. Jedenfalls sind die Memoiren noch vor seinem Tod, am 2. Juli 1951, fertiggestellt worden.

Der Vollständigkeit halber sei auch noch erwähnt, daß das Manuskript auf Veranlassung des Verlegers Helmut Kindler mehrfach von meinem Mann in Zusammenarbeit mit Herrn Berndorff und auch unter gelegentlicher Hinzuziehung von Herrn Dr. med. E. H. G. Lutz in München und mir umgearbeitet worden ist. So sind im Oktober 1950 verschiedene umfangreiche Einfügungen an mehreren Tagen und Abenden in der Wohnung des Verlegers in München von meinem Mann auf Tonband gesprochen worden. Alle, die meinem Mann nahestanden, kennen ja einen großen Teil der Geschichten, die er seit Jahren im geselligen Kreis immer wieder gern erzählte, und haben sie in dem Buch wiedergefunden."

Helmut Kindler bestätigt den Sachverhalt: „Als das Manuskript die letzte Form hatte, wurde es von mir Prof. Sauerbruch vorgelesen, und zwar im Beisein seiner und meiner Frau in unserer Münchner Wohnung. Das dauerte zwei oder drei Tage. Er oder seine Frau unterbrachen selten, um noch einen Korrekturwunsch anzubringen. Dann, am Ende, saßen wir beisammen; keiner sagte mehr etwas, bis schließlich Sauerbruch äußerte: ‚Das war mein Leben.' Damit war der Titel geboren."

Zweifellos sind in der Lebensbeschreibung eine Reihe Ungenauigkeiten und Irrtümer enthalten. Welche Autobiographie aber ist bei kritischer Sicht fehlerlos? Auch der Einwand, zuweilen periphere Ereignisse in das Zentrum gerückt zu haben, ist nicht von der Hand zu weisen, während der Vorbehalt einer skizzenhaften Anlage, zu großer Abschweifungen und anekdotischer Züge zwar zutrifft, die Methode der Darstellung jedoch eine Angelegenheit ist, die der Autor zu vertreten hat. Gerecht scheint das Urteil der Mischung von Dichtung und Wahrheit – übrigens ein Prinzip, das auch Grundlage vieler anderer Autobiographien war und ist. Man sollte sie deshalb nicht mit der sachlich-nüchternen Brille des Historikers nur nach ihrem exakten Quellenwert untersuchen.

Einer Diskreditierung des hervorragenden Arztes kam jedoch eine Artikelserie in der Wochenschrift „Quick" gleich, die sich ausschließlich auf den von Krankheit getrübten letzten Lebensabschnitt Sauerbruchs orientierte. Der Stellungnahme so bedeutender Chirurgen wie A. Brunner, E. K. Frey, W. Felix, H. Krauss, R. Nissen, ist nichts hinzuzufügen:

„Als Schüler Sauerbruchs und Lehrer der akademischen Jugend distanzieren wir uns entschieden von dem Inhalt dieser Artikel, in denen Sauerbruch nicht als der überragende Arzt und Chirurg erscheint, sondern beurteilt wird nach seiner Tätigkeit und seinem Wesen in den Tagen einer rasch fortschreitenden schweren Erkrankung. In den eingehenden Schilderungen aller möglichen unwesentlichen Szenen sehen wir eine Mißachtung von Sauerbruchs glänzendem Namen. Mit Abscheu und Schmerz erfüllt es uns, wenn solche sensationellen Berichte in die breite Öffentlichkeit getragen werden, ohne daß sie auch nur im geringsten der Größe und überragenden Bedeutung Sauerbruchs gerecht werden.

Sauerbruch, unser Lehrer, ist tot. Seine Kranken, seine Schüler und die internationale Chirurgie wissen, was er für sie getan und geleistet und wie unermüdlich er für sie gesorgt hat. Die Leistungen Sauerbruchs, die seinem Namen nur Achtung und Verehrung eingetragen haben, können selbst durch die abwegigen Äußerungen eines krank gewordenen Geistes nicht beeinträchtigt werden.

Die letzte Lebensphase Sauerbruchs, die durch die Krankheit gekennzeichnet war, entspricht nicht dem Bild, das unserer Ansicht nach von ihm festgehalten zu werden verdient. Wir lehnen es ab, daß dieser traurige Ausgang eines glänzenden Geistes und eines warmen Herzens zum Mittelpunkt einer in aller Öffentlichkeit erfolgten fortlaufenden, breiten Darstellung gemacht wird ..."

Fazit

Bei Ableben des hervorragenden Chirurgen hatte der Ministerpräsident der DDR an die Witwe des Verstorbenen folgendes Kondolenzschreiben gerichtet:

„Sehr geehrte Frau Dr. Sauerbruch!

Im Namen der Deutschen Demokratischen Republik und in meinem eigenen Namen bringe ich Ihnen unsere Anteilnahme an dem schweren Verlust zum Ausdruck, den Sie durch den Tod von Ferdinand Sauerbruch erlitten haben. In ihm ist eine führende Persönlichkeit der wissenschaftlichen Welt dahingegangen, deren Lebenswerk als Arzt, Forscher und akademischer Lehrer in den Annalen der medizinischen Wissenschaft verzeichnet ist und in seinen Schülern weiterwirkt. Mit besonderer Dankbarkeit gedenken wir der unermüdlichen Hingabe, mit der er aus seiner vorbildlichen Berufsauffassung heraus noch im hohen Alter bis an die äußersten Grenzen seiner Kräfte als Direktor der Chirurgischen Klinik an der Charité gewirkt hat, und werden diesem seinen Anteil an unserer schweren Aufbauarbeit ein ehrendes Gedenken bewahren.

Mit vorzüglicher Hochachtung
Otto Grotewohl"

Zur Gedächtnisfeier anläßlich des 80. Geburtstages von Ferdinand Sauerbruch hatte sein Amtsnachfolger W. Felix am 3. Juli 1955 erklärt:
„Name und Begriff Sauerbruch bleiben mit dieser Klinik dauernd verbunden. Sie wird das Andenken treu bewahren. Für uns, die wir in seiner letzten Arbeitsstätte stehen, gilt es, das Vermächtnis Sauerbruchs zu ehren und zu befolgen: Pflichterfüllung, Sorge für den Kranken und freudiges Schaffen dessen,

was unseren Kräften gegeben ist und was der Forderung der Chirurgie dienen soll."

Ferdinand Sauerbruch, der Wegbereiter der modernen Thoraxchirurgie, vollbrachte mit der Entwicklung der Lungenchirurgie seine größte Leistung, doch blieb sie keineswegs sein einziges grandioses Werk. Es gibt kaum ein Gebiet der Chirurgie, das nicht durch ihn richtunggebend beeinflußt worden wäre. Die Chirurgie der Speiseröhre, des Mageneingangs, die Herz- und Hirnchirurgie, der Kampf gegen den Krebs, alle diese Gebiete hat er maßgeblich gefördert.

Die Kliniken, in denen er wirkte, wie die Universitätskliniken Zürich und München, vor allem aber die Chirurgische Klinik der Charité in Berlin, wurden zu Zentren der modernen Chirurgie, in denen sich Chirurgen aus aller Welt zum Gedanken- und Erfahrungsaustausch einfanden.

Ferdinand Sauerbruch war nicht nur ein bedeutender Chirurg und hervorragender Wissenschaftler, er war zugleich ein gütiger Mensch, der sich für das Wohl seiner Patienten bis zur Aufopferung einsetzte. Als begeisterter Arzt wurde er mit echter Leidenschaft seiner hohen ärztlichen Ethik gerecht. Höchste Anforderungen an sich selbst stellend, erwartete er auch von seinen Mitarbeitern große Leistungen. Dem Nachwuchs nicht nur die Fähigkeit der exakten operativen Technik zu vermitteln, sondern ihn auch zum verantwortungsbewußten hohen ethisch-ärztlichen Handeln zu erziehen, war sein vordringliches Anliegen.

In diesem Sinne hat sein Vermächtnis an die Fachkollegen hohe aktuelle Bedeutung: „Die Persönlichkeit des Chirurgen kennzeichnet neben den grundsätzlichen Eigenschaften des Arztes im Sinne des Handelns und Heilens das Besondere, das der Eigenart seiner Arbeit entspringt. Von der Klarheit seines Blicks und dem Geschick seiner Hand hängen oft Leben und Tod ab. Groß ist die Verantwortung seiner Arbeit. Keinem anderen Arzt wie ihm wird ein Mißerfolg zur persönlichen Schuld. ... Sicherste Stütze des Chirurgen aber ist die Wahrhaftigkeit. Wenn er deutelt, Fehlschläge zu entschuldigen versucht, verstößt er gegen das vornehmste Gesetz ... Die systematische Ausbildung im Operationssaal, vom kleinsten zum kleinen, vom großen zum größten, bietet allein Gewähr für den Erfolg seiner Arbeit."

Dem Menschen und Arzt Ferdinand Sauerbruch gebührt

Ehrfurcht und Dank. Menschliche Fehler und Schwächen, von denen auch er nicht frei war, vermögen seine Bedeutung nicht zu schmälern.

Die Gesellschaft für Chirurgie der DDR würdigte ihn anläßlich seines 100. Geburtstages mit einem Gedenkkongreß und stiftete ihm zu Ehren eine Medaille, die den Besten aus ihrer Mitte verliehen wird.

Nachbemerkung des Verlages

Das Werk Ferdinand Sauerbruchs förderte den weiteren Entwicklungsweg der Chirurgie, der insbesondere in den Fortschritten der Neuro- und Herzchirurgie und in der chirurgischen Behandlung der ungeborenen menschlichen Frucht im Mutterleib (Fetologie) Höhepunkte erreichte.

Das Schaffen Ferdinand Sauerbruchs aber war ebenfalls nicht voraussetzungslos. Besonders in der zweiten Hälfte des 19. Jahrhunderts hatte die Chirurgie in relativ kurzer Zeit einen starken Aufschwung genommen. Insbesondere die Einführung der Narkose und die Nutzung der antiseptischen Wundbehandlung bildeten entscheidende Voraussetzung der modernen wissenschaftlichen Chirurgie, die mit Hilfe neuer Operationsmethoden zunehmend chirurgisches Neuland erschloß.

Den Pionieren dieser chirurgischen Großtaten Johann Friedrich Dieffenbach (1792–1847), Theodor Billroth (1829–1894), Joseph Lister (1827–1912) und Ernst von Bergmann (1836–1907) sind im Rahmen der Reihe „Humanisten der Tat“ die ebenfalls von Wolfgang Genschorek verfaßten zwei Biographienbände „Wegbereiter der Chirurgie“ gewidmet.

Literaturauswahl

Schriften von Ferdinand Sauerbruch (Auswahl in chronologischer Folge)

Bücher

[1] Ein Beitrag zum Stoffwechsel des Kalks und der Phosphorsäure bei infantiler Osteomalacie. Leipzig 1902. (Dissertation).
[2] Experimentelles zur Chirurgie des Brustteils der Speiseröhre. Breslau 1905. (Habilitation).
[3] Ferdinand Sauerbruch u. E. D. Schumacher: Technik der Thoraxchirurgie. Berlin 1911.
[4] Die willkürlich bewegbare künstliche Hand. Eine Anleitung für Chirurgen und Techniker. Bd. 1.2. Berlin 1916–1923.
[5] Die Chirurgie der Brustorgane. Zugl. 2. Aufl. der Technik der Thoraxchirurgie. Bd. 1.2. Berlin 1920–1925.
[6] Ferdinand Sauerbruch u. Hans Wenke: Wesen und Bedeutung des Schmerzes. Berlin 1936.
[7] Das war mein Leben. München 1951.

Beiträge in Büchern

[8] Pharynx und Oesophagus. In: Lehrbuch der Chirurgie. Bd. 1. Jena 1908.
[9] Stand des Druckdifferenzverfahrens. In: Ergebnisse der Chirurgie und Orthopädie. Bd. 1. Berlin 1910.
[10] Ferdinand Sauerbruch u. H. Elving: Die extrapleurale Thorakoplastik. In: Ergebnisse der inneren Medizin und Kinderheilkunde. Bd. 10. Berlin 1913.
[11] Die Chirurgie des Brustfells. Die Chirurgie der Lungen. Die Chirurgie des Mittelfellraums. In: Handbuch der praktischen Chirurgie. Bd. 2. Stuttgart 1913.
[12] Chirurgische Behandlung der Erkrankungen der Lunge, des Rippenfells und des Mittelfellraumes. In: Handbuch der gesamten Therapie. 5. Aufl. Bd. 3. Jena 1914.

[13] Die Operationen am Halse. Die Operationen an der Schilddrüse und Thymusdrüse. In: Chirurgische Operationslehre. 4. u. 5. verm. Aufl. Bd. 2. Leipzig 1923.
[14] Die chirurgische Behandlung der Lungenkrankheiten. In: Spezielle Pathologie und Therapie innerer Krankheiten. Bd. 3. Berlin, Wien 1924.
[15] Ferdinand Sauerbruch u. Wilhelm Fick: Die Beeinflussung der Lungentuberkulose durch operative Brustkorbeinengung und Plombierung. In: Ergebnisse der gesamten Tuberkuloseforschung. Bd. 6. Leipzig 1934.

Herausgebertätigkeit

[16] Chirurgische Operationslehre. 6., umgearb. Aufl. Hrsg. gemeinsam mit V. Schmieden. Bd. 1–5. 1933–1934.
7., neubearb. Aufl. Hrsg. gemeinsam mit A. W. Fischer, E. Gohrbandt. Bd. 1–6. 1952–1958.
[17] Lehrbuch der Chirurgie. Begründet von L. Wullstein u. M. Wilms. Hrsg. gemeinsam mit E. Gohrbandt, E. v. Redwitz. 10., umgearb. Aufl. Jena 1951.

Zeitschriftenbeiträge

[18] Diagnose der eitrigen Perityphlitis. Korresp. bl. Allg. Ärztl. Verein Thüringen 1902.
[19] Experimente über Darmverletzungen nach Bauchkontusionen. Ebenda 1903.
[20] Über die Ausschaltung der schädlichen Wirkung des Pneumothorax bei intrathorakalen Operationen. Zbl. Chir. 1904.
[21] Wesentliche Vereinfachung der künstlichen Atmung. Ebenda 1904.
[22] Zur Pathologie des offenen Pneumothorax und die Grundlagen meines Verfahrens zu seiner Ausschaltung. Mitt. Grenzgeb. Med. Chir. 13.
[23] Über die physiologischen und physikalischen Grundlagen bei intrathorakalen Eingriffen in meiner pneumatischen Operationskammer. Arch. klin. Chir. 73 (1904).
[24] Eröffnung der Brusthöhle in meiner pneumatischen Kammer und Neues zur Pneumothoraxlehre. Verh. Dtsch. Ges. inn. Med. 1904.
[25] Die Chirurgie des Brustteils der Speiseröhre. Beitr. klin. Chir. 46 (1905).

[26] Bericht über die ersten in der pneumatischen Kammer der Breslauer Klinik ausgeführten Operationen. Münch. med. Wschr. 1906.
[27] Blutleere Operationen am Schädel unter Überdruck und Beiträge zur Hirndrucklehre. Verh. Dtsch. Ges. Chir. 1906 u. Mitt. Grenzgeb. Med. Chir. 1907.
[28] Vorführungen von Operationen in der pneumatischen Kammer. Internat. med. Kongr. 1906.
[29] Resektion der Brustwand mit Plastik auf der freigelegten Lunge. Dtsch. Zschr. Chir. 86 (1907).
[30] Parabiose. Verh. Ges. Dtsch. Naturf. 1908 u. (mit M. Heyde) Münch. med. Wschr. 1908.
[31] Thoraxchirurgie. Verh. Dtsch. Ges. Chir. 1908.
[32] Versuche über künstliche Blutleere bei Schädeloperationen. Zbl. Chir. 36 (1909).
[33] Chirurgische Behandlung der Lungentuberkulose. Verh. internat. Tbk. kongr. 1908, Korresp. bl. Schweiz. Ärzte 1912 u. Wien. klin. Rdsch. 1913.
[34] Lungenexstirpationen unter vergleichender Anwendung beider Formen des Druckdifferenzverfahrens. Dtsch. Zschr. Chir. 102 (1909).
[35] Bronchiektasen. Verh. internat. Kongr. Chir. 1911.
[36] Eröffnung des vorderen Mittelfellraumes. Bruns' Beitr. klin. Chir. 1912.
[37] Intrathorakale Chirurgie. Verh. internat. Kongr. Med. 1913.
[38] Chirurgische Behandlung der Lungenkrankheiten. Münch. med. Wschr. 1913.
[39] Chirurgische Behandlung der Lungentuberkulose mit extrapleuraler Plombierung. Bruns' Beitr. klin. Chir. 1914.
[40] Chirurgische Vorarbeit für eine willkürlich bewegliche künstliche Hand. Med. Klin. 1916.
[41] Willkürlich bewegliche Hand. Ebenda 1916.
[42] Verwendungen willkürlich beweglicher Prothesen für Arm- und Beinstümpfe. Münch. med. Wschr. 1916.
[43] Operation der Bronchiektasen. Verh. Dtsch. Ges. Chir. 1921.
[44] Chirurgische Behandlung der Lungentuberkulose. Münch. med. Wschr. 1921, Zschr. Tbk. 1921.
[45] Exstirpation des Femur mit Umkipp-Plastik des Unterschenkels. Dtsch. Zschr. Chir. 1922.
[46] Behandlung des Krebses. Münch. med. Wschr. 1923.
[47] Chirurgie der Hirngeschwülste. Münch. med. Wschr. 1924.
[48] Wundinfektion, Wundheilung und Ernährungsart. Münch. med. Wschr. 1924.

[49] Kritische Worte über die heutige ärztliche Publizistik. Zbl. Chir. 138 (1924).
[50] Heilkunst und Naturwissenschaft. Dtsch. Naturw. 1926.
[51] Über Versuche schwere Formen der Tuberkulose durch diätetische Behandlung zu beeinflussen (mit Herrmannsdorfer u. Gerson), Münch. med. Wschr. 1926.
[52] Ergebnis und Wert diätetischer Behandlung der Tuberkulose (mit Herrmannsdorfer). Münch. med. Wschr. 1928.
[53] Theodor Billroth. Dtsch. Zschr. Chir. 216 (1929).
[54] Chirurgie des Krebses und die neuen organisatorischen Bestrebungen zur Krebsbekämpfung (mit Küttner, Schmieden). Med. Welt 1931.
[55] Erfolgreiche operative Beseitigung eines Aneurysma der rechten Herzkammer. Arch. klin. Chir. 167 (1931).
[56] Robert Koch. Zschr. Tbk. 1932.
[57] Historische Entwicklung der operativen Behandlung der Lungentuberkulose. Zschr. Tbk. 1932.
[58] Fortschritte in der Neurochirurgie. Arch. klin. Chir. 176 (1933).
[59] Die Chirurgie des Morbus Basedow. Verh. Dtsch. Ges. Chir. 55. Tagung 1934.
[60] Erfolgreiche Exstirpation eines Bronchialkarzinoms. Dtsch. Forsch. 1934.
[61] Operative Behandlung der kongentialen Bronchiektasen. Arch. klin. Chir. 180 (1934).
[62] Die Notwendigkeit ärztlicher Zusammenarbeit und Bekämpfung der Tuberkulose. Beitr. Klin. Tbk. 86 (1935).
[63] Fortschritte der Neurochirurgie (mit P. Hartmann). Ebenda 176.
[64] Stand der Naturwissenschaft. Verh. Ges. Dtsch. Naturf. 1936.
[65] Bedeutung von Sexualstörungen für Entstehung von Geschwülsten (mit Knake). Zschr. Krebsforsch. 44 (1936) u. Arch. klin. Chir. 189.
[66] Ernst v. Bergmann. Zum Gedächtnis seines 100. Geburtstages. Dtsch. Zschr. Chir. 248.
[67] Rede auf der 94. Versammlung Deutscher Naturforscher und Ärzte. Verh. Ges. Dtsch. Naturf. Ärzte 94 zu Dresden 1936. Berlin 1937.
[68] Stand und Entwicklung der Hirndrucklehre. Mschr. Psychiatr. 99 (1938)
[69] Bericht über weitere Ergebnisse experimenteller Tumorforschung. Arch. klin. Chir. 189 (1937).
[70] Die Stellung der Chirurgie zur Strahlentherapie bösartiger Geschwülste. Zbl. Gynäk. 62 (1938).
[71] Über die Entwicklung der Chirurgie und ihren heutigen Stand. Zbl. Chir. 72 (1947).

[72] N. N. Burdenko. Ebenda 73 (1948).
[73] Gedenkrede für Johannes von Mikulicz-Radecki. Langenbecks Arch. klin. Chir. 267 (1951).

Literatur über Ferdinand Sauerbruch (Auswahl)

[74] Horst Rudolf Abe u. Lothar Kaiser: Ferdinand Sauerbruch und Erfurt. In: Beiträge zur Geschichte der Universität Erfurt, H. 19, Erfurt 1982. S. 271–281.
[75] Horst Rudolf Abe: Die Erfurter Assistentenzeit von Ernst Ferdinand Sauerbruch (1901/02) und ihre medizinhistorische Bedeutung. In: Acta Historica Leopoldina Nr. 9, 1975. S. 281–299.
[76] Bibliographische Kalenderblätter der Berliner Stadtbibliothek. 17, Folge 7, Juli 1975.
[77] Willi Felix: Zum Gedenken an Ferdinand Sauerbruch. Hochschulwesen 1957, H. 10, S. 468–472.
[78] Willi Felix: Ferdinand Sauerbruch †. Dtsch. Gesd. Wes. 1951, H. 30, S. 837.
[79] Willi Felix: Rede zur Gedächtnisfeier anläßlich des 80. Geburtstages von Ferdinand Sauerbruch am 3. 7. 1955. Zbl. Chir. 1955, H. 40, S. 1617–1624.
[80] Erwin Gohrbandt: Ferdinand Sauerbruch †. 1875–1951. Zbl. Chir. 1951, H. 16, S. 1074–1075.
[81] Norbert Guleke: Ferdinand Sauerbruch zum 75. Geburtstage. Zbl. Chir. 1950, H. 13, S. 866–867.
[82] Albert K. Schmauss: Ein Operateur von außergewöhnlicher Begabung. Zum 100. Geburtstag Ferdinand Sauerbruchs. humanitas 1975, H. 15, S. 11.
[83] Walter Schmitt: Ernst Ferdinand Sauerbruch zum 100. Geburtstag. Zbl. Chir. 1975, H. 14, S. 878–881.
[84] Egbert Schwarz: Ferdinand Sauerbruch. In: Lebensbilder deutscher Ärzte. Hrsg. von Erich Koch, Heinz Schüler, Irina Winter. 3., unveränd. Aufl. Leipzig 1966. S. 160–166. Auch in: Deutsche Forscher aus sechs Jahrhunderten. Lebensbilder von Ärzten, Naturwissenschaftlern und Technikern. 2., unveränd. Aufl. Leipzig 1966. S. 391–398.
[85] Zusammenstellung der Veröffentlichungen Sauerbruchs in „Deutsches Chirurgenverzeichnis". Hrsg. von A. Borchard u. W. v. Brunn. 3. Aufl. Leipzig 1938. S. 562–566.

Personenregister

Bildquellennachweis

Autor (39); Dr. Margot Sauerbruch (20); Universitätsbibliothek, Leipzig (14); Deutsche Bücherei, Leipzig (7); Deutsche Staatsbibliothek, Berlin (4); Karl-Sudhoff-Institut, Leipzig (1).

W. Genschorek, Leipzig

Wegbereiter der Chirurgie

Joseph Lister – Ernst von Bergmann

223 Seiten und 102 Abbildungen auf 56 Seiten Kunstdruck
Leinen 14,– M; Ausland 19,80 M
Bestell-Nr. 666 150 9
Bestellwort: Genschorek, Chirurgie 2

Im Anschluß an den unter gleichem Haupttitel erschienenen Band über Johann Friedrich Dieffenbach und Theodor Billroth werden hier das Leben und Wirken von Joseph Lister (1827–1912) und Ernst von Bergmann (1836–1907) und damit Entdeckung und Siegeszug der Antiseptik sowie deren Übergang zur Aseptik dargestellt.

Aus dem Inhalt:
Joseph Lister: Familie, Kindheit, Studium · Assistent in Edinburgh · Erste Professur in Glasgow · Professor der klinischen Chirurgie in Edinburgh · Professor des King's College –
Ernst von Bergmann: Familie, Kindheit, Jugend · Beginn der akademischen Laufbahn · Ordinarius in Dorpat und Würzburg · Auf dem Höhepunkt des Schaffens

Gemeinschaftsausgabe mit dem Verlag
S. Hirtzel, Leipzig

BSB B.G. TEUBNER VERLAGSGESELLSCHAFT
LEIPZIG